DER MANN IST SOZIAL UND SEXUELL EIN IDIOT. Er organisiert menschliches Leben in einer Gesellschaftsform, in der nur er zu bestimmen hat. Alles ist von ihm für ihn eingerichtet. Der Mann interessiert sich in dieser Gesellschaft ernsthaft nur für den Mann.

Männer erfinden Waschmittel und Bomben, machen Gesetze und Fernsehserien, führen Lokomotiven und Kriege, stehen Gerichten vor und Kirchen, haben Frauen und die Macht.

Kein Wunder, daß unsere Welt bis in die feinsten Verästelungen eine technologische, vom manomanischen und instrumentellen Männerverhalten geprägte Welt ist.

Die Expansion der Frauenbewegung mit ihren Unabhängigkeits- und Autonomieerklärungen veranlaßt endlich viele Männer, anstatt Menschheitsfragen zu stellen und zu beantworten, über Männer nachzudenken.

Nun zeigt sich aber, wie schwer dieser Prozeß in Gang zu setzen ist. – Gepanzerte Ritter und Einsiedlerkrebse sind es gewohnt, in fremde Weichteile zu stechen, um nicht von panischer Angst ergriffen zu werden, sobald ihre eigenen weichen Seiten erkennbar werden.

Männer scheinen bis heute große Schwierigkeiten zu haben, ihre eigenen Gefühle und Emotionen auszusprechen. Folge dieser Unfähigkeit ist, daß das Seelenleben des Mannes weitgehend unbekannt ist. Der Mann ist in diesem Bereich unterentwickelt.

Solange der Mann sich nur nach außen wendet, in vermeintlicher Objektivität und Sachlichkeit aufgeht, bleiben ihm aber wesentliche Teile seiner Person verborgen. Dabei wirken in ihm unbekannte Wünsche und verborgene Phantasien handlungsleitend und bestimmen damit die entscheidenden Voraussetzungen seines Handelns und Fühlens.

In der Reihe MANN innerhalb des rororo-Sachbuchprogramms werden Autorinnen und Autoren veröffentlicht, deren Arbeiten eine Atmosphäre erzeugen, die Männer ermuntert, sich stärker mit den eigenen Gefühlen zu befassen.

Es wird Autoren geben, die ihr Innenleben offenbaren und mit den Mitteln des persönlichen Bekenntnisses Männer bewegen wollen, ihre Erfahrungen mit denen der Autoren zu vergleichen. Andere werden zu beweisen versuchen, daß mit nur geringen Veränderungen alles beim alten bleiben kann. Und es wird Autoren geben, die als einzige Rettung vor der Männergesellschaft «Patriarchat» den «Untergang des Mannes» fordern.

In der Reihe werden Sachbücher, Lesebücher zu Schwerpunktthemen, Romane und Bildbände erscheinen.

Zu diesem Buch

Keine Ehrenrettung, kein Verdammungsurteil und kein Alibi – Pornos zeigen, wie sie erlebt werden.

Heimlichkeiten, Geständnisse, Versteckspiele, Träume, Beichten, Interviews aus der «Szene», Liebesgedichte, Biografien, «Normales» und «Perverses», Ängste, Süchte, Hoffnungen, Spiele.

Keine klaren Definitionen und allgemeingültigen Eingrenzungen, weder wissenschaftlich noch moralisch verbrämte Erklärungen, warum Mann (oder Frau) «Ja» oder «Nein» zu Pornos sagt.

Genau hinsehen, sich und andere betrachten, erfahren und das Erlebte zu reflektieren versuchen.

Pornografische Fantasien und die Fantasien des Pornografischen ändern sich ständig.

Blicke in den heimlichen Bereich der Sexualität, auf das, was sich beim Blick auf die Bilder und Menschen im eigenen Kopf / Körper abspielt.

Matthias T. J. Grimme (Hg.)

Käufliche Träume

Erfahrungen mit Pornografie

Mit Fotos von Renata Bleck

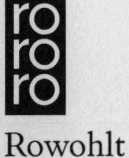

Rowohlt

Originalausgabe
Veröffentlicht im Rowohlt Taschenbuch Verlag GmbH,
Reinbek bei Hamburg, Dezember 1986
Copyright © 1986 by Rowohlt Taschenbuch Verlag GmbH,
Reinbek bei Hamburg
Umschlagentwurf: Thomas Henning und Claus Pfitzner
Lektorat: Jürgen Volbeding
Satz: Bembo (Linotron 202)
Gesamtherstellung: Clausen & Bosse, Leck
Printed in Germany
1280–ISBN 3 499 18210 6

Inhalt

Vorwort

«Pornografie ist und macht geil»: Vereinfachung.

«Pornografie ist unmoralischer Schweinkram»: Ausrede.

«Pornografie? Damit hatte ich nie zu tun»: Lüge.

Zwei Seelen wohnen in meiner Brust. Die eine widmet sich meinem emanzipatorischen Wollen, andere Menschen als Subjekte wahrzunehmen, in ihrer ganzen Individualität, ihren Wünschen, Bedürfnissen und Ängsten. Die andere ist der Lust an den Bildern nackter Körper aufgesessen. Dieser Lust genügen nackte Formen zur Stimulanz. Die dargestellten Menschen – meist Frauen – werden zu bloßen Objekten. Ein alltäglicher Konflikt, der mich behindert, ein Widerspruch, der mir Kraft raubt.

Die Auseinandersetzung zwischen dem emanzipatorischen *und* emotionalen «Wollen» und der nackten Wirklichkeit veranlaßte mich nachzuforschen, ob auch für andere ähnliche Probleme existieren und wie sie damit umgehen.

Im Laufe der drei Jahre, die ich an diesem Buch arbeitete, mich um Autoren bemühte, Anzeigen in Zeitschriften, Männerblättern und Tageszeitungen veröffentlichte, erfuhr ich, wie groß die Angst vor der Auseinandersetzung, trotz oder wegen der scheinbaren Liberalisierung, mit dem Thema Pornografie ist.

Etwas zu diesem Thema zu schreiben, kam dem Eingeständnis gleich, Pornografie zu benutzen oder zumindest benutzt zu haben.

Oft wurde eine bereits erteilte Abdruckgenehmigung zurückgezogen.

Erotische und offen pornografische Kurzgeschichten wurden mir zugesandt.

Pseudowissenschaftliche Analysen flatterten mir ins Haus.

Die in diesem Buch versammelten Texte geben einen Überblick über die Vielfalt der Vorstellungen und Meinungen zur Pornografie – sie stellen Bewertungen vor und schildern die unterschiedlichsten Erlebnisse mit Pornografie.

Wir alle sind schon mit Pornografie konfrontiert worden. Jeder weiß, wovon die Rede ist, wenn das Kürzel «Porno» fällt, auch wenn für die einen Pornografie dort beginnt, wo für die anderen noch Kunst oder Erotik ist.

Jede Leserin, jeder Leser ist ein Experte. Deshalb kommen in diesem Buch weder Sexualwissenschaftler noch andere examinierte Profis zu Wort.

Das Buch will dazu beitragen, den Blick zu schärfen, genauer wahrzunehmen, mögliche Konflikte offener anzusprechen und das Tabu zu durchbrechen, das den täglichen Umgang mit Pornografie verschleiert.

Hamburg, im Juni 1986   Matthias T. J. Grimme

Einführung

1. Das Alltägliche

Eine einladend lächelnde, leichtbekleidete Blondine überdimensional auf der Reklametafel an der Straßenecke.

Am Fenster des Bahnhofskiosks neben den neuesten Strickmodellen eine Reihe rosiger Brüste, praller Po-Backen, Anbietposen.

«Der besondere Beruf – Intimschmuck in Heimarbeit.»

Ein Halbakt auf der letzten oder ersten Seite von «Bild» oder «Morgenpost».

«Tina sucht noch einen richtigen Mann.»

«Sexyland», «Dr. Müllers Sex-Shop», «Peep-Show live – eine Minute, eine Mark».

Im Videoshop, «für Jugendliche unter 18 Jahren Eintritt verboten», die Porno-Ecke.

Auf dem obersten Regal am Zeitschriftenstand, die «Herren-Magazine».

David Hamilton, «Spezial-Hygiene», Beate Uhse, «Erotik in der Kunst des 20. Jahrhunderts».

«Her mit den kleinen Französinnen», «Die Geschichte der O.».

«Nogger dir einen!» fordert die Eisreklame und «Willst du zu dir nett sein, schieb dir Ed v. Schleck rein.»

«Mit Bacardi geht alles ...», zweideutige Pause ... «Liebesspiele blutjunger Mädchen».

«Je t' aime, moi non plus».

«Sexualität konkret».

«Der Tod des Peep-Show-Mädchens».

Die wahre Geschichte: «Er lockerte ihre Handgelenke, wohl wissend, daß sie hilflos an ihr herunterhängen würden, seine Hände tasteten sich zu ihrem Rücken vor, um sie an sich zu pressen, so daß ihre sanften Rundungen an der unnachgiebigen Übermacht seines Körpers zusammengequetscht wurden und sie in keinerlei Zweifel über die Kraft seiner Männlichkeit ließ.»

«Der schreckliche Tod der bildhübschen Ilona.»
«Was Frauen an Männern erregend finden ...»
Fototermine: «– D'klhäutige, Frz., knack. u. jung ...» und «Schoko-
traum 18 J.!!! BH 24!!! ...»
Die nackte weibliche Leiche im Wochenend-Krimi.

2. Kurze Bemerkungen

zur Geschichte des Pornografischen

Einige Definitionen:
1. «Pornografie ist die kommerziell hergestellte und verbreitete Antwort auf die pornografische Fantasie ihrer Konsumenten»[1]
2. «Pornografie ist, wenn von der Ursache ihrer Existenz ausgegangen
   wird [...] jedes Bild und jede Darstellung, die gedacht sind und
   benutzt werden, um sexuelles Begehren zu wecken ...»[2]
3. «Pornografie ist die grob aufdringliche Darstellung sexueller Vorgänge, unter Ausklammerung sonstiger menschlicher Bezüge.» In
   Anlehnung an den Kommentar zum § 184 StGB.[3]
4. «Pornografie ist ein griechisches Kunstwort, aus dem Wort ‹Porne›
   gleich ‹Hure› und dem Wort ‹graphein› gleich ‹schreiben, darstellen›.»
5. «Pornografie ist die Theorie, Vergewaltigung die Praxis.»[4]
6. «Pornografie ist schmutzig!»[5]

Für die weitere Darstellung möchte ich folgende Unterscheidung treffen:
Pornografie benutze ich im strafrechtlichen Sinne, die grobe Darstellung sexueller Vorgänge bezeichnend. (Siehe Def. 3.)
Das Pornografische hingegen ist für mich mehr, nämlich all das, was
kommerziell hergestellt und verbreitet wird, um sexuelles Begehren
zu wecken. (Siehe Def. 1. u. 2.)
Dem Pornografischen begegnen wir alltäglich in verdeckter und offener Form. Es wird in den Medien verbreitet und konfrontiert Frauen
und Männer mit inszenierter Sexualität und Erotik. Versuche, das Pornografische zu differenzieren in hier «primitive» Pornografie und da
«gehobene» Erotik und Kunst, entsprechen den doppelmoralischen

Rechtfertigungsstrategien derjenigen, die den jeweils gültigen Gesellschaftsnormen *ihren* «sexualethischen» Stempel aufdrücken.

In Diskussionen über Pornografie hört man immer wieder das Argument: «Paarungsdarstellungen hat es schon immer gegeben.»

Richtig. Auf den Wänden steinzeitlicher Höhlen, den Fresken von Pompeji, an Tempelwänden in Asien, auf griechischen Vasen und als südamerikanische Terrakotta-Figuren wurden kopulierende Menschen abgebildet.

Doch die Tatsache der Darstellung sagt kaum etwas über die Motive der Bild- und Skulpturengestalter, über den damaligen Blick der Betrachter. So verehrten zum Beispiel die Cro-Magnon-Menschen die Geheimnisse der Fruchtbarkeit. Für sie waren die Darstellung einer nackten Frau, kopulierender Menschen oder Tiere Fruchtbarkeitssymbole und sind damit nicht zu vergleichen mit Darstellungen in unserer Gesellschaft, wo «Sex» zur Ware geworden ist.

Es ist unsinnig, diese Darstellungen in eine Pornografie-Diskussion einzubeziehen.

Betrachtet man die Entwicklung der europäischen Malerei, so taucht als besonders häufiges Motiv der weibliche Akt auf. In sittenstrengen Zeiten wählten die Künstler klassische Motive (Adam und Eva im Paradies, Venus im Bade, Der Raub der Sabinerinnen), um sich moralischer Verurteilung zu entziehen. Die meisten «erotischen» Bilder und Skulpturen entstanden «zur höheren Ehre Gottes» oder für eine gesellschaftliche Elite. Sie hingen in Kirchen und Schlössern, später auch in den Häusern wohlhabender Bürger, der einfache Untertan bekam sie kaum zu sehen.

Pornografisches findet sich manchmal versteckt, manchmal offen in der Sprache des Volkes, besonders in Witzen und Märchen.

Ganz aktuell ist zum Beispiel der Fall, daß 1985 in Ägypten die «Geschichten aus 1001 Nacht» wegen ihrer «Unsittlichkeit» verboten werden sollten. Nur die Definition dieser Märchen als «Kunst» rettete sie vor der Indizierung. Auch die ursprüngliche Sammlung der Grimmschen Volksmärchen war voller sexueller Andeutungen, bekannt ist heute meist nur die «entschärfte» Fassung für Kinder.

Dennoch spielen gerade viele Kinderverse mit sexuellen Andeutungen: «Rock hoch, Hose aus, fertig ist der kleine Klaus» oder «Pepita hat ein Röckchen an, das geht ihr bis zum Knie, und wenn sie es noch höher zieht, dann sieht man ihr P... Pepita ...»

Das Volkstheater war schon vor ein paar hundert Jahren voller gewagter Doppeldeutigkeiten, und im achtzehnten Jahrhundert kopulierte nicht nur «Leander, der Deckhengst» über die Pariser Privatbühnen.

Im puritanischen London des neunzehnten Jahrhunderts fanden sich in der Holiwell Street die ersten «Sex-Shops». Hier gab es Anregungsmittel, neckische Wäsche, pornografisches Spielzeug und Bücher mit erotischen Kupferstichen oder schlüpfrigen Texten.

Ganz neue Möglichkeiten für die Darstellung des Pornografischen eröffneten sich mit der Erfindung der Fotografie und später des Films. Waren die Daguerreotypien wegen ihrer hohen Herstellungskosten noch ein Vergnügen des gehobenen Mittelstandes, so änderte sich das um die Jahrhundertwende mit den billig zu reproduzierenden Papierabzügen. «Französische Postkarten» mit den Abbildungen leicht oder gar nicht bekleideter Frauen, pikante Fotos mit Boudoir-Szenen waren zwar verboten, aber das handliche Format ließ sich gut in der Brieftasche verbergen.

Schon vor dem 1. Weltkrieg konnte man in manchen Herren-Clubs die verbotenen «Sittenfilme» sehen, kurze Machwerke mit Themen wie «Der ertappte Liebhaber» oder «Paris bei Nacht». Die überall stattfindende «Lockerung der Sitten» brachte die Moralwächter auf den Plan. Schon damals zeigte sich die Werbewirksamkeit des «Verbotes», der Protest gegen die «unzüchtigen Darstellungen» verschaffte diesen erhöhte Publizität.

In den 20er Jahren unseres Jahrhunderts entstanden die ersten deutschen «Pornofilme». Sie waren eilig gedreht und meist nicht länger als fünf Minuten. Weil Darsteller, Produzenten, Vorführer und die Zuschauer mit Haft bedroht waren, wurden diese Filme heimlich produziert und vorgeführt.

Das, was in den Schützengräben des 1. Weltkrieges begonnen hatte, entwickelte sich während des 2. Weltkriegs weiter. Auch wenn die Darstellung von Nacktheit während des 3. Reichs nur als «unerotische» Ausdrucksstudie erlaubt war, so verbreiteten sich doch auch andere Fotos von kaum bekleideten «Mädchen». Die US-amerikanische «Erfindung» des Pin-up-Girls eroberte Europa. Das Pin-up-Girl war eine junge Frau, die fast alles zeigte. Nur Brustwarzen und Scham blieben verdeckt.

Mehr und mehr wurde der weibliche Körper als Werbeträger benutzt, mit «Sex-Appeal» ließ sich manches Produkt besser vermarkten.

Im Dezember 1962 eröffnete Beate Uhse in Flensburg ihr «Institut für

Ehehygiene», den Vorläufer der späteren Sex-Shops. Erklärtes Ziel war Aufklärung über Verhütungsmittel und lustvolle sexuelle Verhaltensweisen. Sex sollte nicht nur der Fortpflanzung dienen, sondern in erster Linie etwas Vergnügliches sein. Damit wurde die Ware «Sex» verstärkt zum Konsumartikel.

Nach der Freß- und Kaufwelle begann Ende der 60er Jahre in der BRD die Sexwelle. Aufklärungsfilme, zum Teil vom Bundesgesundheitsministerium finanziert, machten Furore. «Helga» zeigte das erste Mal eine Geburt (!) in allen Einzelheiten.

Um einer möglichen Indizierung zu entgehen, entwickelte man das Konzept der Report-Filme. Äußerlich ging es um die Demonstration sexueller Verhaltensweisen von Schulmädchen, Hausfrauen, Krankenschwestern oder Sekretärinnen. Irgendein «Doktor» kommentierte das Filmgeschehen, aber auf der Leinwand wurde natürlich in erster Linie «Sex» (=nackte weibliche Haut) gezeigt.

1969 wurde in Dänemark die Pornografie freigegeben. Von Deutschland aus entwickelte sich ein reger «Porno-Tourismus». Was in der BRD verboten war, konnte in Dänemark öffentlich verkauft werden, die Zöllner an der Grenze nahmen es mit den Kontrollen nicht so genau.

Etwa um dieselbe Zeit gab der Senat in den USA eine große Untersuchung über die Auswirkungen einer möglichen Freigabe der Pornografie in Auftrag. Die Ergebnisse waren so «beruhigend», daß es auch dort zu einer Liberalisierung kam.

In der Bundesrepublik Deutschland wurde erst mal viel über Sexwelle und Pornografie diskutiert, diverse Bücher und Zeitschriften setzten sich mit dem Thema auseinander. Die Befürworter einer Liberalisierung sprachen von der Eigenverantwortung des mündigen Bürgers, die Gegner beklagten den Verfall abendländischer Werte.

1975, in Zeiten der sozialliberalen Koalition, wurde der § 184 StGB liberalisiert. Kinder und Jugendliche sollten weitgehend vor Pornografie geschützt bleiben, Erwachsene konnten sich Pornografie unter bestimmten Voraussetzungen kaufen. Verboten blieb (im Gegensatz zu der dänischen Praxis) die Darstellung sexueller Gewalt, Bilder von Sex mit Minderjährigen und die Abbildung sexueller Handlungen von Menschen mit Tieren (Sodomie), die sogenannte «harte Pornografie».

Zwei Jahre später gab es hierzulande schon 500 Sex-Shops, heute sind es an die 1000. Kaum eine größere Kleinstadt, die nicht ihren Sex-Shop hat. Wer verreist, kann sich an Autobahn-, Bahnhofs- und Flughafen-kiosken mit Porno-Magazinen eindecken. (Da die Hefte nicht öffentlich einsehbar ausliegen dürfen, sind sie in Klarsichtfolie eingeschweißt, der Käufer kann nicht «blättern».)

Seit der Expansion der Videotechnik kann sich jeder Mensch über achtzehn Jahre im Video-Laden nebenan mit pornografischen Filmen versorgen.

Der Gesetzgeber unterscheidet pornografische Filme (das gilt analog für Magazine und Bücher) von Sex-Filmen. Porno-Filme dürfen nur in Kinos gezeigt werden, in denen man den Eintritt «überwiegend» für etwas anderes entrichtet, z.B. für Pralinen oder Alkoholika (s. Gesetzestext im Anhang).

Für den Kauf eines Porno-Magazins muß man meist einen Sex-Shop aufsuchen, aber ein «erotischer» oder «künstlerischer» Akt-Foto-Band oder ein Herrenmagazin kann in normalen Geschäften verkauft werden.[6]

War noch vor einigen Jahren der entscheidende Unterschied zwischen «Porno» und «Sex» bzw. Erotik die Darstellung des Schamhaares (in alten Akt-Fotobänden wurde das Schamhaar wegretuschiert), so beginnt heute Pornografie da, wo die weibliche Vulva und der erigierte Penis abgebildet werden (einschließlich der Handlungen, die sich mit diesen Organen vollbringen lassen). Das führt z. B. dazu, daß in manchen ausländischen «Herrenmagazinen», um einer drohenden Indizierung zu entgehen, die detailgenauen Fotos der weiblichen Scham so weit retuschiert werden, daß die Schamlippen nicht mehr erkennbar sind; damit kann das Heft in den normalen bundesdeutschen Kiosk-Verkauf.

Ausnahmen lassen die Indizierungsorgane nur dann zu, wenn die Darstellung eindeutig nicht dem Zweck der sexuellen Stimulation dient, sondern zum Beispiel «künstlerischer» Art ist. Im Zweifelsfall entscheidet das Gericht. Für «nur» Sex darf geworben werden, für «schon» Pornografie nicht.

Das kann für die Werke namhafter Schriftsteller bedeuten, daß sie nur noch in Sex-Shops zu kaufen sind. Bis vor kurzem waren «Die sexuellen Fantasien der Frauen», ein Sachbuch von Nancy Friday, davon betroffen, inzwischen das «Opus Pistorum» von Henry Miller.

Früher mußte man volljährig sein, um eine nackte Brust auf der Leinwand zu sehen, heute können Kinder das manchmal sogar in Nachmittags-Programm-Filmen sehen. Dennoch meinen unsere staatlichen Tugendwächter nach wie vor, daß die Darstellung sexueller Handlungen Jugendliche in ihrer seelischen Entwicklung gefährden könnte. Filme, in denen es um Gewalt, Folter und Mord geht, schaden der jugendlichen Seele offenbar weniger und werden den Jugendlichen sehr viel freizügiger «freigegeben», sofern die Darsteller wenigstens notdürftig bekleidet sind.

Wo vor über zwanzig Jahren noch Ingmar Bergmans «Schweigen» schockierte und für ausverkaufte Kinos sorgte, beginnt heute oft erst die obligate «Bettszene» eines beliebigen Unterhaltungsfilms.

Pornografisches bedient sich aller Medien, mal weich und nebenbei, mal direkt und eindeutig. Kaum ein Buch, eine Zeitschrift, eine Werbeaktion, die nicht wenigstens in Anspielungen sexuelle Signale benutzt und reproduziert. Sex als Appell in Werbung und Boulevardblättern, weil sich das meiste trotz oder wegen der Reizüberflutung mit «Nacktheit eben besser verkauft».

3. Zahlen aus dem

Geschäft mit dem Pornografischen

Leider gibt es keine Statistiken, keine genauen Umsatzzahlen. Das wird seinen Grund haben. Die meisten von mir benutzten Zahlen sind Schätzungen von «Fachleuten», wie sie in den Medien genannt werden. Dennoch geben die Zahlen eine Vorstellung davon, in welchem Ausmaß Pornografie und Pornografisches in unserer Gesellschaft verbreitet ist.

In der BRD zeigen ungefähr 350 Kinos Porno-Filme, außerdem kann man in den meisten Sex-Shops in Mini-Kinos oder in Ein-Mann-Kino-Boxen (sogenannten Video-Peep-Shows) Hard-Core-Filme betrachten.[6]

Die USA sind international die Marktführer im Pornogeschäft. 1985 sollen dort nur mit Pornofilmen und Videos 7 Milliarden Dollar Umsatz gemacht worden sein.

Der Marktführer in der BRD ist die Beate Uhse AG. Mit ihren 30 Sex-Shops und 25 eigenen Kinos macht sie einen Jahresumsatz von ca. 100 Millionen DM. Pro Jahr suchen ca. 10 Millionen Kunden die Kinos und Shops der AG auf. Doch nicht jeder davon gibt Geld aus, nur jeder sechste kauft etwas in den Shops, die meisten gucken nur. Der Anteil der Frauen, die als Kunden von Pornofilmen angezogen werden, liegt zwischen 5 bis 15 %, wobei es sich meist um Frauen handelt, die mit ihren Männern oder Freunden in ein Porno-Kino gehen. Eine Frau in einem Porno-Shop ist die Ausnahme, weibliche Kunden trauen sich höchstens mit 1 % Käuferanteil in diesen Männerbereich. In den USA sollen Frauen vermehrt in schwule Porno-Shops gehen, weil die männlichen Modelle dort angeblich «schöner» sind als in der üblichen heterosexuellen Pornografie. Ein werbewirksames Gerücht oder Übernahme männlicher Sexualvorstellungen durch die Frauen?

Größere Porno- und Kontaktanzeigen-Magazine erscheinen in der BRD mit jeweils 50 000 Exemplaren Auflage. Die Gesamtauflage der Pornografie-Presse liegt bei ca. 7 Millionen Heften, der Jahresumsatz soll höher sein, als der der gesamten Schallplatten-Industrie.

Bis vor einigen Jahren wurde in der BRD erheblich mehr Pornografie produziert, doch sind viele der deutschen Produzenten in die USA abgewandert oder kaufen dort ein. Auf Anfrage geben sie an, daß dort die Produktionsbedingungen günstiger seien. Vielleicht ist damit das fast unerschöpfliche Reservoir junger Nachwuchsschauspieler und Schauspielerinnen gemeint, die, um der ersehnten Karriere willen, bereit sind, wenigstens im Porno-Film einmal vor der Kamera zu spielen. Zur Zeit sollen in der BRD jährlich noch höchstens 50 abendfüllende (d. h. ca. 90 Minuten-Filme produziert werden, in den USA sind es über 5000 pro Jahr.

Spitzenfilme in- und ausländischer Produktion werden in der BRD mit bis zu 5000 Kopien auf Videoband und 16 mm-Film verkauft. Der in der Vor-Video-Zeit so beliebte 8 mm-Film hat durch den Video-Boom fast völlig an Bedeutung verloren. 40 % aller verkauften und verliehenen Videos sind Porno-Filme.

Die Produktion eines 90minütigen Porno-Streifens kostet zwischen 100 000 und 1,5 Millionen DM. Der Kunde kann den Film dann für 200 DM erwerben oder sich für ein paar Mark ausleihen.

Die bisher genannten Zahlen beziehen sich nur auf Pornografie im gesetzlichen Sinne. Darin nicht enthalten sind «Playboy», «Penthouse», «Lui» (gemeinsame Auflage 1982 der deutschen Ausgaben: monatlich ca. 1,5 Millionen Exemplare) oder Zeitschriften wie Neue Revue, Quick, Praline, Wochenend (gemeinsame Auflage 1982: wöchentlich fast 5 Millionen Exemplare). Und das sind nur einige der ca. 30 verschiedenen Sex-Blätter, die zur Zeit in der BRD auf dem Markt sind. Zum Pornografischen sind auch noch die Sex-Filme hinzuzuzählen, wie z. B. «Emmanuelle», «Geschichte der O.», «Schulmädchenreport», oder die sogenannten Gefängnisfilme, in denen ein scheinbar nicht indizierbares Gemisch aus Sex und Folter im Vordergrund steht.

Als spezielle Form weiblicher Soft-Pornografie sind die diversen Lore-, Wahre Geschichte-, Silvia- und Arztromane hinzuzurechnen.

Unbekannt ist die Zahl der verschiedenen Foto-Bände, die es unter der Rubrik «Erotische Fotografie» in vielen Buchhandlungen zu kaufen gibt, sowie die Zahl der Hefte mit Herren-Witzen, die Rätsel-Zeitschriften mit Oben-ohne-Frauen, die Romane aus den Erotik-Reihen großer und kleiner Verlage.

Um noch einen Schritt weiterzugehen: Keiner zählt die Häufigkeit, mit der per «Sex» für Autos, Parfums, Schmuck, Damenbinden, Seife, Urlaubsorte, Zeitungen, Motorräder, Badewannen etc. geworben wird.

In den geschäftsmäßigen Bereich des Pornografischen gehören selbstverständlich auch die über 250 000 weiblichen und männlichen Prostituierten in der BRD und ihre ca. 5 Millionen Freier, außerdem die diversen Nachtbars, Striptease-Lokale und Sauna-Klubs.

Deutlichster Ausdruck augenblicklicher Trends sind die Sex-Kontaktanzeigen in Magazinen der Pornoindustrie oder die Modellangebote in normalen Tageszeitungen. Die Porno-Hersteller brauchen die Anzeigen nur auszuwerten, und schon kommt, bedarfsgerecht produziert, der nächste abendfüllende Spielfilm unter das Publikum. Diese Filme bestehen meist aus vier bis sechs Episoden, weil die Episodendramaturgie das Auseinanderschneiden des 90-Minuten-Films zu Kurzfilmen ermöglicht. Die während der Produktion entstandenen Fotos bilden die Grundlage für das nächste Hochglanz-Pornomagazin. Durch diese Mehrfachverwendung kann sich jeder Kunde, ob großer oder kleiner Geldbeutel, etwas leisten. Und die Umsatzzahlen steigen, nicht zuletzt durch die AIDS-Angst und den daraus abgeleiteten «Safer Sex» (man lebt wieder keusch, die Promiskuität wird über die Pornografie ausgelebt) angeheizt.

4. Funktion und Einschätzungen von

Pornografischem

Damit der Umsatz stimmt, muß Pornografisches möglichst viele «Menschen» (= Männer) ansprechen, also den einfachsten gemeinsamen Nenner finden. Daher das Durchschnittliche der Show, die sich unsere Gesellschaft von ihrer eigenen verkorksten (Männer-)Sexualität vorführt. Daß das Pornogeschäft in den Händen von Männern ist, hat seinen guten Grund: Pornografie «. . . soll nicht nur alles zeigen, um den Zuschauer zu erregen, sondern auch Wirklichkeit produzieren, auf daß der Totalitarismus des Mannes Norm werde. ‹An den Mädchen in den Pornofilmen mag ich vor allem, daß sie wie Männer sind: immer haben sie Lust zur Liebe.›»[7] Konsequenterweise sind hierdurch männliche «Stilmittel» vorprogrammiert. Frauen sind nur Material und Schaustück, an Planung und Ausführung haben sie kaum Anteil. Pornografie bildet so gesellschaftliche Machtverhältnisse ab und reproduziert sie in den Köpfen der Männer, die durch sie teilweise sexuell sozialisiert werden.

«Für sie (die Männer) sind Sexualität, Begierde, Lust, kurz der Koitus, immer gleich: eine gut ausgeschilderte Strecke mit soundso viel Rastplätzen und einem Zielbahnhof, wo alles aussteigt – besser, wo so gut wie alles aussteigt, nämlich der Mann . . .»[8] So wird Pornografie zum Ausdruck männlicher Vollzugs-Sexualität, im Mittelpunkt *muß* der männliche Orgasmus stehen. Ein Orgasmus, der immer nachprüfbar ist, anhand der Spermamengen, die sich auf/in die Körper oder Gesichter der weiblichen Pornomodelle ergießen (in schwulen Pornos: des Partners), gefilmt in Großaufnahme, manchmal in Zeitlupe oder mit Wiederholung. Das soll ein deutliches Zeichen für die «Echtheit» des Gezeigten sein.

Das männliche Modell von Sexualität dient als Vorbild für die Art und Weise, in der auch weibliche Sexualität zu funktionieren hat. Wer als Frau (oder Mann) dort nicht hineinpaßt, wird als unnormal, krank, frigide oder impotent abgestempelt.

Da die Frau den sichtbaren, und damit erst wirklich glaubhaften, Beweis für ihre sexuelle Funktionsfähigkeit schuldig bleibt, gibt es für den Betrachter keine Sicherheit (ganz wie im «wirklichen» Leben), ob nicht das Stöhnen, Seufzen und Aufbäumen nur simuliert ist und ob der Orgasmus nun stattgefunden hat oder nicht. Das alte Spiel der Männer «War ich wirklich gut? Bin ich wirklich der beste Liebhaber?» findet auch hier seine genauso banale Entsprechung: die Frau spielt, so gut sie kann, damit der Mann/Kunde/Produzent zufrieden ist, sich in seinem Selbstwertgefühl bestärkt sieht.

«Man kann also die Pornografie als den Versuch des männlichen Körpers beschreiben, den weiblichen Körper für seine Fantasie zu annektieren, um die Fantasie zur allgemeinverbindlichen Norm der Sexualität zu machen.»[9] Doch die nur moralisierenden Einwände gegen das Pornografische greifen zu kurz. Die Einteilung in Erlaubtes, eingeschränkt Erlaubtes und Verbotenes täuscht eine scheinbar objektive Rangfolge vor, womit sich diese Einteilung als der Versuch entlarvt, die Doppelmoral aufrechtzuerhalten. Letzten Endes ist es höchstens eine Frage des «Geschmacks»: der eine hat sich so entwickelt, daß ihn nur «grobe» Kost anregt, der andere, der sich meist «besser» fühlt, über dem Groben stehend, kultiviert seine Anregbarkeit auf einem anderen Niveau. Der Mann, der seine Markstücke in den Geldschlitz der Peep-Show-Kabine steckt, ist ein verklemmter Wichser, aber der, der den «Playboy» liest und den Bunny-Aufkleber am Auto hat, ist ein Mann mit Stil. Letzlich erregen sich beide an den Bildern nackter Frauen.

Sogar dem christdemokratischen Bundesforschungsminister Riesenhuber macht es nichts aus, sich zusammen mit einem «Bunny» abbilden zu lassen, um freundlich verklemmt von großformatigen Stellwänden im gesamten Bundesgebiet herunterzulächeln: Werbung für die nächste Ausgabe des «Playboy». Daß es sich hierbei um eine Fotomontage handelte, tut hier nichts zur Sache. Interessant ist, daß Herr Riesenhuber sich sicher sein zu können glaubt, nicht als «Wichser» zu gelten. Schließlich hat er nichts mit Leuten gemein, die Pornohefte unter ihrem Bett liegen haben.

Doch das Pornografische zeigt sich in beidem und darüber hinaus, «Pornografie sind eben nicht nur Bücher und Sex-Shops, sondern auch die Art und Weise, wie einen die Männer auf der Straße mit Blicken ausziehen.»[10]

Durch die tägliche Bilderflut wird der Blick des Mannes immer weiter eingeengt. Die Normalität des Anblicks nackter weiblicher Körper in Anbietposen, die ständige Verfügbarkeit ihrer äußerlichen Reize, stumpfen ab und machen es dem Mann immer schwerer, nicht die lebendige Frau, seine Geliebte, Ehegattin oder die Nachbarin in der U-Bahn mit dem erworbenen pornografischen Blick zu betrachten.

In der Sprache der Pornografie sind es fast immer die Frauen, von denen die Initiative ausgeht, die die sexuellen Handlungen einleiten, doch «die Frau wird zum Objekt, auch wenn die aktive Sexualität zunächst von ihr ausgeht, der Mann sich passiv verhält, als scheinbares Objekt»[11].

In der Realität von Zweierbeziehungen sieht es meist anders aus: wird der männliche Wunschtraum von der sexuell aggressiven Frau wahr, droht der Mann zu versagen, natürlich will auch er nicht zum Sexualobjekt werden. Das Ekstatische und Bedrohliche der Sexualität verliert durch seine tägliche und öffentliche Wiederholung an Intensität. Daraus läßt sich schließen, daß die Inszenierung und Objektivierung von Sexualität im Pornografischen der Abwehr der Gefahren und Freuden von Hingabe und Begehren dient.

Kluge, wahrscheinlich männliche, Psychologen glauben festgestellt zu haben, daß bei ihren Geschlechtsgenossen im Verlauf der Sozialisation in besonderem Maße der Gesichtssinn auf Kosten der anderen Sinne entwickelt wird. Dies soll nach ihrer Meinung dazu führen, daß Männer ihre Sexualität vorwiegend in bildlichen Darstellungen ausleben. Unklar bleibt, wie stark das Pornografische an diesen Vorgängen beteiligt ist oder ob das Pornografische nur die erwünschte «Nahrung» für das männlich sozialisierte Auge ist.

Aufgrund dieser These sollen Männer eher in der Lage sein, die eigentliche Geschlechtstätigkeit von ihrer Inszenierung zu trennen, Sex und Liebe erscheinen als zwei Dinge, die nichts mehr miteinander zu tun haben müssen.

Pornografische Darstellungen sind keine Abbildungen der Realität, sondern Abbilder männlicher Fantasien. «Wir zeigen Ihnen Ihre geheimsten Wünsche!» könnte ein Werbespruch der Porno-Industrie lauten. «Worin sich eine doppelte Dominanz ausdrückt: die des Auges über die anderen Sinnesorgane und die der Fantasie über die Wirklichkeit.»[12] «Sie bleiben als Bilder auf den Blick beschränkt, durch ihren Inhalt auf die Geschlechtsorgane und dadurch, daß sie sich der männlichen Fantasie bedingungslos unterwerfen, auf die Männer.»[13]

Kein Wunder also, daß die Mehrzahl der Frauen auf das Interesse der Männer an Pornografie eher verständnislos reagiert. Vielleicht haben die Konsumentinnen kitschiger Liebesromane hier einen für Frauen erregenderen Ersatz gefunden.

Im Zuge des feministischen Diskurses über männliche Sexualität und Pornografie wurde beides als Ausdruck des Patriarchats heftig angegriffen. Auch wenn inzwischen manche Frauen ihr Interesse für von Frauen für Frauen gemachte Pornos entdeckten, so steht die Frauenbewegung der Vermarktung des meist weiblichen Körpers im Pornografischen ablehnend gegenüber.

Seit einigen Jahren hat sich in den USA eine Bewegung «Woman against pornography – WAP» gebildet, die versucht, ein gesetzliches Verbot von Pornografie zu erreichen. Die Ernsthaftigkeit und das persönliche Betroffensein der Frauen führte 1984 sogar zu der Selbstverbrennung einer Dreiundzwanzigjährigen in Minneapolis im Rahmen einer «Stop-Porn-Now»-Kampagne.[14] Doch der Kampf gegen das Korsett männlicher Normen und Strukturen setzt hier nur an einem Symptom an. Und so finden sich im Rahmen der WAP-Aktionen plötzlich Feministinnen Schulter an Schulter mit ihren Gegnern aus der «Moral Majority» (z. B. Abtreibungsgegnerinnen) im Kampf gegen Sex-Shops – eine seltsame und nicht gewollte Allianz.

Ein Pornografie-Verbot würde nicht zum Verschwinden von Sexismus und sexueller Gewalt führen, aber auch der umgekehrte Schluß scheint falsch zu sein. 1974, ein Jahr vor der Liberalisierung des § 184 StGB, erreichte die Anzahl der Vergewaltigungen in der BRD einen Höchststand. Nach 1974 sanken die Zahlen, um heute etwa wieder den «Höchststand» von 1974 zu erreichen. Ein Pornografie-Verbot würde höchstwahrscheinlich der Unterscheidung in hier «gehobene» Erotik mit den Hochglanz-Foto-Aktbänden für 50 bis 100 DM und da «verschmuddelter i-gitt-Sex» mit Geschlechtsteilen in Großaufnahme Vorschub leisten. Vielleicht sollte ehrlicherweise Schluß gemacht werden mit dieser scheinheiligen und für viele so bequemen Zweiteilung.

Jeder Mann und jede Frau benutzt Bilder, Texte, Fantasien, die sie oder ihn erregen sollen, benutzt damit Pornografisches. Unsere Fantasien, Sehgewohnheiten, die heimlichen Wünsche, die Vorstellung vom idealen Körper und der idealen sexuellen Liebe sind durch die sprachlichen und visuellen Bilder geprägt, die uns zeit unseres Lebens begegnet sind und weiter begegnen werden. Das ist die Ausgangslage. Von da aus kann versucht werden, den beherrschenden Bildern eigene Bilder entgegenzusetzen, soweit das noch möglich ist.

Aber dazu werden wir erst in der Lage sein, wenn wir die marktorientierte Künstlichkeit der meisten heutigen Bilder in unseren Köpfen durchschaut haben.

Wenn man davon ausgeht, daß in der gelebten Sexualität eine nicht kontrollierbare und damit «revolutionäre» Tendenz steckt, dann ist Pornografie als der Versuch zu verstehen, die mögliche Revolte in geordnete und damit für die Herrschenden ungefährliche und normgerechte Bahnen zu lenken. Der in unserer Gesellschaft normalerweise unbefriedigten Sexualität – die erst befriedigt sein kann, wenn sie frei geworden ist von Normen, Zwängen, Ängsten und Schuldgefühlen – sowohl von Männern als auch Frauen wird hier ein ungefährliches Ventil geschaffen, eine für den Status quo der Männergesellschaft lebensnotwendige Täuschung: «Solange der Film dauert, möchte man die Illusion haben, daß der sexuelle Überfluß die Mangelsituation ersetzt hat, daß die Unmittelbarkeit zur Regel geworden ist und daß nicht mehr die Einsamkeit regiert, sondern die überall sich anbietende Bereitwilligkeit.»[15]

5. Über die Notwendigkeit

der Auseinandersetzung

Die Erfahrungen mit Pornografie, der voyeuristischen «Perversion» des «Normalen», zum Thema eines Buches zu machen, bedeutet die Veröffentlichung des Heimlichen. Bisher beschäftigte man sich überwiegend entweder wissenschaftlich-sachlich oder moralisierend mit dem Thema. Die «Täter» kamen selten zu Wort, höchstens in Form von sogenannten empirisch relevanten Gruppen.

Vereinzelt haben Autorinnen und Autoren versucht, ihre persönlichen Erfahrungen mit dem Pornografischen zu reflektieren. Doch fast immer blieb die Diskussion im Ansatz stecken, wurde ausgebuht und abgewürgt.

Trotz der Massen, die heute Pornografisches konsumieren, geben Männer (und auch Frauen) nur selten zu, daß sie «Wichsvorlagen» benutzen, haftet diesem Bekenntnis doch immer auch das Eingeständnis an, unfähig zu sein, sich «seinen» Sex bei einem «echten» Partner zu holen. Manchmal gehen Gruppen in Peep-Shows oder in einen Porno-Film, dann wird viel und meist zu laut gelacht, man darf nicht zugeben, daß man erregt ist. Konsumiert wird heimlich, anonym, hinter verschlossenen Türen und zugezogenen Vorhängen. Oder man leugnet den eigentlichen Grund des Kaufes ab: «Ich kaufe den ‹Playboy› nur wegen der guten Kurzgeschichten» oder «Ich gehe in den Porno-Shop, weil ich an einem Buch über Pornografie arbeite».

Vielleicht ist es jetzt an der Zeit, die Vorhänge aufzuziehen.

Nimmt man der Pornografie das Heimliche, das Mythische und Verbotene, verliert sie schon viel ihrer Macht. Auch wenn das Reden über Pornografisches, bzw. die Sexualität, dazu benutzt werden kann, alte Bilder durch neue zu ersetzen. Wobei zu beachten ist, daß auch die neuen Bilder durch ihre scheinbare Allgemeinverbindlichkeit nicht minder wirkungsvoll dazu verführen, sich neue, genauso einschränkende Normen zu schaffen.

Die Absicht des vorliegenden Buches ist es, nicht nur Fragen zu stellen, sondern den Versuch zu wagen, sie zumindest teilweise zu beantworten, individuelle Lösungen aufzuzeigen. Der individuelle Ansatz als Möglichkeit zur Auflösung oder wenigstens Durchlöcherung von Normen ist wichtig, denn es gibt nicht «die männliche» oder «die weibliche» Sexualität, geschweige denn «Die Sexualität». Jeder Mensch hat sein eigenes sexuelles Erleben, und damit auch seine ganz individuellen Fantasien und Sehnsüchte, Ängste und Vorlieben. Diese entstanden auf der Basis seiner Individualität und seiner nur ihm gehörenden Erfahrungen.

Anmerkungen

1 Corinna Stupka: Pornografie, in: Heinz Bonorden (Hg.), Was ist los mit den Männern?, S. 152, München 1985
2 Ellen Willis: Feminismus, Moralismus und Pornografie, in: Snitow / Stansell / Thompson (Hg.) Die Politik des Begehrens, S. 181, Berlin 1985
3 Gesetzestext und juristischer Kommentar im Anhang I.
4 Zitat der US-amerikanischen Feministin Robin Morgan, Aktivistin der amerikanischen Anti-Pornografie-Kampagne.
5 Vorherrschende Meinung der herrschenden Klasse in der BRD, zumindestens in der Öffentlichkeit.
6 Zur Unterscheidung werden oft auch die Begriffe Hard-Core und Soft-Core benutzt. Hard-Core zeigt vollausgeleuchtet und bildfüllend, was Soft-Core andeutet oder nur verschattet und retuschiert zeigt: erigierten Penis und Vulva. Pornografie ist im landläufigen Sinn *Hard-Core*, die Bilder nackter Frauen am Zeitschriften-Kiosk sind *nur* weicher Sex, also Soft-Core. Beide Wörter kommen aus dem Englischen: core bedeutet u. a. das Innerste, den Kern, das Mark, was im Zusammenhang bedeutet, daß man im Hard-Core möglicherweise bis ‹in› die Frau sehen kann.
7 Bruckner, Finkielkraut: Die neue Liebesunordnung, S. 76, Ulm 1981
8 Hans, Lapouge: Die Frauen – Pornografie und Erotik, S. 123, Darmstadt 1979
9 Bruckner, Finkielkraut: a. a. O. S. 82f.
10 Hans, Lapouge: a. a. O. S. 47
11 Klöckner: Die wilde Ekstase des Paradieses, S. 18, Frankfurt a / M., 1984
12 Bruckner, Finkielkraut: a. a. O. S. 84
13 Bruckner, Finkielkraut: a. a. O. S. 61
14 Nachricht in der New York Times vom 11. 7. 1984
15 Bruckner, Finkielkraut: a. a. O. S. 71

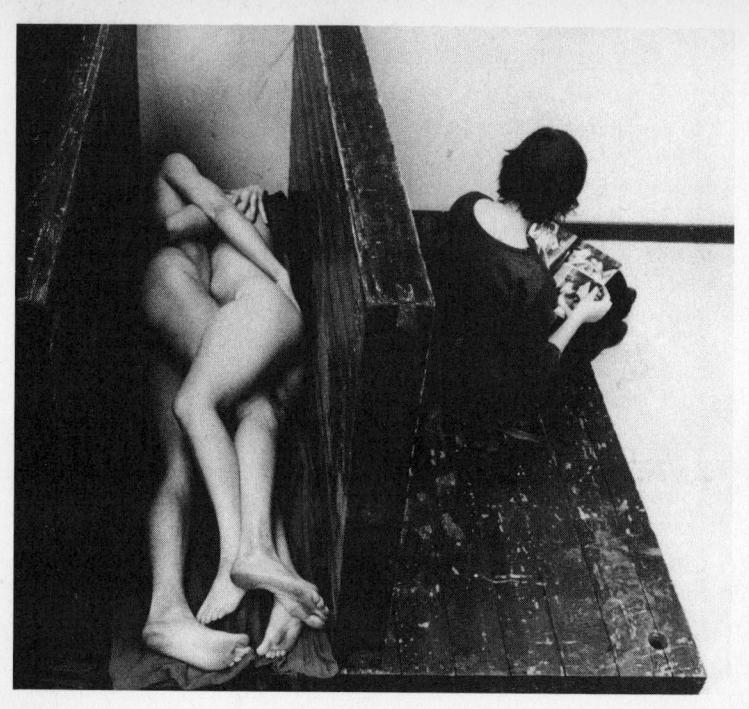

I.

Alltagsbegegnungen

Wenn die Zufälligkeiten des täglichen Lebens anfangen, den Menschen zu beherrschen, so sieht er die Wahrheit nicht mehr und verliert seine Freiheit.
Rabindranath Tagore,
Das Heim und die Welt

Auf das Alltägliche des Pornografischen habe ich schon in der Einführung hingewiesen. Doch ist die subtile Wirkung der Allgegenwart von inszenierter Erotik schwer zu erfassen.

Da sind die täglichen Begegnungen, unübersehbar, kaum mehr bewußt registriert, sich aufdrängend und doch am Rande bleibend, prägend, wie zufällig ins Blickfeld geratend, absichtsvoll in Augenhöhe plaziert und die Muster im Kopf, auf den auslösenden Reiz reagierend, Bilder mit doppelten Bedeutungen produzierend.

Aktive Bilder, Fantasien, Wünsche, die das Erlebte unwillkürlich umdeuten in pornografische Inszenierungen. Wir sind Opfer und Täter zugleich, kaum in der Lage, uns zu entziehen, und wenn doch, nur auf Kosten unserer Spontaneität, kontrollierend den Blick in Scheuklappen gezwängt, die Fantasie an die Leine gelegt, eine Unfreiheit mit der anderen vertauschend.

Die Beiträge dieses Kapitels versuchen aus verschiedenen Blickwinkeln das Normale des pornografischen Blicks, der pornografischen Begegnung zu beschreiben.

Die Möglichkeiten, sich zu wehren, sind gering, vielleicht bleibt nur der hilflose Versuch, sich im Bewußtsein seiner eigenen Doppelmoral ganz konkret gegen die Bilder zu wehren, sich abzugrenzen, die Bilder zu zerstören. Auch die Reflexion der Realität entschärft sie nur unwesentlich, scheint aber ein erster Schritt zu sein, die Mystifikation des Pornografischen zu entlarven.

Geschichten über die Konfrontation von Frauen mit dem pornografischen Blick, das Begehren in den Augen des Mannes, Erfahrungen von Krankenschwestern als typische Vertreterinnen einer Berufsgruppe, die sich in Porno-magazinen und in der nicht nur männlichen Fantasie durch besonders große sexuelle Freizügigkeit auszeichnet, die Eindeutigkeit von Stimmungsliedern, das Erlebnis der Werbung als Insider und Betrachter, der Versuch, Objekt- und Subjekt-Rolle zu vertauschen.

Wer diese Alltäglichkeit darstellt, begibt sich leicht in die Gefahr, für überempfindlich, spaßverderbend, puritanisch, verklemmt oder gar krank gehalten zu werden.

Geschwister Petermann
Wohngemeinschaftsgespräche

Am Tisch saßen Rainer, Julja, Marion, Patrik und Bettina. Rainer hatte wieder einmal gekocht. Es gab vorweg einen Sherry, dann einen Krabbencocktail, Hühnchen, Erbsen und Wurzeln, einen gemischten Salat und als Nachtisch Obst. Dazu passenden Weißwein.

Marion meinte schon nach den Krabben, sie sei satt. Worauf Patrik sagte, die Lust käme beim Essen, sie solle doch nur mal an die Krabben denken, die sich zuhauf im Wasser vermehren, auch um den Menschen als Nahrung zu dienen. Marion muß das falsch verstanden haben, denn sie sagte, sie sei doch nicht mit einer Krabbe zu vergleichen. Rainer warf schnell ein, er würde, wenn es darauf ankäme, gern mal eine sein wollen.

Alle lachten und wandten sich nun dem Hühnchen zu. Es entspann sich sofort eine Diskussion um die Frage, ob die gebratenen Tiere wohl Hühnchen oder Hähnchen seien. Julja sagte, daß es sich um Hähnchen handeln müsse, weil man von denen sowieso nicht so viele braucht zur Befruchtung der Legehennen. Bettina bestätigte nur: Einer für alle, ansonsten seien die Gockel ja auch kaum noch zu anderen Dingen zu gebrauchen.

Da möchte ich aber kein Hahn sein, warf Patrik ein. Ich schon, meinte Rainer, und man solle sich das doch mal auf die Wohngemeinschaft übertragen vorstellen.

Die Frauen reagierten mit großem Hallo, und Marion fing an zu kreischen, als Rainer ihr unter dem Tisch in den Oberschenkel kniff.

Nachdem sich die Frauen wieder beruhigt hatten, schlugen sie vor, eine Wohngemeinschaftsgockelwahl auszuschreiben und legten auch gleich die Teilnahmebedingungen fest. Dabei muß sie wohl der gemischte Salat inspiriert haben, denn Bettina meinte, wenn es bei der Wahl um Geschlechtsmerkmale geht, dann sollte sein Pimmel schon die Länge einer Salatgurke haben. Julja sagte, ihr genüge auch schon die Länge einer Wurzel. Und mit Blick auf den sich im Salat befindlichen Kohl meinte Marion, der steigere die Manneskraft. Der WG-Gockel müßte also ein guter Kohlesser sein.

Die Männer waren baff, und Patrik fiel dazu nur ein, daß er von Kohl eigentlich immer nur pupsen muß. Das kann doch auch ganz anregend

sein, erwiderte Rainer und daß er sich deswegen immer die hartge-
kochten Eier aus dem Salat picken würde. Bettina sagte, Gerüche hätten zwar etwas mit Erotik zu tun, aber pupsen fände sie in der Beziehung eher hinderlich.

Das Gespräch konnte so weitergehen, denn jetzt servierte Rainer den
Nachtisch: Längsgeschnittene Bananen mit Kirschen belegt und um-
randet mit Pfirsicheis. Der Saft der Kirschen wurde heiß und mit Arrak
versetzt über die Früchte gegossen und dann entzündet.

Also, guten Appetit!

Thomas Kade
Intimsphärenklänge

Nonstop Sex Marathon
Nonstop Nur für Erwachsene
Alles was Frauen Nonstop wirklich
Nur für Erwachsene träumen
Die Körperöffnung Nur für Erwachsene
Alle Tage ein hochexplosiver
Nonstop Pärchentag Junge Menschen
Nur für Erwachsene im Rausch der
Raucherkino Sinnlichkeit
Vier Kanal Dolby Stereo Sex
Super Sound Die endgültige
Nur für Erwachsene erotische
Nonstop Erfahrung Immer ein
Alle Tage Erlebnis Pärchentag
Schule der Erotik zweite Woche
Zweite Woche neu neu Sex
Heiße Körper für den Pärchentag
Nonstop ohne Tabus Nur für
Erwachsene Nonstop stop
stop Erwachsene Raucherkino stop
nur für totale Erwachsene Lust
Taumel Taumel Sinnlichkeit
Die endgültige Sinnlichkeit
Die endgültige Erfahrung

Wilfried E. Breisacher
Tags darauf in Swealand

Die Berge liegen mit gespreizten Beinen
in der Mitternachtssonne
wir entjungfern sie
mit unserem blauen Benz

Die Berge sind Hochhäuser
und elend müde sind sie
das Drucken der Schweinereien

Die Berge haben weiße Mützen oder weiße Haare
so alt sind sie
und Janis Joplins «Mercedes Benz»
rast mit uns hinein
in dieses Inferno
aus Natur und ewiger Ruhe

Die Mädchen die wir suchen
hinter den Bergen
sind keine Schneewittchen
sie haben blonde Haare
einen Schmollmund und sehen alle
ein bißchen aus wie Marylins Kinder
sie leben in den Pornos und machen's mit Jedem
stellen wir uns vor und freuen uns
auf ihre Sommersprossen

Janis ist tot
Ihre Stimme haben wir
auf Kassetten konserviert
jetzt singt sie
«freedom's just another word
for nothing left to loose»
und wir grölen mit
als wäre es nicht nur ein Lied

Die Berge verziehen ihre gespreizten Schenkel
zu einem breiten hämischen Grinsen
die Täler werden zu Ebenen und
Stockholm zu einer stinkenden Latrine

Janis Joplin's Band ist abgelaufen
Wein bekommt man nur in Läden
die wie Apotheken aussehen
gegen Vorlage des Personalausweises
und das Mädchen das uns anquatscht
ist von der Heilsarmee und sieht aus
wie Breschnews Nichte

Aber unser Benz ist blau
und die Berge sind Berge
und die Nächte sind Tage und elend lang

Wie Fantasien gemacht werden
oder
Wer hat die Macht

heuchler-du:

gib es zu – auch du vergewaltigst frauen: im bett, im liegen, im sitzen, im stehen, auf einem stuhl, einem bequemen sessel oder tisch. alleine ohne sie, mit ihr, gegen sie und gegen dich. vor der glotze hast du gesessen, erregt und erigiert, er hat sie vergewaltigt, du hast mit i h m gefühlt, der film hat dich gepackt und du sie – gib es zu oder bist du ein feigling???!

feigling-du:

du hast es nicht an dich rankommen lassen! du hast sie auch gesehen, die filme und bilder, aber du hast dich nicht damit beschäftigt, hast alle segel gesetzt und bist geflohen hin zum sicheren heimathafen der moral, zum-was-nicht-sein-darf-ist-nicht! hast angst gehabt zu zerschellen an den untiefen in dir, an dir selbst. hast die gefühle, die in dir lauern weggeschoben. nach dem motto: «fühl ich was schlimmes, fühl ich nicht hin.» und du spürst es doch, es ist da. dunkel ahnst du es. du siehst pornos, schmutzige bilder und-du-schaust-ganz-schnell-weg! und daß und wie du wegschaust hat seinen grund! sei kein tor. spiel nicht das spiel kleiner kinder, die sich die augen zuhalten, um nicht selbst gesehen zu werden. du willst nicht sehen, was in dir steckt und schaust nicht hin. in der hoffnung es wäre dann nicht da.

du hast angst, daß die andern dich erwischen und bestrafen, denn gott ist überall, begleitet dich auf allen wegen. doch gott ist tot – sei unbesorgt! öffne die augen und riskiere es gesehen zu werden. moral und heuchelei sind dein tyrann! sie sind es, die eine auseinandersetzung hin zur befreiung verhindern. du bist besessen – sie – besitzen – dich. deine fantasien sind vergewaltigt – gewaltfantasien-vergewaltigerfantasien. doch die moral scheint widersprüchlich.

einerseits: gebrauche frauen wo und wie du nur kannst. andererseits: waas! du schlägst «deine» freundin? also schlagen darfst du sie nicht, über sie verfügen: ja. jedoch über allem: tu es – aber nicht offen! versteck dich!!! doppelmoral: tob dich aus / reagier dich ab – aber kein krach, kein skandal-die-nachbarn. laß die andern in ruhe. tu-deins-für-dich und doch tun alle dasselbe. würden wir uns alle gegenseitig erleben, würde alles anders. wie fragst du? probier es aus. was wir uns selbst noch als liebe und selbstbefriedigung einreden können wirkt lächerlich bis brutal, wenn wir uns als zuschauer bei freunden und nachbarn erleben. absurdes theater. vielleicht können wir dann noch über uns lachen. aber unsere rolle können wir dann nicht mehr spielen. fangen wir also an:

brutal, schmerzerzeugend stoße ich auf sie ein. die frau die sich in meinen kopf gefressen hat. nach mir auf die jagd geschickt auf plakaten, auf der straße, in der u-bahn, auf titelfotos. von herrenmenschen verfügbar präsentiert. die verfügbarkeit ist das wesentliche. ich brauche die verfügbarkeit nur noch mit bildern meiner freundinnen zu besetzen. spaß macht es nicht, aber sein muß es dennoch. Onanie-onamanchmal-onaimmer. mit hand, schwamm, schwanz, vaseline und melone, die plastikfrau von beate uhse ist auch nicht «ohne». kaputte fantasien, vergewaltigt von absatzstrategen der industrien und strategen der macht. die sich bedienen meiner alltäglich erlebten ohnmacht. die versuchen druck, frust und haß gegen die macht umzulenken in das freudige erwachen des selbst macht genießenden. durch die frau, die ich mit dem doppelwhopper von mac donalds gleich mit fressen kann.

mit zehn jahren hatte ich mein erstes vergewaltigungserlebnis: schule / leistung waren alles und ich somit nichts. terror von paukern und angst vor den eltern. absolute ohnmacht. was für ein tolles erleben war da die vergewaltigung von einer negerin in einem südafrikanischen hotel durch einen weißen, vorvollzogen durch einen porno, von meinem vater im keller versteckt und prompt dort von mir entdeckt.

liebevoll mich streicheln geht schon lange nicht mehr. ganz zu anfang, vor sechs jahren, gerade raus aus dem geborgenen zuhaus, wars ein entdecken und genießen voller zärtlichkeit und ohne ziel. jetzt ist das ziel abspritzen – dampf ablassen. und ich mache es und es kotzt mich an. weil ich es brauche, mich zu erleben, besser so ein erlebnis als gar keins. immer wenn ich es anders nicht schaffe, wenn ich acht stunden an band und maschine stehe geht mir bei dem krach und der hektik das gefühl für mich selber verloren, bin ich am feierabend nur noch erschöpft, und meine gefühle ein einheitsbrei, matt. zu matt um noch was für mich zu machen, zu rocken, spielen oder schwimmen . . . nichts geht mehr. nur das eine. gier! das krieg ich schnell, zwischen zwei accordstunden kurz auf dem betriebsklo.

und dann die stadt: überall bewegung, ströme von menschen wechseln von u-bahn station zu station mein gegenüber. viel zu viel um noch sehen, wahrnehmen zu können. ich versuche nichts zu sehen. wie gut es tut mal augen und ohren zuzuhalten. wenn ich sie wieder aufmache sehe ich die werbung an den wänden und überall. maximale reizflut . . . alle soll ich sehen. und ich sehe sie und sie fressen sich mir in den kopf. ob ich will oder nicht. mal mehr mal weniger, je nach gefühlszustand. nach ein paar stunden weiß ich einfach, daß kaffee ohne dosenmilch ist wie dallas ohne . . ., oder was petra über lust verkündet.

ich erinnere mich noch sehr genau an die zeit der vergewaltigung und ermordung von susanne matthes vor einem halben jahr. kurze zeit davor war mir überdeutlich aufgefallen, wie mir überall die gebrauchsfertigen frauen von stern und spiegel «angeboten» wurden. in und vor jedem Kiosk. wo ich gemerkt hatte, daß mich diese plakate besonders in einem gefühlszustand packen, wo ich mich alleine fühle, mich nach wärme und zärtlichkeit sehne. als ich zum beispiel ‹meine› freundin eine zeit lang nicht sehen konnte, – also meine gefühle offen waren für meine sehnsucht nach zärtlichkeit und erleben. gerade in ihrer abwesenheit haben diese bilder mich magisch angezogen, meine träume und fantasien vergewaltigt. vielleicht sind diese bilder, die pornografie in diesem prüden staat nur zugelassen, damit erlebte unterdrückung sich nicht in umstürzlerischem tun austobt. sondern den einfacheren weg nimmt. den des herrschaftlich gestatteten, des sich ausleben im erleben eigener macht – selbstverständlich nur anderen ohnmächtigen gegenüber. dafür spricht zumindest, daß mit dem aufkommen der studentenunruhen ende der sechziger jahre auch die pornografie legalisiert wurde.

und noch etwas. vor einiger zeit war ich unterwegs um die schlösser ‹meiner› firma zu verkleben, weil ich total wütend darüber war, daß mich mein chef ohne mir meinen lohn zu zahlen rausgeschmissen hatte. damit wollte ich meinen kollegen ein paar angenehme stunden schenken . . . gehe ich hin zu der eingangstür, hab ziemlich angst, mach es natürlich allein, weil sonst hat keiner zeit oder lust gehabt. dann kommt einer von berlins führern(hund-gassi). ich trau mich nicht und geh weiter. will etwas abwarten. komme an einen park.

schlag mich ins gebüsch, so daß mich keiner sieht. fange an zu onanieren. bilder rennen mir durch den kopf. eins: wenn du dir jetzt eine frau die vorbeiläuft ins gebüsch ziehst / dann wie ich sie zwinge sich auszuziehen, wie ich sie nehme, wie ich überlege es so zu machen daß es keine(r) merkt. kurz nach dem «orhaßmuß» wird mir unheimlich. ich hab angst vor dem was in mir passiert, daß ich wohl kurz davor bin einen anderen menschen zu vergewaltigen. verschämt / verstört schleiche ich mich aus dem gebüsch. sauer über meine scheißfantasietat verkleb ich wildentschlossen sämtliche schlösser, reiße noch ein plakat marke petra + lust runter, zerkratze und übersprüh noch zwei mal sexyland an der litfaßsäule um mich dann wesentlich besser zu fühlen. dabei laß ich den frust ab, der mir lustvolles onanieren und leben überhaupt unmöglich macht. genau dort wo er herkommt.

Wolfgang Rüger
Day for Night (Filmfragmente)

1.

Cowboy: Ich stehe auf blaue Augen, und du hast blaue Augen.
Saloongirl: Braune.
Cowboy: Das ist mir egal. Für mich sind sie blau.

* * * * *

2.
«Do it with the light on.»

* * * * *

3.

Die Schygulla zeigt selten nahtlos Haut. Die Thalbach macht's mit ihrem kessen Mundwerk. Die Kreuzer ist einfach nur schön. Die Weitershaus badet am liebsten nackt. Die Hoger versucht's intellektuell. Die Colbin läßt sich auch von hinten aufnehmen. Die Landgrebe hat's gern sado-maso. Die Kinski, die P.,; steht auf Frauen. Die Hermann probiert's auf die Hausfrauentour. Die Caven steht auf französische Chansons. Die Volkmann treibt's im Kaufhaus. Die Speidel duscht nicht gern alleine. Die Steeger öffnet dem Briefträger. Die Bierbichler liebt Tiere. Die Winkler kann nicht ohne Alkohol. Die Sommer steht auf schwarze Dessous. Die Mattes vermarktet ihre hochgeschätzten Pfunde. Die Kretschmer schläft gern im Heu. Die Dollar hat das meiste Holz vor der Hütte.

* * * * *

4.
AMERICAN DREAM OF SWEET LITTLE SIXTEEN

«du könntest für heute abend
den wagen deines daddys
ausleihen
dann können wir
nach dem auto-kino
noch irgendwo
parken»

* * * * *

5.

Die Illusion blendet sich langsam aus,
der Vorhang fällt wie überall
uns bleiben die Kopfschmerzen
& ein leises Unbehagen
beim Verlassen des Kinos.

Geschwister Petermann
Liedgut

Mich bringen sie erst so richtig in Stimmung, wenn ich sie im Radio, im Schallplattengeschäft, beim Fasching und wo auch immer höre, diese Lieder.

«Wenn die Rosi mit dem Ernst», «wenn die Lederhose juckt», «wenn der Busen meiner Frau voller Wein wär, ja dann möchte ich so gern ein Knäblein sein.» «Manchmal möcht’ ich so gern mit dir ... das Wörtchen Liebe buchstabieren.»

Aber ich mach’s dann natürlich nicht, weil sich ja alles nur in der Fantasie abspielt.

Wie gern hätte ich Claudia aber in den Po gekniffen, als ich in der Polonaise hinter ihr stand und gerade das Lied «faß der Heidi von hinten an die ...» erklang.

Schön ist auch die Erinnerung an das heute noch oft gespielte Lied «Je’taime». Ich lag im warmen Bett, legte die Platte auf, die dann viel zu schnell zu Ende war, als daß ich mit dem Wichsen fertig sein konnte. Nun ja, die moderne Unterhaltungselektronikindustrie hält da Geräte bereit, die dieses Problem lösen. Ein Cassettenrecorder kann bei entsprechender Aufnahme mein Lied hundertmal wiederholen, ohne daß ich aus dem Bett muß.

Ich habe mir auch eine Reihe von Cassetten zugelegt, die nur mit erotischer und stimulierender Musik bespielt sind. Die sind dann auf jeder Party der Knüller und der Höhepunkt, weil die Musik auch so einfach ist, daß sie jeder Mann mitsingen kann. Die Frauen singen natürlich auch, oder besser gesagt, sie kreischen eigentlich mit, vor allem bei den derben Textstellen.

Früher hörte ich noch andere Musik. Meine Frau Inge habe ich z. B. kennengelernt, als der Diskjockey gerade «Stairway to heaven» von «Led Zeppelin» spielte. Die Musik stimulierte uns mit ihren Rhythmen zu eindeutigen Bewegungen, und ich malte mir schon aus, wie wir diese Bewegungen auf anderer Ebene fortsetzen würden. Zu Hause angekommen, legte ich schnell meine «Simon and Garfunkel»-Platte auf. Aber das half eigentlich nicht viel, denn Inge fühlte sich, als wir gerade vögeln wollten, irgendwie irritiert und abgelenkt von der Musik, was ich bis heute nicht so ganz verstehen kann.

Ich jedenfalls singe manchmal schon nachmittags auf der Heimfahrt dieses oder jenes Stimmungslied, so daß ich dann so richtig geil nach Hause komme.

Neulich haben sich sogar die Nachbarn beschwert, die Musik sei so laut und was das doch für merkwürdige Texte seien, die sie da gehört hätten. Die müssen schon mit dem Ohr an der Decke gelegen haben, damit die ja alles mitbekommen konnten. Dabei hatte ich nicht mal mein Lieblingslied «Jedes Jahr ein Kind, jedes Jahr ein Kind, bis wir Deutscher Meister sind» abgespielt, sondern nur einen alten Schlager von Peter Alexander!

Renata Bleck
Ab in die Retusche!

Eine Frau leckt genüßlich ein längliches, rotes Eis. Die Lippen umschließen die feucht schimmernde Ware. Ihr Mund saugt, ihre Augen leuchten. Langsam bewegt sie das Eis tiefer in den Mund, hin und her. Die Kamera macht die Bewegung mit. Rein – raus, rein – raus, rein – ... Ich warte auf das Stöhnen.

«Ihr kotzt mich an!» Ich verliere meine antrainierte Gelassenheit. Ein nackter Busen mit dazugehörender, aufreizend grinsender Dame, aus einem dieser Brunftblätter, hängt direkt vor meinem Arbeitsplatz an der Wand.
Wie gerne würde ich den frisch gebrühten Kaffee den feixenden Kollegen entgegenschleudern.
Ich bin außer mir, würde am liebsten einen der Männer treten, statt dessen reiße ich die Provokation von der Wand. Die Frau ist ruck-zuck in Fetzen gerissen und landet im Papierkorb.
Arbeit in einer Männerwelt. In das eine Ohr hinein, aus dem anderen wieder heraus. Wieviel Verletzungen blieben trotz allem hängen! Wenn ich mich zurückgehalten hätte, wäre mir diese Szene sicher erspart geblieben. Ich habe «DEN Fehler» gemacht. Zu bestimmten Dingen äußert eine Frau ihre wahre Meinung nicht.
Es hat sich zuviel angesammelt. Ich erwarte zuviel von mir. Wie kann ich glauben, daß Sprache dazu dient, sich verständlich zu machen?
Nach wochenlangen Auseinandersetzungen gibt mir eine Freundin den Rat: «Du mußt cooler werden, darfst dich persönlich nicht so einbringen, sonst bleibst du auf der Strecke.»

Eine wohlgeformte Banane zwischen gebräunten, gepflegten, weiblichen Fingern. Die Nägel rotglänzend lackiert. Während die eine Hand sanft die Frucht umfaßt, befreit die andere das weißgelbliche Fleisch aus der Schale. Der Mund der Frau öffnet sich, um kurz darauf die Bananenspitze zu umschließen. Verschmelzung in Großaufnahme.

Max, der Chef der Werbeagentur, hat meinem Kollegen Jörg einen neuen Auftrag übergeben. Es wird geflüstert, in irgendwelchen alten Fotos und Akten, von deren Existenz ich vorher nichts wußte, gewühlt. Jörg ruft nur die beiden männlichen Kollegen zu sich.

Ich warte.

Lautes Gelächter. Warum dieses Geflüster? Mir sagt man nicht Bescheid. Fiel nicht gerade das Wort «Solo-Box»?

Erneut betritt Max den Raum. Er grinst komplizenhaft, als er die Männer dicht gedrängt um Jörgs Arbeitstisch stehen sieht.

«Vielleicht bekommen wir Freikarten», meint er.

«Da muß ich erst bei Mami anfragen.» Lautes Gegröle. «Mami» ist niemand anderes als Jörgs Frau Helga, alle Betriebsangehörigen wissen das längst.

Ich fühle mich wie eine falsche Besetzung in einem sonst gut eingestimmten Team.

Max faselt etwas von «erst die Arbeit, dann das Vergnügen» und geht ohne mich anzublicken an mir vorbei zur Tür. Ich warte weiter: Die anderen Kollegen gehen wieder ihrer Arbeit nach. Schließlich kann ich meine Neugier nicht länger unterdrücken.

Jörg wirkt irritiert, als ich ihn ohne Umschweife auszufragen beginne. Aus seiner Schreibtischschublade holt er einen mir unbekannten gewöhnlichen Büroordner hervor und schlägt ihn auf.

Er enthält großformatige Dias. Entblößte Frauenkörper mit zum Teil angeschnittenen Köpfen, aufreizende Posen, Zunge raus, Beine gespreizt, Hand an der Brust, einen Finger im Mund oder in der Vagina.

«Für dich ist auch etwas dabei.» Hastig blättert Jörg zum Ende des Ordners. «Ganz neu im Angebot, knackige Jünglinge. Aber wenn du meine Meinung wissen willst, ich finde die Frauen ansprechender. Männerkörper regen mich nicht an, doch ich wollte dir zeigen, daß wohl auch bei deinen Geschlechtsgenossinnen Bedarf besteht.»

Ich kann meine Betroffenheit nicht verbergen. «Du willst damit doch nicht sagen, daß die Agentur Werbung für Peep-Shows oder ähnliches macht?»

«Max macht das nur aus Freundschaft. Als Gegenleistung darf er mal mit kleinen Asiatinnen spielen. Männer mögen nicht immer Eintopf.»

Ganz aufgeregt erzählt er von: für fünf Mark mal anfassen, von bezahlten Perversionen über Telefon, von Exhibitionisten, die sich bei entsprechender finanzieller Gegenleistung vor einem ausgewählten Publikum entblößen dürfen. «Ware ist Ware, und verdienen wollen doch schließlich alle!»

Jörg wirkt auf mich noch kleiner als sonst, ein Junge, der sein Lieblingsspielzeug vorführt. Mir wird eine Andeutung nach der anderen zuteil: Max und die geldliebenden Frauen, zu potent für nur eine. Stille Wasser sind tief. Er spricht von «sauberen Sachen» wie «Geld und Gegenleistung». «Niemand zwingt die Mädchen, dort zu arbeiten. Viele Weiber brauchen das. Es werden sogar immer mehr, dann kann es für die nicht so unangenehm sein, oder?»

Mich überfallen die Worte, die ein betrunkener Verwandter mir auf einer Feier entgegenschleuderte: «Du mußt nur mal ordentlich durchgebumst werden, dann wirst du wieder vernünftig und ruhiger.»

«Wir Frauen sind ganz wild auf ficken, vergewaltigt werden. Frauen lieben es, getreten und gefesselt zu werden, Hauptsache, es bringt Geld, da kann der Samen spritzen, wohin er will. Frauen bestehen auch nur aus Titten, Ärschen und gespreizten Beinen. Ist das euer Frauenbild?» Mein Herz rast, ich atme tief durch, weil ich mir davon Beruhigung erhoffe.

«Was ist denn hier los?» Sonja betritt, angelockt von der lauten Auseinandersetzung, den Raum.

«Vera möchte am liebsten viktorianische Zeiten heraufbeschwören. Sie regt sich über ein paar Nackedeis auf, dabei ist mir unverständlich, was es gegen schönes nacktes Fleisch einzuwenden gibt», erklärt Jörg grinsend.

«Schöne Frauenkörper sehe ich auch ganz gern. Meinem Mann bringe ich oft den ‹Playboy› mit. Wenn die Fotos ästhetisch sind, habe ich nichts dagegen. In manchen Pornos sehen die Frauen so ungepflegt und primitiv aus, schlechte Beleuchtung, die Interieurs stimmen nicht und dann diese ekligen männlichen Ascheimertypen. Das mag ich auch nicht. Aber wenn die gut gebaut sind, warum nicht?»

Sanft fällt das Licht auf ihre gepuderte und bronzegetönte Haut. Den kalten, harten Chromstuhl scheint sie nicht als unbequem zu empfinden. Eher im Gegenteil. Sie räkelt sich lustvoll, eingeklemmt zwischen den Armlehnen. Das Kleid rutscht nach oben und gibt den Blick auf ein rotes Spitzenhöschen frei. Die Kamera verweilt bei diesem Ausschnitt. Beinahe zärtlich schiebt ihre Hand den Stoff des Kleides wieder über die wohlgeformten Schenkel. Eine männliche Stimme schmeichelt: «Damenwäsche von Paradies ist eben mehr.»

Feierabendverkehr in der U-Bahn. Die Enge hält viele Leute nicht davon ab, sich mit ihren Zeitungen breitzumachen. Ich bin eingekeilt zwischen Mord und Sex. Die Frau neben mir scheint einen Zeitungsartikel auswendig zu lernen. «10 Tricks – So machen Frauen die Männer heiß».

Der etwas bieder wirkende, untersetzte Mann mir gegenüber, graue Trevira-Hose, glänzend dünnes, blondes Haar, Nachbar Jedermann hat keine Hemmungen, mir einen besandeten Frauenhintern entgegenzuhalten, der sich auf der Titelseite seiner Illustrierten breitmacht.

Augenblicklich muß ich an den Bekannten meiner Eltern denken. Als ich in der Pubertät war, ertrug ich seine Anwesenheit nur mit Widerwillen. Oft machte er Bemerkungen über meinen Busen, wollte wissen, ob meine Schamhaare schon jucken würden. In seiner Gegenwart ging ich immer leicht nach vorn gebeugt, um meine wachsenden weiblichen Formen zu verstecken.

Unruhig blättert mein Gegenüber in der Zeitschrift. Er scheint zu merken, daß ich ihn beobachte, unversehens sieht er mich an. Ich kann nicht mehr vor ihm sitzen bleiben und flüchte in Richtung Tür.

Wieder eine Erinnerung. «Darf ich mich zu dir setzen?» Ich war überrascht. Höfliche Fragen bei zwanzigjährigen Männern waren nach meiner Erfahrung eine Ausnahme. «Ich habe nichts dagegen», antwortete ich.

Es war gegen Mittag, in vier Minuten sollte der Vorort-Zug abfahren.

«Darf ich dich etwas fragen?» Er wirkte schüchtern, schüchterne Männer fand ich sympathisch. Dennoch wünschte ich mir noch mehr Leute in das Abteil. «Frag' ruhig.» Warum sollte ich mich nicht mit ihm unterhalten. Innerlich tadelte ich mich wegen meiner argwöhnischen Gedanken, beurteilte meine aufkommende Unruhe als typisch anerzogene, mädchenhafte Ängstlichkeit.

«Es ist schwierig für mich, aber ich kann nicht anders», er druckste herum, «ich habe Probleme. Wenn du nichts dagegen hast, würde ich dich gerne betrachten und dabei onanieren.»

Eine Straße zieht sich durch die sonst unberührte Landschaft wie eine kilometerlange Wunde. Am Horizont macht der Betrachter einen einsamen Punkt aus. Die Neugier wächst, je näher man kommt.

Großaufnahme: Ganz langsam beugt die Frau ihren Oberkörper nach vorne, hebt den Rock seitlich etwas hoch, um die Strumpfbänder zu überprüfen. Der tiefe Ausschnitt der weißen Bluse öffnet sich, gibt den Blick frei auf noch mehr entblößten, straffen Körper.

Der Fahrer läßt den Motor aufheulen, in Sekundenschnelle ist er bei der Frau. Quietschende Bremsen.

Die Frau tänzelt zum Wagen.

Ein Kunde der Agentur muß warten. Er sitzt im schwarzmöblierten Empfangszimmer und blättert in dem für solche Fälle bereitgelegten Herren-Magazin.

Anspruchsvolle Unterhaltungslektüre, wie mein Chef, überzeugter Benutzer dieser Zeitschriften, mir vor kurzem deutlich zu verstehen gab.

Meine Kollegen wollen ihrem Chef in diesem Punkt nicht nachstehen und konsumieren die Ideologie dieser Blätter in der Mittagspause. Nach Feierabend kopiert der Lehrling die nackten «Mädchen» in Öl.

Geschlossene Augen, die Zunge streicht über die Lippen. In Zeitlupe schiebt sich der steife Penis ins Bild. Röcheln, Jauchzen, Stöhnen.

Aus dem rot bemalten Frauenmund quillt eine milchig schleimige Flüssigkeit.

Werbung für Kraftfahrzeuge. Weibliche Fotomodelle schmiegen sich kaum bekleidet an das kühle Blech.

Fotomodelle im Studio, das bedeutet bei diesem Auftrag, daß auch mehr Männer aus der Werbeabteilung unseres Auftraggebers dabei sind.

Ein Modell beschwert sich bei mir über die «unverschämte Aufdringlichkeit» des inzwischen angetrunkenen Werbeleiters. Großzügig hat die Agentur trockenen Sekt spendiert. Laute Alkoholfröhlichkeit macht sich breit. Der Werbeleiter der Autofirma will mich zum Essen einladen. Alle Männer haben sich vor dem offenen Schminkraum der Mannequins versammelt. Gute Stimmung. Mein Chef freut sich.

Ein fertig gestyltes «Mädchen» begibt sich, gefolgt von der Männergruppe, zum Fotografen, der sie auf der polierten schwarzen Kühlerhaube des neuen «Komfort-Modells» drapiert. Zum Vergnügen der Zuschauer zerreißt er das rote Kleid am Oberschenkel der Frau, auch am Ausschnitt des ohnehin schon sehr spärlichen Kleides macht er sich zu schaffen. Sie beschwert sich, «Nacktaufnahmen kosten mehr!» Er beruhigt sie, man sehe nichts. Alles freut sich, Hochstimmung. Das ist Kundenwerbung.

Der nächste Auftrag ist gesichert.

Vier Stunden Maske, zwei Stunden Fotoaufnahmen. Das Resultat: Auf dem gewünschten Abzug ist noch ein Pickel zu sehen.

Ab in die Retusche.

Anja Tuckermann
Busen im Briefkasten

Das sind keine Busen, das sind kiloschwere Gebilde. Zwanzig Seiten davon in meinem Briefkasten. Dasselbe Heft, das im U-Bahnkiosk aushängt, an dem Männer vorbeischlendern, kurz aus den Augenwinkeln einen Blick darauf werfen und sich dann umsehen, ob es einer der wartenden Menschen bemerkt haben könnte. Manche Männer bleiben stehen vor der Glasscheibe, hinter der sich Schokolade, Buchstaben und nackte Körperteile drängeln. Sie studieren jedes Bild genau und kratzen sich dabei gelegentlich zwischen den Beinen. Wenn dann der Zug immer noch nicht einfährt, drehen sie sich langsam um und sehen mich an, mustern mich von oben bis unten, schlendern um mich herum und fummeln dabei ab und zu zwischen den Beinen herum. Es ist derselbe U-Bahnkiosk, an dem ich langsam vorbeilaufe, kurz aus den Augenwinkeln einen Blick darauf werfe und mich dann umsehe, ob es einer der wartenden Männer bemerkt haben könnte. Dabei würde ich gerne einmal genauer sehen, was für Fleisch hinter der Scheibe angeboten wird.

Wenn aber dann der Zug immer noch nicht einfährt, bleibe ich stehen und studiere die Bilder, die Titel der Magazine.

Entdeckt mich der von der Sorte, die nur Mut für die Augenwinkel haben, wird er böse. Er beginnt um mich herumzuschleichen, kurze Blicke auf mich zu werfen und die Bilder genau anzusehen. Dabei kratzt er sich manchmal, mit der Hand in der Hosentasche, zwischen den Beinen. Sieht der von der Sorte «mit der Hand von außen» mich vor dem Kiosk vor den Bildern stehen, beginnt er, sich mehr für mich zu interessieren. Er entkleidet mich mit seinen Augen, nackter als die Frauen auf den Bildern sind und überlegt, wieviel ich wohl kosten mag, oder ob ich womöglich gar umsonst zu haben bin. Welche Taktik er anwenden will, weiß er spätestens, wenn der Zug nun doch einfährt. Der andere ist immer noch böse und streift beim Aussteigen meinen Hintern mit der Hand, die nicht in der Hosentasche ist. Dabei denkt er, daß er verloren hat und der andere mich vielleicht umsonst bekommt. Er ist noch am Abend böse. Und am nächsten Tag wagt er es nur, aus den Augenwinkeln einen Blick auf die Fotografien der Herrenmagazine im Zeitungsladen zu werfen.

In der U-Bahn sitzt der, der mit der Hand zwischen den Schenkeln die Bilder genau studiert hatte, mir gegenüber. Breitbeinig, als wollte er mich einfangen mit den Füßen, den Knien, seinem Körper. Seine Hände ruhen auf der Erhöhung in seinem Schritt. Bevor er mich fragen kann, wo der und der Bahnhof ist, wo er umsteigen muß und wo ich denn eigentlich hinfahre und ob er nicht mitkommen könne, denn genau da wollte er nämlich sowieso hinfahren – bevor er mich das fragen kann, bin ich schon ausgestiegen. Und finde die Busen in meinem Briefkasten. Wer sie da hineingeworfen hat? Vielleicht einer, der einen Bekannten von weitem gesehen hat und so schnell nicht wußte, wohin mit dem Heft, bevor der ihn anspricht. Oder einer, der es nicht mit nach Hause bringen kann, weil seine Mutter oder sein Vater oder seine Frau mit ihm schimpfen würden, fänden sie es unter der Matratze oder im Schrankfach bei den Männersocken. Oder der Bus ist gekommen, und er konnte es nicht in den Papierkorb an der Haltestelle werfen. Auf jeden Fall war es einer vor der Sorte, die die Hände in den Hosentaschen halten, wenn sie sich zwischen den Beinen kratzen.

Alf Tondern
sehnsucht

sobald ich diese knackigen mädchen sehe
bekomme ich einen steifen schwanz:

die mädchen vor den eisdielen

wie sie gekonnt um den waffelhut schlecken
oder lasziv
        in die plastikstühlchen zurückgelehnt
das angebot mit ihrer nachfrage vergleichen

ich würde mich gern neben sie setzen
aber ich weiß
sie sind entzückt von ihrer jugend
und reden mit keinem graukopf

die mädchen in der u-bahn

hautnah
im gedränge an mich gepreßt
mit einem erregenden duft
noch müde
        und blind für ihre umgebung

ich folge ihnen bis zu den bürohäusern
die sie am abend
               unternehmungslustig
wieder ausspucken werden
wenn ich mich
           geschafft
nach hause trolle

die mädchen beim sportfest schließlich

insbesondere die weitspringerinnen
wenn sie mit ihren strammen höschen
                durch die luft segeln
direkt aus dem fernseher heraus
gegen meinen ohrensessel
                    der lautlos umfällt

wir wälzen uns auf dem perserteppich
indes meine frau
in der küche den tisch deckt

die suppe
muß ich dann auslöffeln

Renata Bleck
Krankenschwesternreport I

R. B.: Du bist Krankenschwester. In der allgemeinen Meinung vieler Menschen sind Krankenschwestern sexuell freier. Haben nun Krankenschwestern wirklich weniger Hemmungen, weniger Berührungsängste mit der Pornografie, vielleicht verursacht durch den täglichen Umgang mit entkleideten Menschen?

Gisela: Ich glaube nicht, daß sich Krankenschwestern hier von anderen Frauen unterscheiden. Die Nacktheit eines Menschen wird unter sachlichen Gesichtspunkten gesehen. Dieser Mensch ist krank. Er wird, wenn es ein Mann ist, nicht als solcher betrachtet. So wie man ein Baby wickelt und sich nichts dabei denkt, so wird auch dieser Mann an seinen intimen Körperteilen berührt. Diese Herangehensweise erleichtert den Umgang. Er wird in diesem Moment nicht als vollwertiger Mann gesehen, sondern als Krankenobjekt. Wenn es anders wäre, würde eine zu große Hemmschwelle bestehen.

R: Wie entsteht das oft gehörte Vorurteil, Krankenschwestern hätten mehr Interesse am Sex?

G: Weil sie intime Körperteile berühren, ständig, täglich, was sonst niemand so macht. Wir haben ein gesellschaftliches Tabu durchbrochen, indem wir fremden Männern an die Genitalien gehen. Das ist nicht gesellschaftsüblich, ich kann normalerweise nicht einfach einem fremden Mann an die Hose gehen. Doch in der Arbeit muß ich die Bettdecke zurückschlagen, und er liegt nackt vor mir. Ich muß ihn anfassen, weil ich die Aufgabe habe, ihm einen Katheter[1] zu legen, oder ich muß ihn waschen, einen Einlauf machen, usw. Ich sehe den Mann intimer, als ihn seine Frau vielleicht sieht. Oder, wenn ich vor einer Operation einer Frau die Schamhaare abrasiere, muß sie die Beine ganz weit auseinander spreizen und ich kann bei ihr bis ins Innerste gucken, was ihr Partner möglicherweise so noch nie gesehen hat.

Daher denken die Leute: die kann mit meinen Genitalien umgehen, mit meinen Ausscheidungen fertigwerden, an meiner Analöffnung macht sie sich zu schaffen, dann wird sie, die Krankenschwester, sich sexuellen Dingen gegenüber leichter und lockerer verhalten als die «Normalbevölkerung».

R: Sind du und deine Kolleginnen wirklich sexuell freier?

G: Ich denke, wir können nicht prinzipiell besser mit sexuellen Dingen umgehen. Man kann sich das nur erarbeiten. Man hat seine Schwierigkeiten.

Ich war sieben Jahre im Hafenkrankenhaus beschäftigt. Dort wurde ich wegen der Lage am «Vergnügungsviertel» extrem viel mit sexuellen Auswirkungen konfrontiert. Ich dachte, damit wirst du nicht fertig, und ich mußte mit jemandem darüber reden, privat und mit Kollegen.

Männer mußten mir, auf Grund der Erkrankung, Dinge anvertrauen, mit denen ich zum Teil schwer fertig geworden bin: Penis in den Staubsauger gekommen, einen Penisring übergezogen, der nicht mehr zurückgeht ...

Es wird vorausgesetzt, daß ich dafür Verständnis habe und «cool» bleibe, auch wenn ich innerlich damit nicht klarkomme. Die meinen, einer Krankenschwester kann man das sagen, einer anderen Frau nicht.

R: Gibt es in solch einer Situation nicht die Möglichkeit, einen männlichen Kollegen einzusetzen?

G: Das ist nicht immer möglich. Man merkt es einigen Männern an, daß sie es nicht gerne erzählen, andere sprechen lieber mit einer Schwester und haben Männern gegenüber noch größere Schamgefühle.

Besonders während der Aufnahmegespräche mußte ich mir schwer Verträgliches anhören, auch wurden von mir Tips erwartet, etwa folgendermaßen: Meine Frau ist nicht da, und ich war bei einer Prostituierten, dabei ist mir das «Bändchen»² gerissen, was mache ich nun? Oder: Es hat da unten jemand reingebissen. Ich blute.

R: War dir vorher klar, daß du mit solchen Fällen konfrontiert werden würdest?

G: Nein, überhaupt nicht. Natürlich habe ich an eventuelle Auswirkungen des «Vergnügungsviertels» gedacht. Ich dachte, es wird sich hauptsächlich um Alkohol, Drogen, möglicherweise Gewaltdelikte, Arbeitsunfälle, Verkehrsunfälle, usw. drehen. Ich habe vorher nicht vermutet, daß ich mit soviel Sexualdelikten zu tun haben würde, auch wenn die Reeperbahn in der Nähe liegt. Die Leute kamen auch von ganz entfernten Stadtteilen zu uns, die dachten wohl, die im Hafenkrankenhaus, die werden wohl einiges gewohnt sein, denen kann ich das zumuten.

Wir haben Transvestiten und Prostituierte behandelt, aber mir war vorher nicht klar, daß so viele Verletzungen und Erkrankungen im Genitalbereich vorkommen würden, denn es gab dort keine Hautabteilung, in der Geschlechtskrankheiten behandelt werden konnten.

R: Wie bist du mit dieser Situation zurechtgekommen. Hatten die sieben Jahre Arbeit dort persönliche Auswirkungen?

G: Ich habe mich dadurch ganz neu mit Sexualität beschäftigt. Nicht nur mit meiner eigenen, auch mit Männersexualität. Habe alles neu überdacht. Mir wurde klar, es gibt zwar Normen, Moralvorstellungen, die aber von kaum jemanden eingehalten werden. Heute ist mir nichts Menschliches mehr fremd. Wenn heute etwas in der Art auf mich zukommt, sage ich: «Ja, das ist menschlich.» Menschen kommen auf die verrücktesten Ideen, sie probieren einfach alles vom Kopfstand bis zum die Füße in den Kronleuchter stecken. Sie wollen es einfach wissen. Für mich ist das ein Ausdruck der heutigen Zeit. Die Sexualität als Mittel zur Ablenkung für alles, was im Leben schiefgeht. Sex wird konsumiert und scheint für viele das einzige Vergnügen zu sein. Alles was sonst noch da ist, z. B. seelische und geistige Bedürfnisse, werden auf dieses Gebiet verlagert. Die Sexualität soll als Ventil dienen. Noch mehr Strapse, noch mehr Pornos, der ganze Markt der Accessoires, vieles wirkt auf mich wie Bestandteile einer Gruselkammer. Ein nicht-enden wollendes «noch mehr» und «immer weiter».

R: Heißt das für dich, je mehr Frustration von außen auf uns zukommt, desto stärker der Bedarf an sexueller Ablenkung?

G: Ja, den Eindruck habe ich, es entstehen dabei sogar lebensgefährliche Verletzungen, aber der Reiz muß gesteigert werden. Eine Gier nach Sex, die mich manchmal auch fasziniert hat. Man wird normalerweise nicht mit Vibratoren im Hintern konfrontiert. So war ich gezwungen, mich damit auseinanderzusetzen, mir klarzumachen, wie ich dazu stehe. Ich hatte das Gefühl, das ist alles oberflächlicher Sex, käuflicher oder reizsteigernder Sex, der nichts mit dem ganzen Körper zu tun hat, mit Zärtlichkeit, Zuwendung und dem Bedürfnis nach Nähe. Diese Art von Sexualität dient ausschließlich zur Abreaktion.

R: Hatte die ständige Auseinandersetzung mit sexuellen Auswirkungen Einfluß auf den Umgang mit Kollegen?

G: In Form von Sensationsberichterstattung, wie: «Na, wir hatten heute wieder einen!» Oder: «Mitten in der Nacht kommt eine Fünfzehnjährige und sagt, ich soll ihr das Präservativ herausholen. Der habe ich ein paar Takte erzählt. Da soll sie gefälligst selber reinfassen. Die war ganz erschrocken und fragte, kann man das denn? Da sagte ich: ‹Was reingeht, geht auch wieder raus!›»

Es hat auf unseren Umgangston abgefärbt, wir sind sehr locker, beinahe abgebrüht miteinander und mit den Patienten umgegangen.

Wenn man das permanent erlebt, verlieren sich die Feinheiten im Umgang miteinander. Auch im sprachlichen Umgang macht sich das bemerkbar.

R: Hat dich das gestört?

G: Ach, nein.

Ich habe doch mitgemacht. – Das heißt manchmal schon. Ich dachte dann, mein Gott, das kann doch nicht alles sein. Andrerseits im Team und in der Arbeitssituation darf man nicht zimperlich sein. Sonst kann man das nicht aushalten. Unter «zimperlich» wird sensibel verstanden, und als mir klar wurde, daß mich doch einiges stört, konnte ich die «coole» Art nicht mehr beibehalten. Ich fühle mich als Feministin, aber nicht nur deshalb hat mich das kalte Abhaken von Sexualität und dieser Gebrauch von Frauen zunehmend gestört. Ich habe versucht Distanz zu bekommen, oder wenigstens dieses Problem in Kollegengespräche mit hereinzunehmen. Es kam vor, daß Männer in der Ausnüchterungszelle mit ihrer mitgebrachten, aufblasbaren Puppe verkehrten. Für diese Ausnüchterungszellen gibt es Monitore, und wir konnten das beobachten. Da sagte ich: «Eigentlich will ich das nicht sehen, ich finde es furchtbar.»

R: Warum wurden die Zellen beobachtet?

G: Die müssen beobachtet werden, damit die Patienten nicht am Erbrochenen ersticken, es kann allerhand passieren, wenn die übermäßig getrunken haben.

R: Schreitet ihr dann ein, wenn solch ein Mann sich an seiner Puppe abreagiert? Es ist doch eine Art Voyeurismus, am Monitor zuzuschauen.

G: Ja, das ist es. Ich hatte mir überlegt, gehe ich rein, und wie komme ich mir als Frau vor, wenn ich dem das Ding wegnehme. Da war dann wieder dieser innere Konflikt. Auf der anderen Seite dachte ich, na ja, wenn der sich dabei abreagiert, gibt er Ruhe und Frieden und schlägt nicht immer gegen die Tür, schläft seinen Rausch aus und kann morgen früh wieder entlassen werden. Ich habe das so von mir weggeschoben.

R: Hast du dann ein Ekelgefühl Männern gegenüber gehabt, oder war es dir egal?

G: Ja, es hat mich geekelt.

R: Ich meinte, ob sich dein Verhältnis allgemein Männern gegenüber durch diese Erfahrungen verändert hat, oder auch Frauen gegenüber?

G: Mehr den Männern gegenüber.

Ich habe oft gedacht, das sind alles Schweine. Wo sind bei denen die menschlichen Qualitäten, wenn sie die Frauen so benutzen. Da kommt sich jeder Kerl, der fünf Mark in der Tasche hat, wie ein Herkules vor. Der sagt sich: «So, jetzt hau ich auf'n Putz und kauf mir eine Alte. Rein geht's und raus.» Dieser Benutzungseffekt. Die werden sonst auch nicht anders sein. Hier in St. Pauli machen sie das anonym, weil sie keiner kennt, aber die emotionale Grundhaltung wird sich auch sonst nicht so sehr davon unterscheiden. Ich war dann sehr distanziert zu solchen Männern.

R: Hat sich dein Verhalten im Privatleben Männern gegenüber verändert?

G: Eigentlich schon, noch zusätzlich. Ich hatte vorher auch nicht die besten Erfahrungen mit denen.

R: Ich kann mir vorstellen, daß man dann dieses Showverhalten nicht mehr glaubt, wenn man die Männer von solch enttarnender Seite erlebt hat?

G: So ist es. Oft dachte ich, was sind das für arme Würstchen, statt irgendwohin zu gehen und zu gestehen: «Ich habe Probleme, ich kann nicht mehr aus den Augen gucken, weil alles schiefläuft im Leben. Meine Bedingungen sind mies und schlecht», was meistens auch so war, statt dessen wird mit der letzten Mark eine Frau gekauft, um zumindest für einen Augenblick das Gefühl zu haben, sie wären «King». Oder der «Alten» wird doch einmal eins in die Fresse gehauen, um es auch mal im Hafenkrankenhausjargon auszusprechen. Er wird dann als Gewalttätiger eingeliefert, nur um zu zeigen: Ich bin der Macker, der Kerl! Da habe ich den ganzen Chauvinismus direkt erlebt.

R: Du meinst, diese Problematik bleibt bei den Leuten hängen, die in diesem Bereich arbeiten.

G: Ja! Das bleibt da hängen. Aber man kann sich damit nicht auf Dauer auseinandersetzen – so fängt man z. B. an, die Männer nicht mehr als vollwertig zu sehen. Eine Auseinandersetzung ist scheinbar nicht möglich, mit Patienten schon gar nicht. Allerdings, wenn mich ein Patient berührt hat, habe ich darauf aggressiv reagiert. Wir hatten viel mit angetrunkenen Männern zu tun, die sich durch den Alkoholgenuß besonders stark gefühlt haben. Die haben den Schwestern auf den Hintern gehauen oder an die Brust gefaßt. Wenn mir das passiert ist, habe ich den Mann am Schlips oder am Kragen gepackt und habe dem klargemacht, daß einiges los ist, wenn er das nicht läßt. Offiziell dürfen wir keine Patienten schlagen, doch ich lasse mich nicht während der Berufsausübung von einem Mann berühren, da werde ich sofort aggressiv. Ich war körperlich stark und kräftig und durch die langjährige Arbeit in einem anderen Krankenhaus nicht unerfahren. Ich habe die dann scharf und streng angesehen und auch körperlich in Schach gehalten, indem ich den Hemdkragen gepackt habe und mit strenger, autoritärer Stimme gesagt habe: «Du legst dich jetzt hin und machst kein Theater!» Ich weiß nicht, ob es sie an die eigene Mutter in ihrer Kindheit erinnert hat oder die Ehefrau, jedenfalls klappte diese Taktik in den meisten Fällen. Ich habe gar nicht erst versucht zu lächeln oder sanft mit dem zu reden, sondern mit der vollen Härte meinerseits reagiert. Als Schutzreaktion. Was soll ich mit einem Angetrunkenen diskutieren; etwa über meinen Berufsstand und daß sein Verhalten nicht in Ordnung ist?

R: Wenn ich dich vorhin richtig verstanden habe, hast du die Erfahrung gemacht, daß es eine Beziehung gibt zwischen der Benutzung von Pornografie oder anderen Stimulationsmitteln und der Unfähigkeit vieler Männer, sich mit ihrem persönlichen, sozialen und beruflichen Umfeld auseinanderzusetzen.

G: Ich meine, das ist eine klare gesellschaftspolitische Sache. Auf Grund von Arbeits-, Wohn- und Umweltbedingungen wird die Sexualität ausgelagert und verurteilt. Die vorhandene gesellschaftliche Norm kann aber unterwandert werden, was vorwiegend Männern vorbehalten ist. Das funktioniert nach dem Prinzip eines Überdruckventils.

Männern, denen es auf Grund der gesellschaftlichen Bedingungen ganz schlecht geht, bleiben immer noch die Frauen, um sich wie «King» zu fühlen. Unter jedem unterdrückten Mann steht immer eine Frau, die noch mehr auszuhalten hat, egal ob bei den schwarzen oder bei den türkischen Männern. Bei den Deutschen ist es genauso. Wenn die noch ein paar Mark in der Tasche haben und sich eine Frau dafür kaufen können oder sich für wenig Geld einen Pornofilm ansehen, können sie sich trotz allem noch als potenter Mann fühlen. Ich würde mir wünschen, daß Männer endlich reflektieren, was eigentlich mit ihnen los ist. Auf dem Pornomarkt wird suggeriert: Männer sind potent, sie sind die Macher. In diesen Filmen und Heften wird nicht gemeinsam etwas miteinander gemacht, sondern der Mann macht etwas, sie hat ihn zu bedienen und «Sie» will immer.

R: Wenige Frauen benutzen Pornografie. Gibt es für dich einen Zusammenhang zwischen körperlichem Stärkegefühl und Pornografie? Viele Männer tragen ihre Aggressionen eher körperlich aus. Frauen dagegen tun das seltener.

G: Ich denke nicht, daß der alleinige Punkt die körperliche Stärke ist. Sicher haben die Geschlechter unterschiedliche Ausdrucksmöglichkeiten. Es ist bekannt, daß Frauen sich eher durch Weinen ausagieren und Männer mehr durch Körperbewegung. Wenn dadurch die Spannung behoben würde, wäre es gut. Doch meistens läuft es bei den Männern auf das Sexuelle hinaus. Ich will das nicht pauschalisieren. Ich kenne nicht alle Männer, und Frauen sind auch nicht von Natur aus gut. Sie sind vielleicht anders, sie haben andere Kampfmittel. Doch sie haben nicht die Möglichkeiten der Männer. Ob sie Pornografie so benutzen würden wie Männer, das ist eine andere Sache, doch wir Frauen finden nicht dieselben Möglichkeiten vor. Eine Frau von fünfzig hat nicht die Gelegenheit, sich unter denselben Voraussetzungen, die Männer haben, einen netten Boy von zwanzig zu kaufen, der sie aufmöbelt und aufwertet. Ich weiß nicht, ob sie es tun würden. Die Möglichkeiten sind sehr begrenzt. Und dann müßten sie schon sehr viel Geld haben: Hundert Mark die Stunde plus Taxi und Hotelzimmer, das würde auf eine weit größere Summe hinauslaufen, als Männer in solch einem Fall bezahlen müßten.

R: Angebot und Nachfrage. Marktwirtschaftliche Prinzipien tauchen «natürlich» auch da auf.

G: Ich denke, daß Frauen ein *anderes* Interesse an Sexualität haben, nicht weniger! Frauen haben sogar mehr Interesse an Sexualität als Männer. Sie sind orgasmusfähiger, bei Männern ist die Häufigkeit der Orgasmen begrenzt.

R: Rein theoretisch, in der Praxis sieht es anders aus, so wie Lust und Sexualität hier und heute benutzt wird.

G: Mir kam es darauf an, herauszustreichen, daß Frauen nicht weniger Lust haben. Diese Untersuchungen von Masters und Johnson z. B. sind ein absoluter Quatsch. Die Behauptung, daß Frauen ein langes Vorspiel brauchen, ist falsch. Wenn Frauen zum Beispiel onanieren, kann das in Minuten, sogar Sekunden zum Orgasmus führen. Pauschalisierungen dürfen nicht zum Richtwert werden.

R: Das Problem bei soziologischen, medizinischen und anderen statistischen Untersuchungen liegt im Mittelwert. Das führt leider zu solchen Paschaulannahmen. Wir wollen aber von diesen Allgemeinaussagen wieder zu deinem Beruf zurückkommen. Hat dich persönlich das Vorurteil, daß Krankenschwestern «leicht zu haben sind» getroffen?

G: Ja, wenn Leute Witze erzählten oder wenn ich darauf angesprochen wurde, habe ich oft sauer reagiert.

Irgendwann stellte ich mal fest, daß Krankenschwestern in der Tat kontaktfreudiger sind als Menschen aus anderen Berufsgruppen. Das habe ich dann positiv gesehen. Wenn man sich mal ansieht, welche Berufsgruppen besonders von diesem Vorurteil betroffen sind, dann sind es immer Berufsgruppen, die viel Körperkontakt bei ihrer beruflichen Tätigkeit haben. Friseusen, Krankengymnastinnen, Krankenschwestern. Vielleicht ist man nach einer Weile auch weniger verklemmt als andere, schon allein durch die häufige Konfrontation mit der Sexualität. Warum soll sich eine Krankenschwester nicht holen, was sie möchte. Wenn ein Mann häufig wechselnden Geschlechtsverkehr hat, ist er ein toller Hecht. Als Frau bist du gleich eine Nutte.

R: Nicht jedes Krankenhaus hat so stark mit sexuellen Auswirkungen zu tun. Wie sieht es in anderen Häusern und Stationen aus?

G: Wenn man in der Ambulanz arbeitet, wird man immer mit anderen Dingen konfrontiert als auf der Station. Auf Station ist es nicht so augenfällig, da passieren andere Sachen. Ich habe lange als Dauernachtwache gearbeitet und habe öfter Annäherungsversuche von Männern während des Dienstes erlebt. Oder, als Nachtdienst muß man morgens die Waschschüsseln verteilen und die Patienten zum Waschen ans Waschbecken schicken, wobei einige sehr lange nackt durchs Zimmer hin und her gehen. Bei Frauen habe ich das noch nie erlebt. Frauen waschen sich und ziehen einen Bademantel an, Männer laufen nackt. Dieses demonstrative Verhalten ist mir auch bei Männern in der Sauna aufgefallen. Die laufen viel länger nackt herum, auch wenn sie keine Anwendungen haben, und setzen sich meist auffällig breitbeinig hin, damit man überall hinsehen kann.

Im Krankenhaus sind es oft Männer zwischen vierzig und fünfzig Jahren, die sich da besonders hervortun. Das kann man nicht generell sagen, doch ganz junge Männer haben meist noch Schamgefühl. Diese Vierzig-, Fünfzigjährigen sind oft lange verheiratet, die denken: «Mal was anderes.» Die wissen ganz genau, daß die Schwester morgens ihr Bett machen kommt. Dann schlägt man die Bettdecke auf, und sie liegen da und sind nackt. Dann gucken sie einem ganz hämisch ins Gesicht und sagen: «Na, was sagst du nun. Wirst du noch rot?» Darauf folgt ein dröhnendes Gelächter im ganzen Zimmer. Oder die Männer spotten: «Die wird gar nicht mehr rot! Mein Gott, ist das ein abgebrühtes Weib!»

Da bedarf es schon einiger Berufserfahrung, um damit umzugehen. Wenn man gerade erst anfängt, wird man extrem verunsichert. Das ist ziemlich belastend. Die warten auf eine Reaktion. Eine junge Schwester würde vielleicht fluchtartig das Zimmer verlassen und sich dort nicht wieder rein trauen. Eine Machtdemonstration der Männer. In solchen Fällen habe ich die Decke wieder zurückgelegt und gesagt: «Würden Sie bitte ihr Nachthemd runterziehen, ich komme später zum Bettenmachen wieder.» Ich bin zu einem anderen Bett gegangen und habe dadurch versucht, ihn meinerseits zu beschämen, indem ich auf seine Provokation nicht reagiert habe.

R: Macht es sich bemerkbar, wenn die Männer länger auf Station liegen? Es muß für einige doch eine Art sexueller Notstand herrschen.

G: Die Zeitschriften, die auf den Nachttischen liegen, werden immer gewagter. Die Witze werden immer härter, daß sogenannte «Anflachsen» immer zweideutiger, je länger sie da sind. Eine insgesamt schwierige Situation für die Schwestern. Oft habe ich mich gefragt, wie kann das nur sein, daß Männer andauernd über Sex reden müssen, daß sie so abhängig davon sind. Bei Frauen ist das nicht so.

R: Wie ist es auf den Frauenstationen?

G: Die reden anders über Männer. Die haben eher Sorgen, daß ihre Männer zu Hause nicht zurechtkommen. Außerdem haben sie teilweise starke Ängste, daß der Mann fremdgehen könnte oder daß er sie auf Grund ihrer Erkrankung nicht mehr haben möchte. Speziell auf gynäkologischen Stationen taucht diese Sorge auf, wobei die Frauen es sehr vorsichtig formulieren. Sicher haben Frauen einen ähnlichen sexuellen Notstand wie die Männer zu überstehen, aber der kommt nicht so zum Tragen, es wird nie auf das Personal verlagert. Zwar reden sie auch über Sexualität, aber nie mit so grober Zweideutigkeit, wie es oft bei Männern vorkommt.

R: Hat es vielleicht damit zu tun, daß Männer nach einer gewissen Zeit ihr Revier abstecken, diesen Raum dann als den Ihrigen betrachten mitsamt dem Personal?

G: Ja, Ihr Zimmer und Ihre Krankenschwester.

Daß Männer onanieren, finde ich in Ordnung, nur besonders rücksichtslos finde ich, daß einige Männer das Sperma in die Bettwäsche laufen lassen. Ich bin nicht ihr Intimpartner, ich mag vielleicht nicht einmal ihren Geruch, muß aber die Betten abziehen. Es ist denen völlig egal, wer ihren Dreck wegmacht. Ich will damit nicht sagen, daß Sperma schmutzig ist, aber es ist ein intimer Körpersaft, mit dem ich als Krankenschwester beruflich nichts zu tun habe und auch nichts zu tun haben möchte.

Es geht mir dabei nicht um das Klinische oder um Hygiene. Aber es ist eine persönliche Grenzverletzung. Es gibt überall Papiertaschentücher, die man hinterher in den Papierkorb schmeißen kann, ohne damit so demonstrativ zu zeigen, «ich brauche eine Frau». Ich möchte von Männern dafür nicht mißbraucht werden. Wenn die länger liegen müssen, kommt das öfter vor. Ich denke, die machen das mit Absicht.

R: Ich möchte gerne wissen, ob du bei Männern unterscheidest zwischen denen, die sich z. B. «Playboy», «Wochenend», «Neue Revue» kaufen und auch ans Bett legen, und denen, die das nicht so offen machen. Welche Männer wirken sexuell aggressiver?

G: Der «Playboy» ist schon beinahe gesellschaftsfähig, da guckt sogar der Arzt mit rein oder leiht ihn sich nach der Visite aus. Ich gehe bei Männern, die solche Hefte benutzen, von vornherein auf Abstand. Sie wirken auf mich tatsächlich aggressiver. Wenn ich in ein Krankenzimmer komme und sehe «Playboy», «Penthouse» oder ähnliches, bin ich schon vorsichtiger diesem Mann gegenüber, als wenn er irgendein Buch dort liegen hätte. Ich bin vorsichtiger, weil ich vermute, daß dieser Mann sich nicht mit seiner Krankheit auseinandersetzt, sich auch nicht mit seiner Situation im Krankenhaus befaßt, obwohl er weiß, daß er dort keine Frau haben kann. Das ist für ihn sicher keine gute Situation, denn Sexualität ist etwas Elementares, das zum Leben gehört. Nur im Moment geht's eben nicht. Statt das so hinzunehmen und zu akzeptieren, heizt er sich mit diesen Zeitungen offensichtlich auf, denn dazu sind diese Blätter da. Warum provozieren sie das und machen sich das Leben dort noch schwerer und uns auch. Die Stimmung ist dann eindeutig aggressiver. Sie reden pausenlos über Sex, und es stört sie nicht, wenn eine Schwester den Raum betritt. Im Gegenteil, ganz erwartungsvoll kleben alle Augen an einem, und sie warten darauf, wie du reagierst.

R: Das Ganze hört sich an, als würden die Männer in die Pubertät zurückfallen.

G: Es hat mit dem Zusammenleben im Krankenzimmer zu tun, nach dem Motto: wer ist der tollste Hecht im Karpfenteich?

Ich habe eine Weile auf einer gemischten Chirurgischen Station Nachtdienste gemacht. Da merkt man ganz deutlich die Unterschiede. Wenn in einem Krankenzimmer ein Jugendlicher lag, vielleicht zwischen zehn und vierzehn Jahren, mit einer Vorhautverengung, wo man nach der Operation nachsehen muß, ob es nachblutet, oder einen Salbenverband wechseln muß, kommt immer eine Bemerkung von anderen Männern zu dieser Art von Erkrankung. Sie schauen mit Argusaugen zu, wenn man zum Beispiel den Hoden auf einem Hodenkissen hochlagert, damit keine Blutungen entstehen, oder den Verband kontrollieren muß. «Schwester, das fühlen Sie doch am liebsten, diese kleinen Jungsschwänzchen», oder «Das muß ja toll sein».

Die wollen damit den Jugendlichen oder älteren Mitpatienten eins überbraten. «Wer hat schon so was», und «ich habe so was nicht», steht dahinter. Es ist von den einen als Abwertung gemeint, von den anderen kommt dann aber auch dieses: «Du hast das aber gut! Alle Schwestern kümmern sich um deinen ...», es folgen dann die verschiedensten Ausdrücke, je nachdem, wer es sagt.

R: Die Schwestern kümmern sich um das Zentrum eines Mannes?!

G: In etwa ist das wohl so. Wenn eine Frau etwas an der Klitoris oder den Schamlippen haben würde, könnte ich mir dieses Verhalten bei anderen Frauen nicht vorstellen. Ich habe es nie erlebt, daß Frauen Bemerkungen in der geschilderten Art machen. Wenn ein junger Arzt eine Mitpatientin im Intimbereich behandelt, hört man nie solche Sprüche, wie: «Das war wohl schön, als der junge Kerl dich da angefaßt hat?»

R: Kommen sexuelle Provokationen seitens der Männer eher innerhalb einer Gruppe oder auch einzeln vor?

G: Häufig kristallisiert sich ein Anführer heraus, die anderen wollen nicht nachstehen und machen mit. Jedes Zimmer hat eine eigene Gruppendynamik. Je nachdem welche Männer zusammen sind, bestimmt sich das Klima. Wenn es nur einer ist, der sich sehr kraß verhält, kann es auch sein, daß die Gruppe ihn isoliert, der bekommt dann mit seinen Witzen kein Bein auf die Erde. In solch einer Situation fühlen sich die Schwestern sicherer, weil sie Verbündete in dem Zimmer haben. Dann kann man als Krankenschwester auch mal sagen: «Ach, Sie wieder, seinen Sie doch still.» Das geht aber nicht, wenn die sich einig sind. Das ist das Glück: immer sind sie sich nicht einig.

R: Ist es für dich eine negative Seite deines Berufs, mit dieser Art Männerverhalten konfrontiert zu werden?

G: Ja! – Ich habe einfach keine Lust, immer als Sexualobjekt gesehen zu werden. Ich habe eine große Brust, damit erregt man schnell große Aufmerksamkeit bei Männern. Da kamen oft Bemerkungen: «Die hat aber Holz vor der Tür, Oh, das wär mal schön, dazwischen zu liegen. Da würde man sich gut gebettet fühlen.» Das mußte ich mir über die Jahre häufig anhören. Damit hatte ich als junge Schwester ziemliche Schwierigkeiten. Deswegen habe ich besonders weite Kittel angezogen, um die Männer nicht zu provozieren. Ich habe hochgeschlossene T-Shirts unter dem Kittel getragen und meine Schultern nach vorn gezogen, um meine Brust zu verstecken. Heute habe ich davon fast einen krummen Rücken. Nicht, weil ich meine Brust nicht schön finde, sondern aus Angst vor den Reaktionen der Männer. Ich versuche jetzt erst, mit vierzig, zu meiner Brust zu stehen und gerade zu gehen. Ich strecke sie wieder raus, ich will keinen Wirbelsäulenschaden bekommen, aus Angst, als Sexualobjekt gesehen zu werden. Heute kann ich mich auch anders zur Wehr setzen.

R: *Wie reagieren Ärzte, wenn sie solche Bemerkungen mitbekommen?*

G: Unterschiedlich. Einige finden es überhaupt nicht schlimm und stempeln einen als total humorlos ab. Andere sagen: Ist doch schön für Sie. Sie sind wohl 'ne Emanze. Was glauben Sie, wie das sein wird, wenn die Männer nicht mehr nach Ihnen pfeifen oder nicht mehr nach Ihnen gucken.»

Häufig entsteht Solidarität mit den männlichen Patienten wie: «Das muß man doch verstehen, die Männer sind eben frustriert.»

Dabei steht gar nicht zur Debatte, daß es auch andere Bewältigungsformen gibt.

Die eigene Einstellung des jeweiligen Arztes zur Sexualität kommt hierbei zum Tragen. Kurz gesagt, ob sie auch ein Macho sind oder nicht. Konsumieren sie eine Krankenschwester nach der anderen, oder haben sie Verständnis für die schwierige Situation der Schwestern. Ich habe die Erfahrung gemacht, wenn der Arzt selbst in einer intakten Beziehung lebt, ist er eher auf der Seite der Krankenschwester und versucht, die Männer in Schach zu halten.

R: *Die Rechtfertigung des eigenen Verhaltens findet der Macho-Arzt bei den anderen Männern.*

G: Natürlich geht die Solidarisierung nicht so weit, daß sie den Patienten für ihr Verhalten auf die Schulter klopfen, sondern eher in Form von Entschuldigungen, denn in der Krankenhaushierarchie stehen sie auf Grund ihres akademischen Grades auf einer anderen Ebene. So wollen die Ärzte mit dem «gemeinen Volk» auch nicht gleichgestellt sein.

R: *Werden die Patienten, die auf dem Kiez[3] arbeiten, vom Krankenhauspersonal diskriminiert, ich denke in diesem Fall besonders an Prostituierte und Zuhälter?*

G: Ja, sehr. Die Prostituierten gelten beim Personal als unanständige Frauen, die Schwestern selber zählen sich eher zu den anständigen Frauen. Auch hier läuft die übliche Spaltung zwischen den Frauen ab. Wenn sie sich mit den Prostituierten solidarisieren würden, hätten sie

Angst, daß andere sie mit «denen» in einen Topf werfen, daß andere denken könnten, sie würden einen ähnlichen Lebenswandel führen. Auch die Zuhälter sind sehr unbeliebt. Die Männer, die mit den Zuhältern im Zimmer liegen, haben auch Angst, weil dann die entsprechenden Typen zum Besuch dort auftauchen. Die wirken auf alle sehr bedrohlich.

Ich selbst habe eine sehr große Abneigung gegen Zuhälter. Die Frauen behalten das Wenigste von dem Geld, das sie verdienen. Der Staat kassiert, Hamburg macht Werbung mit den Prostituierten und dem ganzen Millieu, die Vermieter verdienen an den Frauen, die Getränkelieferanten und dann noch die Zuhälter. Was der Frau bleibt, ist Krankheit, psychische Schäden, Ausgelaugtsein und ein psychisches wie körperliches Kaputtsein. Die hat am wenigsten davon. Obendrein wird sie noch diskriminiert für etwas, das die Gesellschaft hintenherum wieder schätzt. Da gibt es Stimmen, die sagen, ohne Prostitution und Pornografie gäbe es noch mehr Vergewaltigungen, noch mehr Aggressionen Frauen gegenüber, usw., doch die Männersexualität wird bei der ganzen Aufzählung nie in Frage gestellt. Da wird von Männern nie gefragt: «Was haben wir für eine aggressive Sexualität?» und «Woher kommt die?» Vielleicht geht es in der männlichen Sexualität nur um eine fortwährende Machtdemonstration. Die Prostituierten werden als notwendiges Übel angesehen, und die anderen können sich als etwas Besseres fühlen. Wenn sie ins Krankenhaus kommen, müssen die Frauen ihren Beruf angeben, sie tragen sich dann unter ‹selbständig› ein, das Personal weiß dann Bescheid und behandelt sie dementsprechend herablassend, obwohl sie das Geld für die Behandlung direkt an das Krankenhaus zahlen müssen. Prostituierte werden auch häufiger als andere Frauen auf ihren Beruf angesprochen, meist in Form von Bekehrungsversuchen. Ich erinnere mich an eine Neunzehnjährige, die unwahrscheinlich attraktiv war, sie hatte Abitur. Eine Ärztin sagte zu der: «Mein Gott, Sie könnten nun wirklich etwas anderes machen. Warum machen Sie das denn?»

Diese junge Frau hat mir damals sehr imponiert, weil sie darauf sagte: «Können Sie mir einen Beruf sagen, wo ich als Frau mehr Geld in kurzer Zeit verdiene?» Das war sicher eine, die sich nicht so schnell ausbeuten läßt.

R: Weißt du noch, warum sie in die Ambulanz kam?

G: Ich glaube sie wollte Schmerztabletten, um besser in der Kälte stehen zu können. Deswegen kamen die Frauen häufiger.

Meistens kommen die Prostituierten wegen Körperverletzungen, die ihnen zugefügt wurden, in die Ambulanz.

Der schlimmste Fall, an den ich mich erinnern kann, war, als sie eine Frau geteert, dann ans Auto gebunden und sie durch eine Sandgrube geschleift hatten. Das waren ihre Zuhälter. Die Frau wollte aussteigen. Die Zuhälter haben sie von oben bis unten mit Teer begossen, auch in die Po-Ritze rein.

Eine andere Prostituierte, die vor Gericht in einem Zuhälterprozeß aussagen sollte, haben sie vom dritten Stock runtergeschmissen, haben sie dann in eine Mülltonne gestopft. Nur weil sie so gewimmert hat, hat jemand die Mülltonne aufgemacht und sie rausgeholt. Sie kam zwar noch lebend an, ist aber nach drei Tagen Bewußtlosigkeit gestorben.

R: Werden die Aggressionen und Auseinandersetzungen ins Krankenhaus getragen?

G: Meistens. Doch dann wird die Polizei gerufen, damit die Zuhälter ferngehalten werden. Merkwürdigerweise, wenn es um so schwere Verletzungen ging, war von seiten des Pflegerpersonals keine Feindseligkeit mehr da, dann hieß es nur: «Die arme Frau!» Wenn eine Frau so stark verletzt worden war, z. B. daß ihr ins Knie geschossen wurde, dann war das volle Mitgefühl für die Frau da, es spielte dann keine Rolle mehr, daß sie Prostituierte war.

R: Glaubst du, daß Pornos zu sexuellen Übergriffen anregen, daß z. B. der Patient oder der Arzt weniger Skrupel haben, eine Frau zu belästigen?

G: Ich denke, daß Pornos generell enthemmen. Wohin das nachher führt, liegt in der Persönlichkeit des jeweiligen Patienten. Ob er dazu neigt zu onanieren und sich dadurch zu entlasten, oder ob er unbedingt eine andere Person braucht, um sich zu bestätigen.

Bei Ärzten läuft das eher mit der Verführungsmasche. Sie tasten sich langsam heran, die machen das auf die kollegiale Tour. Sie legen den Arm um einen und sagen: «Die Schicht haben wir aber gut geschafft!» Sie stellen erst einmal einen Körperkontakt her. Da muß man ganz wach und vorsichtig sein. Wenn sie einen einmal angefaßt haben, und man hat sich das gefallen lassen, fassen sie einen als nächstes um die Hüfte oder klopfen einem auf den Hintern.

Ich mag das nicht, wenn ein Arzt mir seinen Arm um die Schulter legt, weil ich denke, ich bin nicht gleichwertig, ich kann es bei ihm auch nicht tun, es ist nicht gesellschaftsüblich. Mir hat eine Stationsschwester aus einem anderen Krankenhaus erzählt: zu ihr kam morgens der Stationsarzt, sagte «wie geht es» und hat ihr dabei an die Brust gegriffen. Sie ist aber eine ganz schlagfertige Frau, im wahrsten Sinne des Wortes, ihr Arm ging reflexartig hoch und landete mit fünf Fingern in seinem Gesicht. Der wird es sicher nie wieder tun. Das war aber schon eine unverschämte Art, der muß sich sehr sicher gewesen sein. Er hatte sich wohl gedacht, mit Krankenschwestern kann man das machen.

Ich denke eher, «wehret den Anfängen», ich will auch nicht, daß ein Arzt den Arm um mich legt, weil es für mich etwas Besitzergreifendes hat, ich bin nicht sein Besitz. Ich bin auch nicht seine Untergebene.

R: Wird das als zickig und ‹frigide› angesehen, wenn eine Schwester sich wehrt?

G: Ja, es heißt dann: «Du siehst das alles überspitzt. Stell dich doch nicht so an! Du bist humorlos! Du siehst überall Gespenster, das war doch nur nett gemeint!» Wenn ich einem Chefarzt auf die Schulter klopfe oder um die Hüften fassen würde, hätte ich kein Feingefühl und eine Norm verletzt in der Hierarchie. Solange es nicht gleichwertig ist, möchte ich das nicht.

R: Sollten Pornos, deiner Meinung nach, verboten werden?

G: Das ist schwierig zu beantworten. Wenn man sie verbietet, bekommen sie noch mehr Reiz. Es hat ein Pornoverbot in Deutschland gegeben, und es ist immer unterlaufen worden. Ich war damals öfter in Dänemark. Die Leute schleppten kofferweise Pornos über die Grenze, Pornos, die es in jedem Kaufhaus gab und die zum Teil schon in Deutsch gedruckt waren. Die Dänen interessierten sich kaum für diese Dinger. Normale Pornos zu verbieten, ist Blödsinn, das steigert nur den Kaufreiz. Wer will, besorgt sie sich auch so. Aber Probleme habe ich mit Gewaltpornos und Kinderpornos. Und natürlich gefällt mir die Darstellung der Frau in Pornos überhaupt nicht. Doch Meinungen ändern sich nicht, wenn diese Hefte verboten werden. Da findet kein Lernprozeß statt. Es könnte auch mal sein, daß jemand sagt: «Ach Mist, es ist immer das gleiche. Er oben, sie unten, von vorne, von hinten. Es muß doch in der Sexualität noch was anderes geben, etwas, was vielleicht mit Zärtlichkeit zu tun hat und nicht nur auf den Orgasmus abzielt.» Diese Chance muß man jemandem geben, daß er vielleicht nach mehr Qualität verlangt und nicht nur nach oberflächlichen Grobreizen. Wenn man von der katholischen Moralerziehung absieht, was ist dabei, wenn man sich an nackten Körpern erfreut oder an sexuellen Darstellungen. Sonst geht man auf diese Moralschiene, wo alles unterhalb des Nabels als «Igitt, bäbä, sündig», abgespalten werden muß.

Ich finde eine normale sexuelle Darstellung nicht schlimm. Doch ich habe meine Grenzen bei der vorher genannten Art von Pornos, gerade bei der verstärkten Gewalttätigkeit in bestimmten Heften und Filmen. Natürlich ist die Gewalttätigkeit in den Pornos Ausdruck einer gewalttätigen Gesellschaft. Eine friedliche Gesellschaft würde das nicht herauszubringen brauchen. Gewalt wird eben auch ins Sexuelle verlagert. Ich würde wahrscheinlich keinen Kontakt haben mit Leuten, die auf diese Dinger stehen. Da hätte ich Schwierigkeiten.

R: Bekommt man das raus? Erzählen dir Männer davon?

G: Ich glaube nicht. Man könnte es sich vielleicht vorstellen. Wenn ich den Partner sehr gut kenne, eine offene Atmosphäre herrscht, dann muß es auch möglich sein, darüber zu sprechen. Einen Mann, der Gewaltfantasien hat, würde ich für mich als gefährlich einstufen, der will dann über mich auch Macht haben, weil nur die Macht ihn befriedigt. Ich würde das so interpretieren, daß er nicht partnerschaftlich denken kann. Dem ist es nicht wichtig, daß ich gleichberechtigt bin, daß man sich gegenseitig stützt, stärkt und fördert, der ist auf Macht aus.

R: Du glaubst also nicht, daß der Mann seine Machtwünsche durch den Porno kompensiert, sondern daß der Porno Ausdruck seiner Persönlichkeit ist?

G: Auch das, was ich lese, ist Ausdruck meiner Persönlichkeit. Ich mache nichts im luftleeren Raum. Ich nehme z. B. nicht zufällig einen bestimmten Artikel in die Hand.

So gibt es das nicht, daß jemand an irgend etwas, das er tut, fühlt und denkt, keine Anteile hat. Diese Anteile würden mich stören, weil ich mit so einem Mann als Frau «den kürzeren» ziehe.

R: Könntest du akzeptieren, daß dein Partner einen Porno besitzt, auch wenn du gegen die Art von Frauen-Darstellung in diesen Heften bist?

G: Damit könnte ich leben. Ich muß dem anderen eine gewisse Autonomie gestatten, wenn ich eine andere Einstellung zu den Dingen habe, kann ich diese dem anderen nicht aufzwingen. Solange es meine Beziehung nicht belasten würde und ich nicht gezwungen werde, Dinge aus dem Porno, die mir widerstreben würden, nachzumachen. Ich denke, wenn man eine offene Sexualität lebt, erübrigen sich die Pornos vielleicht.

Gisela ist Unterrichtsschwester an der Krankenpflegeschule eines Großstadtkrankenhauses. Sie hat vorher viele Jahre in verschiedenen Krankenhäusern auf unterschiedlichen Abteilungen gearbeitet. Sie ist 40 Jahre alt. Am Anfang unse-

res Gesprächs berichtet sie über den fehlgeschlagenen Versuch, eine vorurteils-
freie lustige Genesungskarte für eine Kollegin zu finden. Auf beinahe allen
Witzkarten wird die Krankenschwester halb bekleidet dargestellt, die Texte
sind mit sexuellen Andeutungen «gewürzt».

Anmerkungen

1 Katheter: Dient zum Ablassen des Urins, wenn der Patient nicht spontan Wasser
  lassen kann
2 Bändchen: Hautverbindung der Vorhaut mit der Eichel
3 Kiez: Vergnügungsviertel rund um die Reeperbahn in Hamburg

Krankenschwesternreport 2

Marianne ist 38 Jahre alt. Sie ist wie Gisela Unterrichtsschwester in einem Großstadtkrankenhaus. Durch den engen Kontakt mit den Auszubildenden wird sie auch weiterhin mit den alltäglichen Problemen des Krankenhaus-Milieus konfrontiert.

R: Du bist schon lange Krankenschwester. Hast du schon mal einen der Kran-
kenschwestern-Report-Filme gesehen?
M: Ich habe zwar von dem Film gehört, ihn aber nie gesehen. Kolleginnen haben damals gegen den Film protestiert. Ich fand die Demonstration unangemessen, denn die Berufsrolle der Krankenschwester stand in diesem Film sicher nicht im Vordergrund. Mir ist aber klar geworden, daß in der Arbeit auch sexuelle Handlungen an Patienten vorgenommen werden, welche aber vom Personal nicht als solche gesehen werden. Eine Krankenschwester würde da nie derartige Gefühle hineinlegen. Ich selbst habe das immer von mir weggeschoben.
R: Wolltest du damals nicht gegen den Film demonstrieren, weil du dachtest,
das wäre eine Aufwertung?
M: Ja, ich hielt es für eine Welle, ähnlich den Schulmädchen-Reports.
Es wäre der Sache nicht gerecht geworden. Es war so eine Masche, da wurde alles abgeklappert, was es so gab. Mir schien eine Demonstration dagegen eine Ebene zu sein, die den Menschen, den potentiellen Patienten, nichts klarmachen konnte. Das Bild, das sich Menschen außerhalb des Pflegedienstes vom Krankenpflegepersonal machen, ist total verschieden von dem, wie es wirklich aussieht. Sie messen die Fähigkeiten einer Krankenschwester oft an der Häufigkeit des Lächelns. Wir dagegen legen Wert auf die theoretischen und praktischen Kenntnisse.
R: Du kennst sicher die sogenannten Herrenmagazine. Wie reagierst du auf
diese Zeitschriften, wenn du sie bei Patienten siehst?
M: Ich übersehe sie. Als Schülerin, in den 60er Jahren, habe ich mal in diese Hefte reingeguckt. Damals wurde ich auch von meist jüngeren Patienten angemacht. Von der beruflichen Erziehung her wird aber

klargemacht, daß das Thema Sexualität tabu ist; es wird gar nicht angesprochen. Männliche Patienten im Krankenhaus haben mehr oder weniger Respekt vor einer Krankenschwester; nur wenige trauen sich, sexuelle Andeutungen zu machen oder einer Schwester auf den Hintern zu klopfen. Wenn sich die Betroffene nicht selbst zur Wehr setzt, werden diese Männer meistens von Mitpatienten zur Ordnung gerufen.

Ich habe auch auf einer Station für Langzeitkranke gearbeitet. Einige Patienten hatten den ganzen Tag nicht viel anderes zu tun, als solche Zeitschriften zu lesen.

R: Erzählen Schülerinnen nie von sexuellen Übergriffen?

M: Doch, das gibt es schon, manchmal kommen sie deswegen zu uns. Es handelt sich meistens um Frauen, die damit nicht klarkommen, auf der Station darüber nicht reden können, weil sie nicht ernst genommen oder belächelt werden. Manchmal trauen sie sich einfach nicht, weil ihnen solche Vorkommnisse peinlich sind.

R: Auch Ärzte sollen Krankenschwestern gegenüber Vorurteile haben, ähnlich denen der normalen Bevölkerung: «Schwestern sind sexuell verfügbar.»

M: Das hat viel mit der Krankenhaus-Hierarchie zu tun. Der Arzt steht «oben», die Schwester «unten». Schwestern definieren ihren Wert auch oft über das Maß an Lob, das sie von einem Arzt bekommen. So können in diesem Zusammenhang auch sexuelle Reaktionen eine Rolle spielen.

R: In Pornos werden auch Zimmermädchen und Sekretärinnen als «leichte Mädchen» dargestellt. Meinst du, das hat bei denen auch etwas damit zu tun, daß, wer weiter «unten» ist, auch verfügbarer zu sein scheint? Und alles, was zum Trieb gehört, muß nach «unten» geschoben werden?

M: Das kann ich mir gut vorstellen. So ist es auch unwahrscheinlich, daß ein Arzt «etwas mit der Oberschwester hat». Der «macht» eher etwas mit einer weiter «unten» stehenden Schwester, also mit einer jüngeren. Sicher hat das auch mit Attraktivität zu tun, weil es für Männer eine Rolle spielt, ob die Frauen hübsch oder häßlich sind.

R: Kommt es vor, daß Patienten Pornos ins Krankenhaus mitbringen?

M: Ja, das habe ich erlebt. Manche legen sie provokativ offen auf den Nachtschrank, andere verstecken sie in der Schublade.

R: Erlebst du einen Mann, der die Pornos offen hinlegt, als sexuell aggressiver?

M: Von dem denke ich, daß er sich eher traut, eine Schwester anzumachen.

R: *Diskutiert ihr unter Kollegen auch so einen Fall wie den, wo zwei Ärzte in Berlin eine Kollegin vergewaltigt haben sollen?*

M: Ja, wir sprechen darüber. Wir finden es sehr mutig von der Ärztin, daß sie die Ärzte angezeigt hat.

R: *Wird dieser Fall auch kontrovers diskutiert? Hat jemand gesagt, daß die Ärztin selber Schuld gehabt haben könnte?*

M: Nein, das sieht niemand von uns so. Ich dürfte mich dann ja auch nicht frei bewegen, mich modisch anziehen oder zuviel Bein zeigen. Ich finde es gut, daß diese Frau den Prozeß angestrengt hat. Die psychische Belastung dieser Frau ist bestimmt sehr groß. Ich wüßte nicht, ob ich das durchstehen könnte.

R: *Welche Belastungen meinst du?*

M: Du mußt beweisen, daß du eine «solide» Frau bist. Du mußt dein Intimleben offenlegen. Das brauchen die angeklagten Männer nie, bei denen ist die Solidität von vornherein klar. Und wenn es ganz schlimm kommt, dann ist die Frau diejenige, die angeblich die Männer verführt hat. Das entspräche dann auch dem Klischee in den Pornos.

R: *Wie sieht es mit dem Ruf des Schwesternheims aus?*

M: Eine derartige Ansammlung von Frauen, besonders junger Frauen, zieht offensichtlich Männer an. Da tauchen fremde Männer auf, aber auch Spanner, die ums Haus schleichen. Es hat etwas nachgelassen, seitdem der Nachtwächter mit seinem Hund unregelmäßig seine Runden macht. Eine Zeitlang, als es besonders schlimm war, hatte ich immer eine Tränengassprühdose bei mir.

R: *Die Männer werden als Bedrohung empfunden?*

M: Ja, das kann dabei herauskommen.

R: *Ist denn an dem Vorurteil etwas dran, daß mit Krankenschwestern durch die körperliche Nähe, die sie zu ihren Patienten auf Grund der Arbeit haben, ein schnellerer sexueller Kontakt zustande kommt?*

M: Das erlebe ich entgegengesetzt. Gerade weil es soviel körperliche Nähe gibt, muß ich mich besonders deutlich gegen die Patienten abgrenzen. In der pflegerischen Tradition des Dienens, dem Kranken dienen, taucht das Sexuelle nicht auf. Die meisten Krankenschwestern waren früher entweder kirchlich gebunden oder Mitglieder in weltlichen Mutterhäusern. Bei beiden gehörte die Keuschheit zur Ideologie.

R: *Wird während der Schwesternausbildung über mögliche sexuelle Konflikte gesprochen?*

M: Nein. Aber dieses Versteckspiel findet nicht nur bei diesem Thema statt, sondern bei Konflikten allgemein, die auf Station auftreten können. Ein Hauptgrund dafür ist wohl die Hierarchie, die auch innerhalb des Pflegedienstes besteht. Z. B. schaffen es viele junge Kollegen nicht, sich über Konflikte, die durch den Dienstplan entstehen, auseinanderzusetzen. Das Thema Sexualität ist immer noch mit einem Tabu belegt und wird, wenn überhaupt, erst sehr spät in Auseinandersetzungen einfließen.

R: Könnte das nicht auch daran liegen, daß viele Frauen nicht gelernt haben, Konflikte offen auszutragen?

M: Wenn ich über meine eigene Geschichte nachdenke, muß ich feststellen, daß das stimmt. Selbst heute habe ich noch Schwierigkeiten, Konflikte auszutragen.

R: Dieser Beruf hat auch etwas Mütterliches. In der Vorstellung der Allgemeinheit sollen Mütter eher harmonisieren, nett sein, Konflikte vermeiden und eine einheitliche Familie herstellen.

M: Ja, Krankenschwestern sind meistens bemüht, eine «nette» Station zu haben. Der Aspekt der Mütterlichkeit spielt eine wichtige Rolle.

R: Am Beginn unseres Gespräches erwähntest du, daß du dir vor zwei Jahren deinen ersten Pornofilm angesehen hast. Wie stehst du zur Pornografie?

M: Ich habe mir den Film aus persönlichen Gründen angesehen. Es hatte etwas mit der Auseinandersetzung meiner Rolle als Frau zu tun, auch auf sexuellem Gebiet. Unter Pornos konnte ich mir vorher nicht so recht etwas vorstellen, wußte nicht, was da so dargestellt werden kann. Ich bin, weil ich mich allein nicht getraut habe, mit einem Freund ins Kino gegangen. Mir ist davon in Erinnerung geblieben, daß es teilweise sehr ästhetische Bilder waren, schöne Landschaftsaufnahmen, tolle Körper, sportlich aktive Szenen. Sex kam mir vor wie gymnastische Übungen. Mit der Handlung konnte ich nichts anfangen. Jedenfalls waren es immer die Frauen, die die Männer verführten, und die waren immer willens, darauf einzugehen. Es hat mich gewundert, daß sich jemand ernsthaft mit Pornos beschäftigen kann, und daß ein Mann etwas davon hat. Mir kam das Ganze eher lächerlich vor. Das Kino war nicht voll; es waren hauptsächlich Männer da und außer uns noch zwei Paare.

R: Also keine einzelne Frau?

M: Nein. Das kann ich mir auch nicht vorstellen, wenn ich von meinen Gefühlen ausgehe. Was soll eine Frau allein da?

R: Ich habe dir ein Pornomagazin mitgebracht. Die Fotogeschichte spielt in einer Privatklinik. Die Akteure sind zwei Krankenschwestern, ein Patient und ein Arzt.

M: Ja, (sie betrachtet das Heft) die Schwestern sind diejenigen, die die Initiative ergreifen. Typische Utensilien aus dem Krankenhaus sind dabei. Aber daß Krankenschwestern Strapse und Stilettos tragen und lange, lackierte Fingernägel haben, kommt in unserer Berufsrealität nicht vor.

R: Nachdem du dir die Bilder angesehen hast, kannst du dir auch den Text durchlesen?

M: Mir wird schlecht, wenn ich das lese und in einem Zusammenhang mit meinem Beruf sehe. Das hat mit meiner Arbeit nichts mehr zu tun. Schon der Einstieg der Geschichte stimmt nicht. Nur bei einem Schwerkranken würde die Krankenschwester die Körpertemperatur rektal messen, normalerweise machen das die Patienten selbst. Die im Text verwendeten Begriffe sind aus dem Krankenhausalltag, und die meisten Utensilien auf den Bildern stimmen auch. Wenigstens haben sie sich die Haube verkniffen. Typischerweise ist die Schwester blond, was wohl ein Männerideal ist.

Die eine Schwester macht durch die Berührung des Patienten die ganze Geschichte erst möglich. Ich finde es schlimm, Krankenschwestern als Frauen darzustellen, die Patienten verführen. Hier findet eine ähnliche Schuldzuweisung wie bei Vergewaltigungen statt: Wenn Frauen so etwas initiieren, haben sie selbst Schuld und müssen die Konsequenzen tragen. Gibt es eigentlich auch ein anderes Frauenbild in den Pornos?

R: Nein, in der Pornografie gibt es keine «moralischen» Frauen. Manche wollen zwar nicht, aber wenn der Mann sie dann mit Gewalt nimmt, «genießen» sie es. Das dient dann als Ausrede für Männer, wenn sie Frauen als Sex-Objekt benutzen wollen. Frauen werden als «jederzeit für Männer verfügbar» dargestellt. Aber ich glaube nicht, daß die Pornografie diese Vorurteile produziert, damit würde man ihnen eine zu große Wichtigkeit beimessen. Pornos wirken wohl eher verstärkend auf die Vorurteile.

M: Wenn ich diesen Porno betrachte, kann ich mir vorstellen, daß manche Männer, wenn sie eine Krankenschwester kennenlernen, denken, sie sei leicht «anzumachen». Möglicherweise haben Männer bewußt oder unbewußt diese Bilder im Kopf.

Zu dem Teil Tabuisierung von Sexualität im Beruf möchte ich noch etwas hinzufügen. Das Thema «Sexualität» kommt im Lehrplan so nicht vor, auch wenn es viele Tätigkeiten gibt, die vom Pflegepersonal im Sexualbereich vorgenommen werden. Wenn im Unterricht dar-

über gesprochen wird, habe ich immer bemerkt, daß die Auszubildenden verschämt reagieren, wenn diese Bereiche benannt werden. Es
gibt eine fast prüde Reaktion, auch Kichern und Erröten.

R: Ein offener Umgang mit sexuellen Begriffen ist also gar nicht möglich?

M: Nein, oder wenn, dann schwierig.

*R: Wie ist es denn, wenn Patienten zur Operationsvorbereitung die Scham-
haare rasiert bekommen. Besprecht ihr das?*

M: Ich mache eine Unterrichtseinheit zum Thema «Schamgefühl», da-
hinein gehört auch die Rasur. Aber wie ich schon sagte, es ist sehr
schwierig, offen darüber zu reden.

*R: Kann man sagen, daß die «Aufklärung» durch Presse und Pornografie
eigentlich nur einer Mystifizierung des Sexuellen Vorschub leistet, was dann
die Schüler daran hindert, sachlich damit umzugehen?*

M: Das ist eine gute Erklärung.

Im Unterricht ignoriere ich diese pubertären Verhaltensweisen und
nenne z. B. die Geschlechtsorgane bei ihrem deutschen und lateinischen Namen.

Wenn dieses Thema den Auszubildenden Schwierigkeiten bereitet,
setze ich mich damit nicht mehr im Unterricht auseinander.

Bernhard Lassahn
Kannibalen in der Stadt

Der menschliche Körper zerstückelt. Kannibale oder Porno. Mit oder ohne Messer. Bei lebendigem Leib. Einzelteile. Keule. Brust. Haxen. Stück für Stück. Der ganze Mensch kommt nicht ins Bild – nur Einzelteile. Vielleicht die Skyline, ein Telefon, ein Stück Autobahn. Nur kein schweifender Blick ... Ein Einzelteil. Nahaufnahme.

– Schnitt –

Ist der ganze Körper nicht im Bild ... auch nicht in seiner Geschichte. Kein Vorher, kein Nachher. Nur Rein-Raus. Non Stop. For ever and ever. Der Zuschauer ganz Auge – sonst nichts – die Darsteller ganz Einzelteil. Wieder der Sportwagen. Ein Swimmingpool. Eine Hausbar.

– Schnitt –

Schon wieder das Bild vom Highway. Individualverkehr. Kapseln mit nur einem Piloten. Autos haben keine verwandtschaftlichen Beziehungen und interessieren sich nicht für Politik. Die Reihenfolge ihres Auftretens ist austauschbar. Sie können in kurzer Zeit von Null auf Hundert beschleunigen. Bei Dallas können die Figuren innerhalb von Sekunden in Tränen ausbrechen und ihre Stimmung umschlagen lassen. Kippschalter. Instant feelings. Sie wirken leicht hysterisch – aber es bleibt ja kaum noch Zeit zur Beschleunigung der Gefühle.

– Schnitt –

In Amerika gibt es schon teenager, die glauben, daß sie in ihrem Leben sowieso nur einmal schwanger werden können – eine Folge der Ein-Kind-Familie ... es wirkt sich doch aus. Das eine Kind sitzt alleine zu Hause vor dem Gerät – Kopfhörer: der Zuschauer, abgeschnitten von seiner Welt, sieht abgeschnittene Menschen. Schnitte, die mittendurch gehen. Die Kamera schwenkt hin und her: mal der Oberkörper, mal der Unterkörper im Bild. Gar nicht sicher, daß die beiden Teile zusammengehören. Doch die Bilder passen nicht zum Ton, das ist schon klar. Die Musik mit zwei stöhnenden Stimmen gibt es auch als Platte.

– Schnitt –

Stück für Stück ergibt es ein Bild wie Lichter einer großen Stadt. Der zerstückelte Mensch in der Kapsel schneidet sich von seinen Bewegungsmöglichkeiten... nachher joggt er um den Block. Mit Walkman. Die Nahrungsmittel enthalten keine Ballaststoffe. Trennung: Kopf, Bauch, Freizeit, Arbeit: Porno ein weiterer Baustein, just another brick in the wall, ein Häppchen. Wie für Süchtige ist der Video-Verleih Tag und Nacht geöffnet, was nur heißt, daß auch die Tageszeiten gleichgültig sind. Die Ballaststoffe werden getrennt eingenommen. Wenn ich zum Buch greife, zerfällt es zwischen den Zeilen, da fehlt schon der Punkt am Ende. Keiner will die Geschichte zu Ende erzählen. Das Telefongespräch ist unterbrochen. Die Reihenfolge der Dallas-Serien ist vertauscht worden. Es hat noch keiner gemerkt. Doch es bleibt ein Gefühl wie lebenslänglich MacDonald's.

– Schnitt –

Der Kandidat prüft die Skier mit verbundenen Augen. Er erkennt aus den vielen die richtigen. Der nächste Kandidat erkennt mit verbundenen Augen alle Loktypen einer Modelleisenbahnanlage nur durch Berühren: Unterschiede, auch wenn es fast gleich aussieht. Und noch ein Quiz: der neue Kandidat blickt auf Schallplatten und erkennt ohne das label lesen zu können, was für Musik drauf ist. Sandra von 17 auf 11 gestiegen. Und klingt schon wie der eigene Nachfolgehit – besteht fast nur aus Wiederholungen. Geilheit: eine besonders ungeduldige Form von Langeweile. Jetzt guck dir das an: diese obszönen Blickwinkel, diese vor Wollust und Schmerz verzogenen Gesichter – das müßte eine Live-Übertragung eines Rock-Konzerts sein, nur die Höhepunkte. Könnte aber auch eine Sportübertragung ... wenn wir vielleicht noch mal in der Wiederholung ... slow motion. Schon wieder das Bild der vielen Autos auf dem Highway. Dies ist Amerika und nicht die Sowjetunion. Keine Weite. Aber vielleicht noch ein Häppchen? Langeweile, und kaum noch Zeit zur Beschleunigung der Gefühle mit Freiheit als Vorwand und der Nebenbotschaft von Reichtum + Verschwendung. Schon wieder dieser Sportwagen, Swimmingpool ... Verbrauch an neuen Gesichtern in der frauenverarbeitenden Industrie – Schnitt – Ein Regal Kannibale. Ein Regal Krieg. Messer gibt es hier nicht. Action: eine Form der beschleunigten Gewalt mit splitternden Scheiben, brennenden Autos, einstürzenden Brücken. Erst im Monster-Film nimmt die Gewalt Gestalt an, taucht aus dem Meer auf, stapft durch die Großstadt.

– Schnitt –

Wozu noch Handlung? Läuft doch alles darauf hinaus: rein-raus. Dialoge verzögern nur. Geschichte macht vielleicht die Gesichter alt. Was heißt hier Kunst? Steckt nichts anderes dahinter. Der Rest der Welt: eine einzige Verklemmung. Keiner will mehr was. Alle wollen nur das eine. Immer. Aber nicht so richtig. Nebenbei telefonieren sie. Ein schwarzes Loch, läuft ja doch alles darauf hinaus … stürzt in den Strudel des Nichts, ist auch nichts weiter dran. Ein westliches Nirwana mit Ungeduld – Schnitt – «Was hast denn du da unter dem Kleide?» fragt der dumme Junge vom Land, von zu Hause weggelaufen, zum erstenmal in einer Bar bei einem girl mit Minirock und Strapsen, «Also was hast du da drunter?» Und sie lächelt verführerisch, «Nichts, mein lieber, nichts drunter, nichts!» Der dumme Junge ist enttäuscht: nichts, er hatte mehr erwartet.

– Schnitt –

War wohl nichts, und doch kein neuer Anfang, nie wieder neue Unschuld. Kinder kommen nicht vor … nicht vorgesehen. Es wird keine Erben geben. So geht es jedenfalls nicht weiter. Sie können sich nicht mehr steigern und wiederholen sich schon viel zu lange.

– Schnitt –

Programmvorschau – Schnitt – noch mal eine Beschleunigung der Bildfolge – Schnitt – der Sportwagen bricht durch die Schallmauer der Gefühle. Und noch kann der abgeschnittene Mensch mit der schnellen Vorlauftaste alles in noch größerer Geschwindigkeit durchlaufen lassen, Zeit wird knapp. Wenn sonst nichts bleibt, wenn man so lange ohne Lust gearbeitet + gegessen hat, kann man sich nicht einfach zur Ruhe legen, da regt sich noch was, als wäre es das letzte, was sich noch regen könnte. Die Sekunden klicken, die Preise verfallen, alles für eine Mark, billiger geht es nun wirklich nicht – das ist schon der Ausverkauf. It's here, there and everywhere, umsonst wie window-shopping.

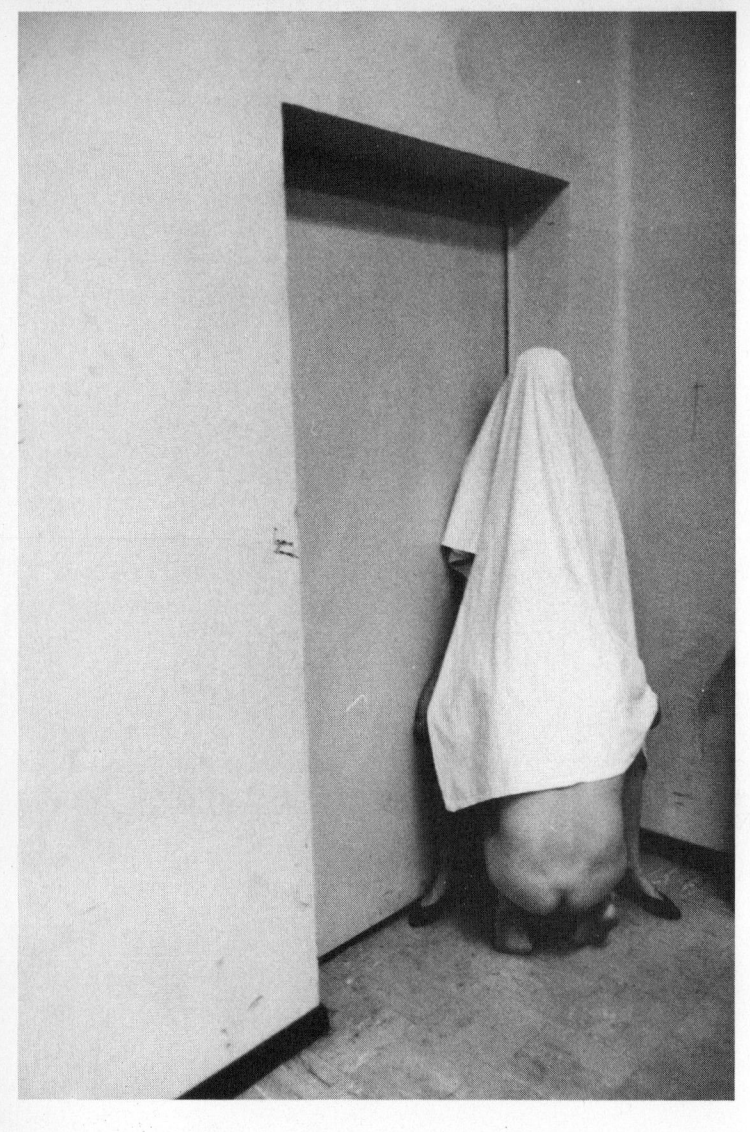

2.

Das erste Mal

Und doch ist dem Wissenden keine Lust
gleich als jene am Verborgenen, kein
Schauer so urmächtig stark, als der das Ge-
fährliche umfröstelt, und kein Leiden heili-
ger, als das sich aus Scham nicht zu entäu-
ßern vermag.
Stefan Zweig
Leporella

«Irgendwann ist immer das erste Mal» und «Einmal ist keinmal» sind die Sprüche, die mir einfallen. Erste Erfahrungen mit etwas Neuem prägen sich ein,
bilden oft die Grundlage für den weiteren Umgang mit diesem Neuen. Wichtig
sind auch der Zusammenhang, die Dramaturgie und die Kulissen, in denen die
Premieren stattfinden: überfallartig, wehrlos und passiv ausgeliefert oder spie-
lerisch herantastend, gewollt und damit entweder unverstanden und verdrängt
oder nachträglich jederzeit als positives Erlebnis wieder erinnerbar.
Es geht in den folgenden Geschichten und Erlebnissen nicht immer um das
wirklich allererste Mal, sondern auch um das, was sich aus der neuen Erfahrung ergeben hat. So stehen neben Pubertätserinnerungen die Erlebnisse er-
wachsener Menschen, die sich zum erstenmMal in einen Pornoshop oder ein
Porno-Kino begeben. Zwei Beiträge beschäftigen sich mit der Inszenierung
der Sexualität als Auslöser für daraus folgende Situationen, und eine Autorin
versucht ausgehend von ihrer Ersterfahrung eine andere Art der Inszenierung
zu entwickeln.
Nicht immer kommt das Einschneidende, das Spektakuläre zum Ausdruck,
die Situationen sind neu, aber das, was sie auslösen, wofür sie Basis sein können, entzieht sich dem Offensichtlichen.
Auch im 4. Kapitel tauchen diese Ersterfahrungen auf, doch erscheinen sie hier
eher im Zusammenhang mit dem augenblicklichen Zustand, das Grundsätz-
liche wird klarer. Das heißt nicht, daß den in diesem Kapitel beschriebenen

Erlebnissen etwas fehlt – die Antworten bleiben offen. Was bei dem einen eine Serie von immer wieder neu herbeigesehnten, geschaffenen und gesuchten Situationen nach sich zieht, bleibt bei dem anderen fast folgenlos, steht als ein Erlebnis unter vielen.

Erneut spielen subjektive Bewertungen eine Rolle: war das Erlebnis positiv und lustvoll oder negativ und abschreckend? Auch wenn Ehrlichkeit in der Beschreibung versucht wird, so bleibt doch niemand frei von den Einflüssen, die unbewußte Umdeutungen hervorrufen, die aus damals lustvollen Erfahrungen, moralisch verwerfliche Ereignisse produzieren oder umgekehrt.

In einigen Geschichten wird deutlich, daß dieses erste Mal sich gar nicht genau benoten läßt, daß Lust und Angst vorhanden waren und sich, vielleicht sogar, gegenseitig verstärkt haben.

Matthias T. J. Grimme
Erinnerungsfetzen 1969

Mit sechzehn das erste Mal alleine verreist. Ohne Eltern. Zusammen mit meinem besten Freund auf dem Fahrrad in Dänemark. Meine erste Freundin blieb zu Hause.

Die dänischen Mädchen waren interessanter, weil ich in Dänemark war und Hamburg Alltag, Schule und die Kontrolle beobachtender Elternaugen bedeutete.

Die ersten Sex-Shops machten mich neugierig, reizten mich. Aber ich hatte Angst, daß die Verkäufer mir ansehen würden, wie jung ich war.

Nach gut drei Wochen in verschiedenen dänischen Städtchen und den üblichen abendlichen Disco-Besuchen endlich zwei Mädchen kennengelernt, diesmal mußten wir nicht pünktlich um 11 oder gar um 10 Uhr abends in die Jugendherberge zurück. «Ihr könnt bei uns schlafen», fast ein Versprechen. Doch in der Nacht passierte nichts.

Am nächsten Tag fand ich auf dem Nachtschrank im Schlafzimmer der verreisten Eltern des einen Mädchens ein Pornoheft. «100 Ställinger». Vor den Mädchen tat ich desinteressiert.

Am Abend in die örtliche Discothek. Der Türsteher fand meinen Aufzug unpassend. «Macht nichts, gib mir den Schlüssel, geht ihr ruhig tanzen», die Chance ließ ich nicht ungenutzt.

In der Wohnung machte ich es mir bequem, fand noch ein zweites Pornoheft. Natürlich erregten mich die Fotos. Ich begann zu onanieren, ganz versunken in die Betrachtung von großen Schwänzen in feuchten Mösen.

Plötzlich öffnete sich die Tür des Zimmers, Brike steckte den Kopf hinein, ich versuchte mich zu tarnen, der Kopf verschwand. Ich richtete meine Kleidung in Sekunden, meine Ohren brannten, «ertappt», mein Gesicht mußte knallrot angelaufen sein.

Ich versuchte, die Situation zu retten, «vielleicht hat Brike gar nichts gesehen», stand auf, die drei saßen in der Küche und bedienten sich aus dem Kühlschrank.

«Wir sind auch nicht reingekommen, weil Brike Turnschuhe anhatte. Hast du Lust was zu essen?» fragte Maj.

Später hörten wir Platten. Brike und Maj mochten besonders die Rolling Stones. Jedesmal wenn sie «I can't get no satisfaction» auflegten, brachen sie in Gelächter aus. Jens verstand den Witz nicht, aber ich bekam jedesmal von neuem einen roten Kopf.

Am Ende der Reise nahm ich meinen ganzen Mut zusammen. Sagte, daß ich mal alleine spazierengehen wolle. In der Nähe des Hafens gab es zwei kleine Sex-Shops. Zuerst lungerte ich eine Weile vor den Läden herum, sah nach Leuten, die desinteressiert in die Geschäfte gingen und mit demselben gelassenen Gesichtsausdruck, neutrale Tüten unter dem Arm, wieder herauskamen.

Endlich ging ich in den ersten Sex-Shop meines Lebens. Die ältere Dame, «Dag», musterte mich freundlich über ihren Brillenrand, ließ sich aber nicht beim Stricken stören.

So viele bunte Bilder, mehrere Regale mit Pornomagazinen und Heftchen. Ich sah nach den Preisen. Drei von den billigsten Bilderheftchen konnte ich mir leisten. «Willst du kaufen oder gucken?» ich zuckte zusammen. Mehr oder weniger zufällig traf ich meine Auswahl. Drei Heftchen, 20 Kronen. Ich zahlte mit klopfendem Herzen und heißen Wangen. Ich tat etwas Verbotenes, etwas, was in Deutschland unmöglich war. Etwas, wofür die deutschen Touristen nach Dänemark fuhren. Etwas Unmoralisches, etwas, das ich beichten mußte.

Ich versteckte die Hefte unter meinem Hemd, begierig darauf, sie endlich in Ruhe betrachten zu können. Aber mitten in der Stadt ging es nicht, und in der Jugendherberge war es sowieso unmöglich. «Bis zum Abend warten.»

Jens wollte sich mit Jytte treffen, ich hatte also Zeit genug für mich und meine Hefte. Aber einen geeigneten Ort wußte ich immer noch nicht. Dunkle Parks gab es hier keine. Da fiel mir die öffentliche Bahnhofstoilette ein.

Ich betrat den Bahnhof, die Toilette war ein grauer Betonbau am Ende des ersten Bahnsteiges. «Herrer». Draußen war es schon dunkel, in den Toilettenräumen brannte Licht, ich war der einzige Kunde.

Ich schloß mich ein, hier war das Licht schlechter. Aber ich konnte die bunten Bilder erkennen, sah die Abbilder einer wilden Sexualität, die ich nicht kannte und – die ich mir wünschte.

Ich hörte eine Tür klappen, aber diesmal ließ ich mich nicht stören. Drei Hefte waren viel zu viel, eines hätte ausgereicht, auf meinen Knien war nicht mehr Platz. Nachdem ich meinen Schwanz mit dem harten Klopapier der öffentlichen Bedürfnisanstalten saubergewischt hatte, fühlte ich mich müde, erschöpft. Jetzt hätte ich gerne geschlafen.

Ich schloß die Tür auf. Im Vorraum war immer noch niemand. Die Hefte hatte ich wieder unter dem Hemd verborgen. Ich wollte die Eingangstür aufdrücken, aber es ging nicht. Ich zog, keine Bewegung. Jemand mußte die Tür abgeschlossen haben.

Bis auf ein Fenster direkt über der Tür gab es keinen anderen Ausgang. Ich kam mir vor wie ein erotischer Abenteurer, einer, der sich seinen Weg bahnen muß, von seiner Geliebten kommend, befriedigt, aber immer noch stark. Ich stützte mich an der Seitenwand ab und kletterte auf die Türklinke. Das Fenster ließ sich öffnen, hochklappen. Ich zog mich hinauf, das Fenster mit dem Kopf offen haltend. Keine Aufregung, ganz gelassen. Das Fenster war sehr niedrig, aber ich konnte mich hindurchzwängen.

Als ich mich in der Nacht mit Jens in der Jugendherberge traf, erzählte ich ihm nichts.

Wieder in Hamburg, die Hefte durch den Zoll geschmuggelt. Aber wer durchsucht schon Radfahrer. Irgendwann an einem elternfreien Nachmittag in der Wohnung. Jens war, wie so oft, bei mir, angeblich um Schularbeiten zu machen. Ich erzählte ihm die dänischen Porno-Episoden.

«Hast du die Hefte noch?»

«Willst du sie sehen, aber du darfst es niemandem erzählen», das erste Mal zugegeben, daß ich Wichsvorlagen benutzte.

Er blätterte die Hefte durch, ich tat so, als wäre ich desinteressiert. Machte etwas anderes. Schließlich sagte ich: «Kannst ja aufs Klo damit gehen ...» Ich fand mich großzügig.

Jens zog ab auf die Toilette. Ich hörte ihn zuschließen. Ich wußte zwar, daß ich nicht der einzige war, der sich einen runterholte, aber ich hatte noch niemandem dabei zugesehen.

Leise trat ich auf den Flur, ging in die Knie und blickte durch den Lüftungsschlitz der Badezimmertür. Zuerst sah ich nur Beine, an denen die heruntergelassene Hose baumelte. Ich beugte mich tiefer, hielt den Atem an, mein Schnaufen sollte mich nicht verraten.

Jens hatte ein Heft in der Hand, mit der anderen rubbelte er seinen Pimmel. «Er macht es tatsächlich», ich grinste, es hatte etwas Erleichterndes, daß auch andere so schweinisch sein konnten wie ich.

Frank Böhmert
Hähnchen: Ein Countdown

Zehn: Harry versucht, sich zurückzuhalten. Aber das ist nicht so einfach. Wenn er die Augen schließt, ist da dieses Kribbeln, diese Wärme. Und wenn er sie öffnet, ist Jenny über ihm und reckt sich und packt seine Schultern. Und ihr Busen, ihr Schnurren, ihre Augen suchen ihn. Also liegt er rasch ermattet da, Jenny im Arm mit der Hand überm Bauchfell, und ihm geht das Zauberwort nicht aus dem Sinn: vorzeitige Ejakulation. Jenny taumelt und juchzt, und irgendwann sagt sie, «du mußt einfach an was anderes denken, dabei». «Hm», sagt Harry, «nö. Weil wenn ich mich nich fallenlasse, is der Orgasmus nich so schön. Hm. Und wenn ich mich fallenlasse, komme ich zu schnell.»

«Dann mußte halt jeden Tag üben, dein Pingel kann das, da is noch viel drin.» «Na mal gucken», sagt Harry, «bloß ohne dich macht das keinen Spaß, davon hatte ich früher genug.» «Dann üben wir eben immer zusammen!» Und sie schmusen und rauchen, und er liest ihr aus Tausendundeiner Nacht vor, bis sie einschläft.

Neun: Harry liebt seine Jenny. Und er würde sie nie betrügen. Jedenfalls nicht, solange sie sich so lieben wie jetzt. Das hat er ihr gesagt, und das glaubt er auch. Heute ist sie unterwegs, und auf dem Bett liegt die Heidi, zwanzig Jahre, Bankangestellte. Kam auf ihrem Motorrad vorbei, um ihm ihren runden Hintern entgegenzustrecken, den goldblonden Flaum, die verliebten Augen. Harry streichelt und küßt ihn, seinen Pfirsich des Paradieses, und als er kommt, ist er weit entfernt von seinem Schwanz. Säubert ihn mit den griffbereiten Kleenex und legt den «Playboy» auf den Nachttisch zurück. Bläh. Wenn er für Jenny kommt, ist da keine Entfernung, kein Müdesein. Dann paßt alles zusammen und löst sich auf. Nie wieder onanier ich so, denkt Harry, das macht keinen Spaß mehr. Aber das Rauchen macht ihm auch keinen Spaß.

Acht: endlich wird Harry verführt! Seine Zeit der Unschuld ist vorbei: stundenlang sind sie durch den Wald gelaufen, Jenny hat ihm ihre Lebens- und Liebesgeschichte erzählt und er hat «hm» und «jaja» dazu gemacht. Was sollte er auch mehr sagen, mit all den ereignislosen Jahren weiter unten? Jetzt aber sitzen sie auf Jennys Bett, das Zimmer ist klein und warm, und sie liest ihm eine Geschichte vor. Von einem kleinen Jungen, der sein Dienstmädchen verführt. Oder umgekehrt. Harry weiß das nicht so genau, denn Jenny lehnt sich an ihn, und *sie* soll ihn doch verführen, was interessiert ihn da dieses blöde Taschenbuch. Er kann ihr ja schlecht das Ding aus der Hand nehmen und sagen; «Mädchen! Hab noch nie mit 'ner Frau geschlafen, aber laß uns jetzt mal einfach damit anfangen. Kann zwar sein, daß ich keinen hoch-krieg, aber das müssen wir riskieren.» Nee, denkt Harry, ich bin doch nich James Stewart. Also bleibt er cool, und Jenny liest weiter. Der kleine Junge hat jetzt das Dienstmädchen dazu gekriegt, die Röcke zu lupfen, und als er an ihr spielt, wird sie ganz feucht. Harry setzt sich anders hin und meint, «der Stil, also der Stil is ja echt schön. Gut erzählt».

Sieben: Harry sitzt in einem Raum voller Punks. Das hat er in der letzten Zeit öfters gemacht. Zerrissene Klamotten, Bier und Kif, alles ist gut. Harry sitzt an einem Tisch, zusammen mit dieser Jenny. Die hat er gerade baß erstaunt mit seiner Bemerkung, er sei asexuell. Jenny denkt an das große Bett in seinem Zimmer und glaubt ihm nicht. Aber ihm genügt es, daß er daran glaubt. Wo sind sie denn, die Heftchen und Magazine, die feuchten Träume und die Säfte? Na also. Statt dessen ist alles Musik und Rausch und miese Jobberei, in die er sich verbeißen kann, um zwischendurch zu schlafen. Allein, versteht sich.

Sechs: die schöne, düstere Martina. Sitzt am Schreibtisch, sucht irgendwelche Adressen. Harry hockt neben ihr, sieht ihre schwellenden Brustwarzen unterm Pullover. Sie wartet. Er bräuchte jetzt nur ihren Arm streicheln, und sie würde ihm entgegensinken, würde ihn an sich reißen und hinüber zum Bett und die Kleider vom Leib und ihre langen Haare überall und die Schenkel und klammern und au weia, denkt Harry, nee nee. Wahrscheinlich würde sie sich meinen krummen, überhaupt nicht steil aufragenden Schwanz angucken und grinsen oder zur Weinflasche greifen oder beides. Das ist zuviel. Martina hat jetzt ihre Adressen sortiert und findet ein Buch, das er unbedingt mal lesen muß. Harry nimmt es. Wahrscheinlich wieder jede dritte Seite 'ne Bettszene und dazwischen frivoles Geplänkel. Er kennt die doch, die

will ficken, nur ficken. Aber nicht mit ihm, mit ihm nicht! Ärgerlich
bloß, daß er in sie verliebt ist.

Fünf: was für ein Sommer! Harry läuft mit seinen beiden Freunden
durch Soho, die Sonne perlt über ihre bunten Klamotten, und Harrys
abgesägtes Haar ist ganz verkruschelt vom einwöchigen Übernachten
in Parks. Ein Tag in Soho, das ist billiges Essen besorgen im chinesischen Supermarkt, das ist lachendes Runterwürgen des Notoginseng-
Saftes, der vertrockneten Asien-Cola, die man trotzdem immer wieder
kauft. Ein Tag in Soho, das ist irgendwann entspannte Langeweile
zwischen eilenden Indern, Chinesen und Touristen. Dann sitzt man im
Rinnstein und beschließt, sich einen Pornofilm reinzutun. Das hat man
noch nie getan, höchstens mal zu Hause so'n bißchen auf Video, also
los! Die Archer Bar sieht schön zwielichtig aus und verspricht zudem
barbusige Bedienung. Man zahlt zwei Pfund pro Schwanz, setzt sich in
einem rot-schwarzen, gähnend leeren Raum auf ein Ledersofa, und
irgendwann kommt einer und schaltet einen Projektor ein. Auf der
Leinwand erscheinen zwei ineinander verstrickte Engländerinnen im
blassen Wiener-Wald-Color: schweinchenrosa. Man schaut sich das
an. Der Projektor rattert, und jetzt hat die eine einen Finger drin. Zwei
Bedienungen kommen herangeschlängelt, ob die Herren ein wenig
amusement möchten. Man schaut sich um, fragt nach den Pornofilmen. O no, dies sei ein *Club,* erfährt man, da bräuchte man keine *Filme!*
Man verläßt die Szene. Harry trauert der einen Frau nach. Die hat
schöne Brüste gehabt, aber von wegen topless, die Warzen haben sich
gerade so ein bißchen durch das Netzhemd gedrückt!

Vier: Harry hat Schulschluß. Läuft diese kleine Straße hinab, die
Tasche mit den neuen Science-fiction-Büchern unterm Arm und zufrieden. Der Gehweg gleitet unter seinen Schuhen hindurch, Hunde-
kacke, Eispapier, Unkraut zwischen bleichen Steinen und plötzlich
diese Beine. Harry schaut auf und schluckt. Ein *magischer* Hintern!
Zum Greifen nahe das Rotieren der drallen Jeans, die schlingernden
Nähte, das vollkommene Winken. Junge-Junge. Zum Glück pflegt er
immer eine Hand in der Tasche zu haben, so kann er jetzt unauffällig
seine Unterhose ordnen. Er läuft dem Hintern nach, nimmt die Hand
rasch aus der Tasche. Mann, wenn das noch 'ne Minute so weitergeht,
sieht's ganz schön peinlich aus, denkt er und versucht, sich so zu bewegen, daß nicht ständig seine Eichel gedrückt wird. Unmöglich, denkt

er, ich kann mich nich auf meinen Gang konzentrieren mit diesem Ding vor der Nase, das funktioniert nie! Also geht er schneller, schaut beim Überholen auf das Gesicht der Frau, aber die kuckt gerade zu einer Reklametafel. Nach ein, zwei Minuten ist alles wieder in Ordnung.

Drei: Harry hat keine Lust mehr. Zu Hause liest er seine Science-fiction-Bücher, und unterwegs denkt er an sie, träumt von Planeten in ewiger Nacht, von verlassenen Städten, die aus phosphorartigem Gestein errichtet wurden und nun langsam ausglühen, hin zu ewiger Finsternis. Das ist tragisch und schön. Und wenn ein Päarchen der Zukunft mal irgendwelchen Urtrieben folgt, was selten genug der Fall ist, dann findet Harry das langweilig.

Zwei: ist ja auch frustrierend! Dieser ewige Ärger mit den Frauen: da ist einfach keine, die sich mal gnädig dazu herablassen will, ihm bittschön seine Unschuld zu nehmen. Keine. Die Sabrina nicht, mit ihrem durchsichtigen Sommerkleid und den original Mickey Mouse-Heften, und die Marion auch nicht, dabei weiß er, daß die in ihn verliebt ist. Und seine Frauen zu Hause sind auch nicht mehr so toll. Er hat angefangen, ihnen Punkte zu geben für Figur, Busen, Schamhaar und Gesicht, und genau so oft fährt dann die Hand auf und ab für sie. Aber die nötige Punktzahl wird immer größer. Einmal hat er sich eins von diesen Heftchen gekauft, und da ist ihm einer abgegangen! Aber dann hat er sich nachher geschämt, weil die Sachen so eklig waren, und später hat er's noch mal probiert, und es war wieder nix. Nee nee, er wird das jetzt einfach alles sein lassen, mit den Frauen. Wenn ihn eine haben will, bitte, aber er kümmert sich nicht darum. Harry hält sie durch, seine Enthaltsamkeit, und mit der Zeit werden seine feuchten Träume sehr amüsant und seine Büchersammlung sehr groß.

Eins: Mann, wie er da geguckt hat! Als plötzlich dies weiße Zeug über seinen Handrücken lief. Er hatte wie so oft an seinem Puller gespielt, und diesmal zog sich alles kribbelnd zusammen und der Samen kam da raus! Zuerst hat ihm das überhaupt nicht gefallen, wegen der blöden Flecke, aber dann entwickelte er ein System. Und das geht so: Harry ist allein zu Hause, schnappt sich was zum Angucken und geht aufs Klo. Da gibt's keine Flecken, da spült er's einfach weg. Bei jeder Frau, die ihm gefällt, macht er halt und onaniert ein bißchen für sie.

Am liebsten mag er den Quelle-Katalog oder so Schmuddelzeitschriften wie die «Neue Revue». Aber eigentlich lieber den Katalog. Da schauen die Frauen immer so lieb aus.

Null: Harry ist sauer. Da hat er der Andrea die Heirat versprochen und jeden Nachmittag mit ihr ihren kleinen Bruder vom Hort abgeholt, als wär's sein eigener Sohn, und jetzt, jetzt schließt diese blöde Kuh die Tür ab, wo er doch nach Hause muß. Sie sitzt auf ihrem Bett und redet von Dornröschen, das ist ihr Lieblingsmärchen, und er soll doch mal raten, was der Prinz mit Dornröschen gemacht hat, nach dem Wachküssen, von wegen rosige Wangen und so. Aber Harry will nicht raten, er will den Wohnungsschlüssel. Den hat sie in ihr Kleid rutschen lassen. Kaum hat er ihn aus ihrem Höschen gefischt, da ist er auch schon draußen. Blöde Kuh, soll sie doch den Oliver nehmen! Harry ist ernsthaft sauer. Er springt die Treppen hinunter. Das ist genauso blöd wie auf dem Schulhof neulich. Da haben sie diese Bilder rumgezeigt, wo ein Mann einer Frau mit drei Fingern in der Muschi gewühlt hat, und wo eine Frau einen Puller im Mund hatte. Der war ganz groß, und sie sah so aus, als ob sie gleich erstickt, und da lief auch schon überall Gesabber runter. Und die Haut von denen hat ganz eklig ausgesehen, wie das tote Fleisch im Laden, wo Mutti arbeitet. Und jetzt die blöde Andrea! Mann! Er rennt über den Hof, und er rennt die Stufen hinauf, und als ihm die Tür aufgemacht wird, ist er ganz außer Atem.

Anke
«... etwas Ausgefallenes muß es sein»

Wie war das noch gleich? Zehn Jahre ist es jetzt her. Doch die Gedanken verbinden die Vergangenheit mit der Gegenwart. Das nennt sich dann Erinnerung oder Anekdote, schlicht ein Erlebnis oder eine Geschichte.
Peter hatte Streit mit seinem Kompag-non und ich hatte Streit mit sei-

nem Kompagnon, der mit mir das Bett und den Küchentisch teilte. Wir wollten ihm einen Denkzettel verpassen, so nach dem Motto: wir können uns auch ohne dich amüsieren. Es fiel uns nichts Besseres ein, als uns gemeinsam eine Nacht um die Ohren zu schlagen. Wir wollten in dieser Nacht etwas ganz Ausgefallenes anstellen. Nur was war ausgefallen genug und würde Michael zu denken geben?

«Ich geh mit dir in einen Pornofilm, das wird Michael auf die Palme steigen lassen. Da kann er sich genug zusammenfantasieren: warum, weshalb, weswegen – gerade wir beide usw. ...» schlug Peter vor. «Aber ja, das ist es, da bin ich neugierig. Hast du schon mal – warst du schon mal?» «Nein, doch wird es ihn bestimmt ärgern, spießig wie er ist», grinste Peter.

Gesagt, getan. Es war ein Freitag und es regnete in Strömen, egal. In Öljacke und Gummistiefel gehüllt standen wir fröstelnd am Eingang des Pam-Kinos auf der Reeperbahn. Unser verlegenes Lachen begleitete den Kauf der Eintrittskarten. Ein fetter Mann schob uns grinsend in den Vorführraum. «Wenn Sie sich mit ihrer kleinen Freundin dort hinten hinsetzen, sind Sie ganz ungestört», raunte er anzüglich. Leicht irritiert stolperten wir durch das flirrende Dämmerlicht. Kino nonstop. Für Minuten konnte ich keinen klaren Gedanken fassen. Das erste, was ich wieder wahrnahm: schwarzweiß. Da läuft ein Schwarzweiß-Streifen, wieso nicht in Farbe? Nackte Leiber bewegten sich über die Leinwand. Der nächste Gedanke: Schlechte Bildqualität. Ein verstohlener Blick durch den Saal zeigte, daß sich, außer Peter und mir, nur ein paar Männer in ihre Stühle drückten. Alter unbestimmt. Nach einem kurzen Blick auf Peter starrte ich auf die Leinwand. Fleisch, viel Fleisch ineinandergeschlungen, keine Story, keine Spannung, nur Getümmel zwischen Bettlaken.

«Findest du das aufregend?» flüsterte ich. «Nein, langweilig», kam es leise aus Peters Richtung. Zehn Minuten Schweigen. Nach dem ersten Film folgte eine kurze Pause. Das spärliche Licht gab nur verschwommen die Gesichter der Zuschauer preis. Alle wandten sich dem fetten Mann zu, der Getränke anbot. «Zwei Coca, bitte», stotterte ich. Wir bezahlten einen unverschämten Preis und saugten hastig am Strohhalm. Der nächste Film flimmerte über die Leinwand. Die Szenerie hüllte sich in rosarote Schleier. Eine üppige Blondine verführte einen Jüngling auf seidenen Kissen. Farbe! Jetzt kam die Farbe, aber keine Sensationen, keine Neuigkeiten. Wir fingen an zu kichern. Mit schwachen Witzen kommentierten wir die Turnübungen, die alles andere als erotisch waren. Lächerlich oder ein trauriges Schauspiel? Mir langte es jedenfalls. «Komm laß uns hier rausgehen, das ist ja nur noch doof», sagte Peter und stand auf. «Einverstanden», seufzte ich erleichtert.

Nachdem wir fast fluchtartig das Foyer verlassen hatten, standen wir noch immer kichernd und ein wenig betreten auf der Straße. Der Regen fiel jetzt wie ein dünner Vorhang auf unsere Kapuzen. Die Nacht schmeckte schal nach diesem «Abenteuer». Enttäuschung malte sich auf unseren Gesichtern. Was hatten wir eigentlich erwartet? Wir wußten es selbst nicht. «Komm Peter, wir gehen zum Chinesen, ein gutes Essen bringt uns wieder in Stimmung», rief ich schon fast fröhlich. «Ja, du hast recht, das ist jetzt genau richtig, aber bitte heute kein Fleisch mehr, davon habe ich genug», scherzte Peter. Der Abend war gerettet, die Nacht verkürzt.

Michael ärgerte sich ausgiebig und gab sich eine Woche lang der Rolle des Gekränkten hin. Nur blieb für Peter und mich lange die Frage offen, ob wirklich alle Pornofilme so schlecht inszeniert werden wie die zwei im Pam-Kino.

Anja Tuckermann
«Das habt ihr bestimmt noch nie gesehen!»

Katrin hat auf das Mädchen gezeigt. Ja, das war die, die hier in der Straße wohnt, die mit der Mutter mit dem Blumenladen und dem kläffenden weißen Spitz. Das war die, die in meine neue Klasse geht. Sie sitzt in der zweiten Reihe von vorn, und ich seh immer, wie sie quatscht. Katrin hat irgendwann mal gesagt: «Regina, wenn man neu ist, muß man sich eine Freundin suchen, sonst kriegt man nie eine.» Stimmt, habe ich gedacht, und vielleicht können wir uns mit der anfreunden, wenn sie doch gleich hier wohnt, habe ich gedacht. Dann hat sie gemerkt, daß wir über sie reden und ist gleich zu uns rübergekommen, als gehört ihr die Straße.

«Bist du die Neue aus unserer Klasse?»

«Ja, ich bin die, und das ist meine Schwester. Sie heißt Katrin.»
«Ich wohne hier in dem Haus, und du?» habe ich dann noch gefragt.
Gleich bei ihrem Blumenladen, in dem Haus wohnten sie. Als sie gefragt hat, magst du unseren Hund, da wollte ich nicht lügen, und Katrin hat auch gesagt, daß sie überhaupt keine Hunde mag und den
schon gar nicht. Der bellt nämlich immer. Dann hat sie uns gefragt, ob
wir spielen wollen. «Ja gerne», habe ich gesagt, und Katrin durfte auch
mitkommen. Gisela, so hieß sie, wollte zu sich hoch gehen. Sie meinte,
wir dürfen das. Aber wir mußten uns reinschleichen. Und als ihre
Mutter im Blumenladen uns gerade nicht sehen konnte, weil sie einen
Strauß weißer Nelken in verknittertes Papier eingewickelt hat, und als
der Köter uns gerade nicht riechen konnte, weil er mit dem Mann beschäftigt war, der die weißen Nelken kaufen wollte, da sind wir schnell
ins Haus gehuscht. So richtig huschen konnten wir nicht, weil die Tür
so schwer aufging. Man mußte sich mit den Füßen abstützen, gleichzeitig die Klinke runterdrücken und mit dem Rücken gegen das Holz
drücken. Unsere Tür ist auch so. Nicht mal Katrin kriegt sie einfach so
von vorne auf. Im Treppenhaus war es dunkel, besonders, weil es
draußen so hell war, die Sonne hat nämlich geschienen. Außerdem war
es kalt, ich hab gefroren auf einmal, heute morgen hab ich mein neues
rückenfreies T-Shirt angezogen, weil Katrin ihres nicht anhatte. Gisela
wollte uns was zeigen, «das habt ihr bestimmt noch nie gesehen», hat
sie gesagt, als sie den Schlüssel, der an einer grauen Strippe um ihren
Hals hing, in das Schloß steckte. Es war so eine Schnur, die am Hals
sehr unangenehm kratzt, besonders wenn mehr als ein Schlüssel dran-
hängt. In der Wohnung war es noch dunkler als im Treppenhaus. Da
waren wenigstens auf jedem Stockwerk Fenster, aber in dem Zimmer
ist nur eins am Ende gewesen, so in die Ecke gequetscht. Es hat sich fast
nicht getraut, das Licht ins Zimmer zu lassen. «In die anderen Zimmer
dürft ihr nicht, das würde meine Mutter merken», hat Gisela gesagt,
und daß wir jetzt genau hingucken sollen, was sie tun wird. Ich hab
mich ja gewundert, als sie ihre Hose ausgezogen hat. Katrin hat auch so
komisch geguckt. Wir sollen genau hingucken, was sie macht, meint
Gisela, das können wir bestimmt nicht. Es war so ein Gefühl, als
würde ich im Kino sitzen, und die machen da etwas, was ich erst gar
nicht kapiere, weil ich es noch nie gesehen habe. Bloß da merkt keiner,
daß ich nicht weiß, was los ist, weil es da zu dunkel ist. Gisela war jetzt
nackend. «Gib mir mal den Kugelschreiber da vom Tisch», Katrin hat
ihn ihr rübergegeben. Wir sollten näher rankommen und uns auf den

Boden setzen. Gisela stellte ein Bein auf den Stuhl und mit einer Hand hat sie da rumgefummelt und mit der anderen hat sie dann den Kugelschreiber in das Loch gesteckt. «Stimmt's, das habt ihr noch nie gesehen.» «Nee, noch nie. Aber ist der Kugelschreiber nicht dreckig?» «Ach, da macht nichts, soll ich euch noch was zeigen, ich kann auch andere Sachen da reinstecken.»

Ich wollte es nicht und Katrin glaube ich auch nicht. Gisela wollte wissen, ob wir das auch können, aber ich wußte nicht mal so genau, daß da so ein Loch ist, außer das, woraus man pinkelt. Aber Gisela wußte es alles. Dann habe ich nichts mehr gesagt, ich hab nur gedacht, der Kugelschreiber war so dreckig, voller Farbe, das kommt doch alles da rein. Als sie gemerkt hat, daß wir ihr glauben, hat sie sich wieder angezogen. Dann sind wir rausgegangen, die Treppe runtergerannt. Wir mußten uns wieder rausschleichen, und Katrin hat sie gefragt, ob sie mit auf unseren Hof kommt. Da ist nämlich eine Teppichstange. Also sind wir schnell in unser Haus gerannt, bevor ihre Mutter sie sehen konnte. Dann haben wir noch mehr gespielt bei uns auf dem Hof und es sind noch andere runtergekommen.

Frank Keil

1. Das erste Mal im Porno-Kino

Ich lege mein Geld hin, sage: Nummer drei, und die Kassiererin gibt mir mit dem Wechselgeld ein in neutralweiß gepacktes Pornoheft; mit Tesafilm zugeklebt! Der Film heißt: «Jeder Wunsch wird erfüllt.» Die Handlung: Drei Männer, von ihren Ehefrauen gelangweilt, geben eine Anzeige auf, mit entsprechend deutlichen Ankündigungen, auf die sich drei Frauen melden, um ein gemeinsames Wochenende zu verbringen. Der eine Mann hat ein herrschaftliches Haus, sie treffen sich alle dort, und dann kommt zuerst der eine Mann dazu, wie sich die eine Frau unter der Dusche selbst befriedigt, da holt er seinen Schwanz raus, und dann leckt sie den, und dann er sie und umgekehrt, und dann vögeln sie zusammen, und als er sagt, ‹es

kommt ihm›, da wird der Film dunkler und undeutlich. Währenddessen machen's die beiden anderen Frauen miteinander, und der eine Mann hört durch die angrenzende Wand ihrem Stöhnen zu und dann onaniert er dabei, und dann kommt die andere Frau, die von eben, vorbei, und dann leckt sie seinen Schwanz, während der eine Mann zu den Frauen kommt und gleich seine Hose auszieht, und dann machen sie es zu dritt, er vögelt die eine von hinten, während die der anderen Frau die Möse leckt. Und dann treffen sich abends alle sechs und gukken sich einen Pornofilm an, und dann sind auch schon die Schwänze aus den Hosen in Mündern und Mösen, mal zu zweit, mal zu dritt, und dann ist der nächste Tag, und sie sitzen am Swimmingpool, und dann zieht die eine auch schon ihren Badeanzug aus, und dann vögelt der eine die nächste schon wieder, und dann machen sie es wieder paarweise, und es ist abends, und sie machen voneinander Fotos, wie er seinen Schwanz in ihre Möse steckt, während sie einen anderen Schwanz leckt. Und zwischendurch befriedigen sich die Frauen untereinander, lecken ihre Mösen und schieben sich gegenseitig Gummipenisse rein, und jede stöhnt, soviel sie kann, und immer so weiter, und die Männer kneten manchmal die Brüste durch, als ob sie Brötchen backen oder Knödel machen, und die Frauen küssen sich, und dann ist sogar einmal zu sehen, wie einem Mann der Samen rausspritzt. Und dann ... Und dann ... Und dann geh ich, so kurz vor Schluß, während die auf der Leinwand noch den Abschiedsfick inszenieren.
Draußen ist das Leben so normal wie immer.

2. Besuch und Rationalisierung

Weder ist der Fußboden mit Papiertaschentüchern übersät, noch gibt es im Laufe des Films auffällige Bewegungen oder Geräusche, die den Blick von der Leinwand lösen könnten hin zu den Mitmännern, die im Zuschauerraum weit verstreut sitzen. Man sitzt nicht nebeneinander, und wenn doch einer hereinkommt, und sich in diesem Moment vor aller Augen entblößt (ich geh in einen Pornofilm! Was denkt ihr nun

ich bin mir heute nicht mehr so sicher:

mir fällt auf:

oder denke nur ich mir etwas?

Ironie distanziert auf ange-

von mir?), sich hilflos die Hände reibt, und sich dann direkt (!) neben einen setzt, so steht der Erstsitzer nach einer Anstandspause auf, muß aufstehen, und verläßt den Raum, kauft sich Zigaretten oder Bier, und kommt zurück, um sich entschlossen woanders hinzusetzen, dort wo noch alles frei ist. Niemand sagt ein Wort, bewegt sich oder dreht sich um, jeder ist so still für sich, als sei er ehrlich überzeugt, daß er gar nicht da sei. Die Stille ist perfekt, bis endlich! zum Glück! das Licht ausgeht. Ich überprüfe meine Vorurteile: Nein, es sind keineswegs nur ältere Männer da, oder die ganz offensichtlichen «Macker», oder die ganz verklemmten, nein, es sind erst mal ganz normale Männer. Merke dabei an mir den schutzsuchenden Griff nach Schubladen und festen Kategorien, weg von mir: das sind doch jene Männer, deren Verhalten ich längst durchschaut und verurteilt habe! Merke zugleich, daß diese Mischung aus Peinlichkeit, Weggucken, Unsicherheit zu der Atmosphäre des Pornofilms gehört, sie so reizvoll macht. Diese geheime Zusammenkunft von Männern, das hastigheimliche Betreten dunkler oder roterleuchteter Räume, jeder Mann genießt die eigene Scham, so wie er sie selbst weitergibt, damit der andere Mann sich auch schämt und das genießt. Etwas Ewig-jungenhaftes, etwas von Wagemut, von Imponieren, und Groß-Sein-Wollen, und die Angst davor, entdeckt zu werden, und der kurze wundersame Moment der Entdek-

nehme Weise, läßt mir einen Spielraum offen, ist nicht erdrückend moralisch.

ich hab da meine Vorstellungen, wie die aussehen;

kung, wenn sich alles entlädt, oder besser: wenn sich alles entladen könnte.

Niemand sagt etwas, kein Kommentar fällt, kein lockerer Spruch, (so untypisch für Männer), daß sich jeder still davonmacht, steht nur im scheinbaren Widerspruch zum fortlaufenden Gestöhne auf der Leinwand. Sex, das ist der Sex der anderen, das sind Wünsche, die man heimlich hütet, Träume, die längst aufgegeben sind, und darüber schweigt man sich aus! Der Film wird für eine Stunde der Spiegel eigener Wünsche, nimmt einem alles ab, die Enttäuschungen, die Anstrengungen, läßt jeden sozialen Kontext verschwinden, die täglichen Zerwürfnisse, die Arbeit, Kinder aufziehen, Geldsorgen, zeigt nur, um was es scheinbar im Leben wirklich geht. Lehn dich zurück, laß die anderen es machen, du hast schließlich dafür bezahlt. Nur, und dem kann sich niemand entziehen, es bleibt ein Film, weder sonderlich realistisch in der Darstellung, noch nimmt man den Darstellern die gezeigte Geilheit ab. Was man sich glauben machen will, wird nicht eintreten, und so steigert es sich zum Gipfel der ungewollten Selbstironie, wenn sich die Paare im Film einen Film angucken, daraus für den Zuschauer eine Orgie entfesseln, und im dunklen Zuschauerraum die Männer steif in den Kinosesseln verharren, ihre eingezwängten Schwänze spüren, an der Bierdose nippeln und schweigen, während das Stöhnen sich langsam steigert. Was gäbe es auch dazu zu sagen.

wie bedenkenlos ich generalisiere; es war mein erster Besuch, ich kann darüber schreiben, als wenn ich Dutzende Filme kenne!

woher ich weiß, daß es den Darstellern keinen Spaß macht? Ich bin sicher, daß ich das so genau und sicher sehen kann? (ich hab das natürlich vorher gelesen / erzählt bekommen); und wie schön für mich, wenn ich wirklich erkennen könnte, das sich Pornos auf diese Weise entlarven; ich möchte, daß ich es so sehe;

95

Ich gehöre zu den verunsicherten Männern, die, wenn sie verruchte Viertel oder Straßenzüge durchqueren müssen, vor den dort auffällig postierten Frauen schamvoll den Kopf senken. Es muß eine Art schlechtes Gewissen sein, nur wovon?, oder eine unergründliche Furcht vor Etwas! angeregt zu werden, von dem man kaum wieder loskommt, hat es erst einmal zugepackt, nur was ist das? Eine Mischung aus vermuteter Lustseuche, der allgegenwärtigen Heimlichkeit, dem Wissen, was Frauen angetan wird und wurde, und dem, was Väter meinen, wenn sie zu ihren Töchtern sagen: HÜTET EUCH VOR MÄNNERN! Und dann die Angst, all das bei sich zu entdecken: O Gott, vielleicht bin ich ja auch so ein Schwein!

Wenn ich das Kino verlasse und danach keine Lust verspüre, mir einen runterzuholen, in den nächsten Tagen aber bemerke, daß sich die Bilder in meiner Fantasie festgesetzt haben, ohne daß diese meine Lust erwecken, dann heißt das: die Bilder sind banale Abbilder einer Sexualität, die ich mir selber viel schöner fantasieren kann. Die Bilder überleben nur, weil sie sich auf meine Fantasie stülpen: Ich behalte aber die Oberhand, und das war angenehm bei meinem Besuch: zu merken, daß ich Zärtlichkeiten und Berührungen so vermisse, daß das Gesehene nur Langeweile auslöste. Das mir eine direktere Sexualität oft fehlt, und zwar schon von mir ausgehend, wußte ich und merkte nun, daß der Film an durchaus möglich: ich will mir nach dem Film keinen runterholen, weil ich mir keinen runterholen will, oder: ich bin reingegangen und wollte die Oberhand behalten, oder: was ich nicht fühlen will, das fühl ich nicht, oder: ich glaube nicht länger, daß der Körper / die Gefühle unmanipulierbar, direkt, nicht gesteuert, immer die Wahrheit sagen.

ist schlicht gelogen; war mittlerweile das zweite Mal im Kino.

diesen Mangel anzuknüpfen versucht. Nur ist das eine auffällige Form von Betrug.

Hab ich mich doch dreimal umgedreht, bevor ich zur Kasse ging; wer hätte mich erkennen können, und wenn schon? Und als ich rausgeh dreh ich mich wieder um. Soll mich ruhig jemand ansprechen, ich könnte ihm oder ihr erzählen, wie banal und einfältig das inszenierte Obszöne ist («aus Gründen des Jugendschutzes können wir leider keine Werbung aushängen»), daß meine Angst davor sich im gleichen Maße auflösen läßt, wie ich ihr nachgehe ... soll doch jeder reingehen, und wie angenehm ernüchtert ich dort mittendrin wurde.

obwohl es trotzdem funktioniert;

ich bin schon ein toller Held!

das Obszöne ist natürlich nicht banal und einfältig, sondern macht mir angst, hält mich angespannt, löst sich eben nicht auf; nicht zu verwechseln mit: das sich mein Obszönes, gesteh ich es mir ein, beguck und befühl es, für mich seinen ersten Schrecken verliert; ich schiebe Grenzen vor mir her;

was damit machen, daß eine theoretische und sachliche Analyse auch dann richtig und berechtigt ist, wenn sie gegen Gefühle bei mir spricht? Ich weiß, daß hier Sexualität ausgebeutet wird, es macht mich trotzdem an, ich weiß, daß hier Sexualität ausgebeutet wird, es macht mich trotzdem an, ich weiß, daß ...;

manchmal bleibt einfach die Angst, umzukippen auf die Seite der Schweinemänner;

3. Zum Beispiel: ein Foto

Das Foto macht mich an, ich find's geil, ich werde beim Betrachten, beim Vorstellen erregt. Ich merk an mir: zuallererst hab ich Probleme mit meinem eigenen Samen. Ich kann ihn selbst nicht frei rumspritzen. Beim Onanieren beispielsweise. Statt dessen: Taschentücher, Handtuch, Wasser und Seife, schnell wegwischen. Allein schon: befleckte Matratze!! Da ich selbst mein Sperma auf «irgendeine» Weise eklig finde, mag ich es keiner Frau zumuten. Das liegt nicht an der Frau,

Foto:
Ein Mann onaniert und spritzt zwischen die Brüste einer sich geil gebenden Frau ab

sondern eindeutig an mir. (Ich schiebe die Frage, woher das kommt, beiseite.)

Das Foto zeigt mir: wie schön ich es fände, mit meinem Sperma so rumzuspritzen, in gewissem Sinne öffentlich. Und daß *es* angenommen wird, denn: ich habe Angst, daß mein Sperma irgendwie häßlich, eklig, unangenehm usw. ist. Das Foto hilft mir: meine Lust auf mein Sperma zu entdecken, sagt mir: so möchtest du eigentlich (!) auch mit deinem Saft umgehen, das würde dir Spaß machen, einen Knoten auflösen usw.

Ich habe nicht übersehen: daß auf dem Bild die Frau unten ist, der Mann über ihr, d. h. gar nicht zu sehen ist; was ist also mit seiner Lust, warum wird die nicht gezeigt, nie ist die Lust der Männer zu sehen. Es ist nur ein isoliertes Bild, herausgerissen aus einem Gesamtzusammenhang, einer Pornogeschichte, die ich hier nicht mitliefere, es ist Produkt der Pornoindustrie . . .

Und ich kann das Bild angucken und danach weglegen, und es hat mir etwas klargemacht, und ich stell mir gerade nicht die Frage: darf es das??

Thomas Bonnekamp
Großmutters Keller

Es ist Sommer. Was macht der Junge so lange im Keller? Ist jetzt schon zwei Stunden unten.

Im Keller ist es dunkel. Und feucht. Die Wände grauer Mörtel, manchmal weiß gekalkt. Ein großer Kleiderschrank steht da, mit Spiegel innen. An der anderen Wand ein Küchenschrank mit Glasfenster. Voll alter Einmachgläser, Werkzeug. Eine Dose mit Knöpfen muß auch irgendwo sein. Und der Amboß von Onkel Gerd. Kaffeesatz der Familiengeschichte.

Ich bin vierzehn und probiere alle Kleider aus dem Kleiderschrank. Vor dem Spiegel mit Omas ‹kleinem Schwarzen›. Zurück in die Jeans und ans Licht.

Ich radle zur Leihbücherei. Eine ältere Dame drängelt sich vor. ‹Ich war zuerst dran.› ‹Entschuldigen Sie, Fräulein.› ‹Ich bin kein Fräulein.› ‹Das konnte ich nicht wissen, junge Frau.› Vierzehn Jahr, blondes Haar. Im CVJM-Zeltlager nannten sie mich Susi.

Ich mache lange Spaziergänge entlang den Bahngleisen. Und immer wieder in den Keller. Da steht eine Kleiderpuppe von meiner Großmutter, die war Schneiderin.

Ich zieh die Puppe an, das ist meine Freundin. Meine Mutter liegt im Krankenhaus, vielleicht wird sie sterben.

Meine Freundin ist schön.

Ich stopfe eine Damenstrumpfhose mit Lumpen aus und hänge sie in die Waschküche. Als die Putzfrau in den Keller geht, erschrickt sie sich sehr. Weigert sich seitdem, den Keller zu betreten.

Das ist mein Keller, Großmutters Keller.

Großmutter hat ein elektrisches Massagegerät. Sie läßt es mich ausprobieren und schaut nicht hin, was ich damit mache. Großmutter kann kaum noch laufen. Ich geh mit ihr spazieren, einmal die Straße hinauf und hinab. Großvater ist lange tot.

Den anderen besuche ich sonntags mit meinem Vater, seinem Sohn. Wohnt auf der anderen Seite der Siedlung. Ich darf seinen ‹Stern› lesen. Da sind schöne Frauen drin. Großvater kauft sich Illustrierte. Später kriegt sie der Sohn. Danach kommen sie in den Keller.

In Großmutters Keller gibt es viel zu entdecken. Ob ich mich traue, mich auszuziehen?

Wahrscheinlich kommt keiner. Aber vielleicht eben doch.

Mein Vater ruft durch die geschlossene Badezimmertür: ‹Das ist ganz unanständig, was du da tust.›

Ganz nackt in Großmutters Keller.

Das bin ich und fühlt sich gut an.

Danach in Jeans und T-Shirt fühle ich mich immer noch nackt. Um den ganzen Körper die kühle Kellerluft. Und draußen brennt die Sommersonne.

Meine Freundin ist tot und häßlich und paßt nicht zu mir.

In der Badeanstalt schaue ich heimlich nach den Brüsten der Mädchen.

Dann lerne ich Sabine kennen. Ich schreibe ihr Briefchen. Sie trifft sich mit mir. Aber sie mag nicht küssen. Findet sich noch nicht alt genug dafür.

Es liegen neue Zeitschriften in Großmutters Keller. Oder habe ich sie bloß vorher nicht bemerkt?

In einer Ecke, dünne Heftchen mit schlechtem Papier. Darüber ein Stoß alter Tageszeitungen.

Im Garten habe ich ein Zelt aufgebaut. Da liege ich drin und der Kassettenrecorder spielt ‹Hair›.

Im Park sind die Hippies und predigen freie Liebe. Die meisten haben schon eine Freundin.

Mein Herz schlägt schneller, als ich unter den Zeitungen eines der Heftchen hervorziehe.

Sonderbericht: ‹Die Spiele der jungen Kongomädchen.› Auf dem Titelbild ist eine schwarze Frau mit nackter Brust. Und ich darf sie sehen.

Ich darf sie sehen!

Ganz allein mit ihr im Keller. Mehr. Mehr!

Und aufgeregt blättere ich.

Die Frau ist ganz nackt. Nackt.

Wie schön, schön, zum Heulen schön.

Ich will auch nackt sein für dich.

Sieh her, ich zieh mein T-Shirt aus. Und die Schuhe. Und die Jeans. Auch die Unterhose, jawohl.

Alles ausziehen.

Mein Herz schlägt schnell, und du kriegst meinen Samen.

Und als wenn ich erwache, merke ich, daß ich nackt bin. Wenn bloß niemand kommt. Schnell das Heftchen weggepackt, ganz unten in den Stapel.

Schnell die Sachen an. In der Hose juckt's und klebt's.

Was ich so lange gemacht habe?

Ein Kunstwerk mit der Kleiderpuppe.

Davon kriegt der Sommer draußen einen anderen Geruch.

David Chotjewitz
Erwin

Erwin konnte alle haben. Gut, nicht alle. Aber irre viele. Tausend mindestens. Auf alle Fälle so viele er wollte. Und schlapptittige Alte brauchte er gar nicht zu beachten.

Momentan konnte er zwei haben und mußte sich entscheiden. Beide lagen sie vor ihm, beide hatten sie die Beine schon halb geöffnet – geile Frauen. Die linke war ziemlich groß und fast dünn, mit kleinen, spitzen festen Brüsten, langen blonden Haaren und halb geschlossenen Augen mit stark gebogenen Wimpern. Erwin schluckte und spürte, wie sein Schwanz unter der Hose langsam hart wurde. Er schaute sich die Linke noch mal genau an, sie öffnete eben den Mund, als wollte sie was sagen, schwieg dann aber doch – oder hatte sie ein leises Stöhnen von sich gegeben? Erwin schaute sich die Rechte an. Er hatte einen Haufen Kohle investiert und wollte die Sache ausnutzen. Teufel, hatte die Rechte Titten. Schwarze Haare und Wahnsinnstitten, mit großen, runden, dunklen und deutlich harten Brustwarzen. Erwin mußte sich entscheiden. Wenn er so auf die Titten der Rechten starrte, wurde er dermaßen geil, daß er . . .

Nein, jetzt noch nicht. Ich werd die Linke nehmen. Die Schwarzhaarige ist mir zu . . . aber sein Blick heftete sich wieder automatisch auf die Brüste . . . Brüste wie ein Vulkan, dachte er, heiß, glühendheiß und gewaltig, oh, die Titten . . .

Sein Blick wanderte zu ihrem Gesicht. Sie schwieg, machte auf unbeteiligt. Jetzt drehte sie den Kopf ganz leicht zu ihm hin – oder hatte er sich getäuscht – und großer Gott – diese Beine. Er hatte sie jetzt erst richtig bemerkt, die Beine der Blonden, himmellang, ein Naturereignis.

Erwin wußte, daß er mit zweien auf einmal nicht konnte. Er mußte jetzt die richtige wählen. Er starrte weiter auf die Beine der Linken, konnte nicht mehr anders, sie war es, ohgottohgott, diese Beine, sein Schwanz war jetzt so groß und heiß, er zog schnell die Hose aus, faßte ihn noch mal an . . .

Rawumms! Hörte er die Küchentür unten zufallen, und gleich danach Schritte auf der Treppe. Verflucht! Das mußte Mutter sein. Blitzschnell klappte er den «Playboy» zusammen, schob ihn unter die Matratze, setzte sich an den Schreibtisch und schlug das Matheheft auf. Keine Sekunde zu spät, denn in diesem Moment betrat seine Mutter das Zimmer.

Gisela Schalk

Frauenträume von einer anderen Pornografie

Ich war knapp zwanzig Jahre alt, als mir in einer Kneipe von einem angetrunkenen, älteren Mann ein Heft gezeigt wurde. Ich blätterte darin, erschrocken, angewidert, aber auch fasziniert, wofür ich mich hinterher «natürlich» schämte. Die Bilder waren – im Gegensatz zu vielen heutigen pornografischen Produkten – einfach (schön) obszön. Weder Gewalt noch Brutalität spielten eine Rolle. Vielmehr waren die dargestellten Szenen von einer unverschämten, handfesten gegenseitigen Lust aneinander geprägt. Ich habe diese Bilder niemals vergessen.

Es kann natürlich sein, daß meine Erinnerung mich trügt, weil ich heute etwas nicht finde (das ich allerdings auch nicht gezielt suche) und mir dennoch wünsche: die andere Pornografie. Ich befürchte, ich befinde mich mit diesem Wunsch im Abseits. Denn die gängige und verständliche Meinung von Frauen über Pornografie lautet etwa so:
Pornografie setzt Frauen in ihrer Würde herab.
Pornografie macht Frauen zum Objekt.
Frauen finden Pornografie eklig.
Frauen brauchen keine Pornografie.

Ja, wer braucht überhaupt Pornografie? Ge-braucht wird sie «natürlich» von Männern. Nicht von allen, aber immerhin. Sie brauchen sie zum Abschalten, zum Anregen, zum Stimulieren. Frauen brauchen so etwas nicht. Oder doch? Wir wissen es alle: Jungen lernen von klein auf, daß ein richtiger Mann auf einen spitzen Busen, einen prallen Po zu reagieren hat. Und sie reagieren. Brav tun sie, was Werbemanager und

Psychologen vorhersehen. Greifen zu den nackten Mädchen auf der Titelseite, sehen sich nach den Flatterhaaren auf der nackten Schulter um ... Nicht auszudenken (oder für Literaten wunderbar auszudenken) was geschehen würde, wenn Männer sich endlich einmal dieser Manipulation (auf die sie oft noch stolz sind) widersetzten ...

Die Rolle der Frau sieht dabei nur vor, daß sie sich fotografieren «läßt», die Blicke über sich ergehen «läßt». Eventuell darf sie noch so tun, als ginge sie das alles nichts an, selbst wenn sie vor Wut platzen könnte. Das kleine Mädchen lernt (noch?) nicht, oder gerade in ersten Ansätzen, auf eine prall sitzende Badehose zu achten, eher schon auf das Markenzeichen links unten. Das Umdrehen nach handlichen Männerpos ist (noch) nicht üblich. Noch produzieren zur Schau gestellte Männerkörper oder Teile davon eher unangenehme Gefühle bei Frauen. Ein aufgeblähter, männlicher Bizeps oder gar ein ganzer Körper voll solcher Fleischpakete erregt eher Furcht als Bewunderung. Allenfalls mag sich noch eine ungesunde Mischung aus beidem einstellen, die allerdings manchen Männern durchaus recht ist.

Trotz dieser Tatsachen ist nicht zu übersehen, daß sich langsam etwas ändert. Ein Fotobuch mit Männerakten wird zum Renner, in der Werbung tauchen beharrlich schöne Nackte auf ... obwohl einige Frauen immer wieder laut schreien, sie mache so etwas «gar nicht an». Auch die Herrenmode hat den Mann als Objekt entdeckt, den es nicht nur in Braun und Grau zu hüllen gilt, sondern den man bunt und fröhlich zur Schau stellen kann. Das alles setzt Änderungen im Verhalten von Männern und Frauen voraus, fördert solche Veränderungen.

Bislang war es für Männer selbstverständlich – sozusagen ein Naturrecht –, in jeder Frau ein Objekt zu sehen, daß sie betrachten oder begaffen oder begutachten konnten. Die Frau hatte dabei so zu tun, als wären die Männer Luft. Wurde es ihr zuviel und war sie temperamentvoll und mutig genug, lauthals zu schimpfen, so lag das ebenfalls noch halbwegs in der gängigen Rollenvorstellung. Auch ein schimpfendes Opfer ist immer noch ein Opfer. Nein, die wirkliche Wandlung beginnt woanders. Sie beginnt beim Blick! Beim offenen, schamlosen Blick auf den Mann. Beim Versuch, unter den Stoff seiner Hose zu schauen. Ein Interesse an der ganzen Person kann nicht aufkommen, dazu ist die Begegnung zu kurz. Nein, für diese 10 Sekunden läßt sie sich nur von der kleinen Wölbung unter seinem Bauchnabel gefangennehmen, um dann auf die Auslagen des nächsten Geschäftes zu schauen und dann vielleicht, ebenso offen und schamlos, in die Augen des nächsten Mannes zu sehen oder auf seine gewölbte Brust. Das wäre – meiner Ansicht nach – die Revolution. Und die bahnt sich gerade an.

Schon jetzt gibt es Frauen, die sich auch visuell von Männern «anmachen» lassen, und vermutlich werden es die Mädchen immer früher lernen. Diese Frauen könnten eigentlich denkbare Konsumentinnen von Pornografie sein. Die einschlägige Industrie meldet auch wirklich, daß sich immer mehr Frauen unter ihren Kunden befinden. Trotzdem wage ich zu behaupten, daß es den meisten Frauen ähnlich geht wie mir: Sie wären durchaus öfter mal in der Stimmung, sich anregen, anheizen zu lassen, ihr durch einen stressigen Alltag verschüttetes sexuelles Interesse durch optische Muntermacher wieder ans Tageslicht befördern zu lassen. Der Bedarf wäre da – aber das Angebot ...

Die herkömmliche Pornografie wird zum überwältigenden Anteil von Männern gemacht. Und den meisten Männern, die gängige Pornografie konsumieren, geht es dabei (jetzt wiederhole ich eine These, die ich unter anderem von Alice Schwarzer gehört habe und die mir einleuchtet) nicht um Sexualität – sondern um Macht! Auf dem unschuldigen, mißbrauchten Vehikel Sexualität werden Machtstreben und Brutalität transportiert. Gewalt gegen Frauen – Macht über Frauen. Je mehr sich Frauen im alltäglichen Leben breitzumachen beginnen, desto gewalttätiger scheinen die Sex-Fantasien vieler Männer zu werden.

Bei der heute gängigen Art von Pornografie muß sich jede Frau voll Entsetzen abwenden. Und wenn doch das eine oder andere Bild, diese oder jene Szene gegen ihren Willen – bevor sie das Heft zugeklappt, sich vom Film abgewendet hat – bei ihr etwas auslöst, so ist das ein ihr selber höchst widerwärtiges Gemisch aus Reiz, Scham, Ekel, Wut auf sich selber, daß sie doch ...!

Die Abneigung fast aller Frauen gegen herkömmliche Pornografie entspringt der – sicher auch Männern verständlichen – Weigerung, sich mit gebrauchten, benutzten, vergewaltigten Objekten zu identifizieren, was nur mit einer gehörigen Portion Masochismus möglich ist. Dieser Weigerung kann ich mich persönlich hundertprozentig anschließen. Trotzdem oder gerade deshalb träume ich manchmal ...

Ich träume von einem verspielten, spannenden, abenteuerlichen, fröhlichen, kraftvollen Treiben von Körpern miteinander, fantasievoll und obszön, ich träume von Licht, Farb-, Musik-, Geruchs- und Fleischorgien. Ich träume von einer Pornografie (oder etwas mit anderem Namen), die Appetit macht, ohne herabzusetzen, die keine Unterdrücker braucht und Unterdrückte, keine Sieger und Besiegte, die anregt, auch aufregt, Spaß macht, niemandem schadet. Ich träume von einer Pornografie, deren wirklicher Inhalt *Lust* ist, und nicht Machtstreben! Ich weiß, dies sind nicht einfach Träume von einer anderen Pornografie, es sind Träume von einer anderen Realtität.

Wolfgang Nitschke
Als die Röcke noch kurz waren

Als ich ein Damenfahrrad fahren mußte, den anderen Jungen hinterherfahren mußte, als mir die Lederhosen zu eng wurden, und als ich die Haare nicht mehr wie ein braves Kind geschnitten haben wollte ...

Da fand Andreas unter einem Balkon eine halbe Schachtel Zigaretten ohne Filter und eine Plastiktüte. In der Tüte waren: eine Salzgitter-Zeitung, eine Schachtel Streichhölzer, ein Pornoheft.

2 & 2. Zwei Paare.
Es ist diese Zeit, man vergißt sie nie. Dieser Gestank aus der Waschküche, der mich später fast zum Weinen bringt, die grauen Wohnblocks, lang wie Güterzüge, hinter denen die Sonne verglüht. Für fünfzig Pfennig Waffelbruch. Das vergißt man nie. Man sagt: «Scheiße, immer nur Fußballspielen!» Abends läuft der Fernseher, und man schmuggelt unterm Schlafanzug das Heft, schließt sich im Klo ein, und mit großen Augen sieht man die Titten und die dicken Schwänze, und man sieht auch die Gesichter der Frauen. Hab ich die nicht schon gesehen? Es ist so aufregend wie Spielzeugklauen bei Hertie.

Später. Immer neue Schulen, neue Orte, Wohnungen, die nach Farbe und Kleister riechen, Zukunftsmusik, Verzweiflungen, die auch in der Nacht nicht verschwinden ... In meinem Heft kleben die Seiten jetzt zusammen. Nach der Schule flüchte ich in mein Zimmer und wichse, und manchmal sauf ich ein bißchen Wein oder Likör. Schlittenfahren und Fußballspielen habe ich mir abgewöhnt.

Ich kaufe mir neue Pornohefte. Andreas schreibt, daß sich Anni mit ihm verloben will. Ich schreibe am Abend in mein Tagebuch: «Eines Tages werde ich ein berühmter Forscher sein, und dann werden sie einsehen, daß sie sich in mir getäuscht haben.»

Mit zwanzig bin ich süchtig: Sex und Schnaps und Keinen hab ich lieb, und ich muß mir einen runterholen, wenn ich nur 'ne nackte Frau in der Illustrierten sehe oder so ...

Mein Pornoheft. Ich möchte mich gern mal sehen, wie ich dasitze, meinen Pimmel in der Hand; wie mir der Unterkiefer herabhängt, wie ich mit großen, feuchten Kuhaugen ins Heft glotze. Von meiner Unterlippe herab, hangelt sich ein dünner, trauriger Speichelfaden ... Süchtig nach Pornos, das brave Kind, wie mag das alles gekommen sein? Von wegen Anregung und sexuelle Befreiung, süchtig nach allem, was glänzt, und der eine sagt, daß ich so schrecklich verklemmt bin, und später in der Therapie erhärten sich verschiedene Vermutungen über mich, und als ich Andreas davon erzähle, sagt er: «Wie?» Und ich sage: «Vielleicht bin ich ein verhinderter Schwuler.» Dann lachen wir beide, und erzählen von damals ... als die Röcke noch kurz waren.

Jacques
Brainstorming Pornos

1 Ich laufe nachts über eine nebelverhangene Wiese in Hamburg. Die Luft ist kühl, aber so, daß man es genießen kann, tief durchzuatmen. Und das tue ich. Im Kopf spinne ich Ideen weiter, die Inhalt eines interessantes Abends mit David, Sabine und Matthias waren.
Im Gespräch erzählt mir Matthias von seiner unausgereiften Idee, eine Anthologie über Pornos zusammenzustellen. Ich denke prompt an die Berge von schwulen Pornos. Auch an das Heft, das bei mir unter der Matratze versteckt liegt.

Mir fällt ein, daß ich einmal in einem Zeitschriftenladen am Bahnhof Zoo schwule Pornos «las». Die Pornos in der letzten Ecke des Ladens, mit einem Vorhang vom Rest abgetrennt. Und auch hier die schwulen Pornos unter den «normalen» versteckt.

Die Männer standen schweigend und vorsichtig atmend vorm Regal und taten so, als hätte man sie gezwungen, Pornos zu lesen. Sie schienen Angst zu haben, daß man sie für abhängig von Wärme, Zärtlichkeit und Sexualität halten könnte. Ich stand dabei, und mir ging es genauso.

Nur die Tatsache, daß ich schwule Pornos las, unterschied mich von den anderen, und wenn diese sich getraut hätten, sich auch mal anzugucken oder umzugucken, wäre ich bestimmt zum Feind erklärt worden. Zum Feind, der für ihre verleugneten Schwächen verantwortlich zu machen sein könnte.

Als Legitimation hatte ich mir zurechtgelegt, selbst als Fotomodell arbeiten zu wollen. Aber ich traute mich nicht, die Adressen rauszuschreiben und verließ unbefriedigt den Laden.

Eine andere Szene fällt mir ein: Ein Freund räumt sein Zimmer auf und trägt zum Schluß einen Berg von Pornos zum Mülleimer: «Ich habe beschlossen», sagt er zu mir, «sie wegzuschmeißen, weil ich denke, das ich mir da die Befriedigung zu leicht hole.» Er selbst gehört eigentlich nicht zu denen, mit denen man ein «Playboy-Image» verbindet.

Szene zwei: Ich liege auf meinem Hochbett, geile mich an einem Probeexemplar von «Adonis» auf. Ich finde eine Anzeige, in der «Adonis» nach Fotomodellen sucht. Auf die Vorstellung, mir vor der Kamera einen runterzuholen, hole ich mir einen runter.

«Onanie ist der Schlüssel zur eigenen Sexualität» schrieb ich mal in ein Thesenpapier über männliche Sexualität. Und wenn ich davon ausgehe, daß es stimmt, ahne ich, daß viel Rationales, was in Männer-, Schwulen- und Frauendiskussionen formuliert wird, nicht ausreicht, um das Unbewußte zu erkennen.

Der Vorschlag, an dem Porno-Projekt mitzuarbeiten, interessiert mich. Ich könnte mir vorstellen, daß auch eine Geschichte aus der Sicht eines Fotomodells dazugehören sollte. Mir fällt auf, daß ich nichts weiß über den Pornokonsum meiner Freunde. Und ich glaube, daß Pornos in der Schwulenszene eine sehr große Bedeutung haben – jedenfalls sind diskriminierte Schwule ein fantastisches, wirtschaftliches Ausbeutungsobjekt.

2 Die Nacht ist naß, feucht und der Smog reicht schon, um in Depressionen zu verfallen. Rötlich scheinen die Lichtstrahlen der Straßenlaternen durch die Dreckschwaden, die auf der ruhigen Straße liegen. Dazwischen Neonreklamen dieser Weltstadt. Ich schleppe mich von Moment zu Moment.

Alex sitzt auf dem Vordersitz und ist damit beschäftigt, chauvinistisch-schwule Sprüche seinem neuen Freund vorzuknallen. Und der ist ganz verwirrt, weiß – genau wie ich – nicht, ob er das genießen soll (weil endlich mal radikal) oder sagen soll, das es ihm um etwas anderes geht. Aber vielleicht weiß er ja auch nicht, was das sein könnte – Das andere.

Am Zoo muß ich noch Briefe einstecken, und die Stricher scheinen mir genauso genervt zu sein wie ich.

Wir fahren zum «Studio». Spiegel, schwarze Wände, grüne, dezent beleuchtete Pflanzen, bequeme Sitzgelegenheiten. Ungefähr zehn Leute sitzen rum. Es ist drei Uhr morgens, und ich erfahre von Alex, daß das jetzt Hochbetrieb ist.

Viel mehr kriege ich nicht mit. Ich sitze mit meiner Cola einen Meter von Alex und Peter entfernt. Alex ist gerade dabei, Peter zu verführen. Ich bin neidisch, möchte am liebsten mitmachen. Statt dessen sehe ich mir die schwulen Videos an, das erste Mal.

Unterbrochen wird dieser Konsum nur einmal herbe, als irgend jemand minutenlang klingelt und gegen die Tür tritt: Die Atmosphäre ist gespannt, die Neonazivisionen kriegen Nahrung, aber der Sturmklingler wird nicht eingelassen, und seinen Tritten hält die Tür stand.

Ich versuche, mir Handlung und Szenen des Videos für das Porno-Projekt zu merken.

Zunächst mal bin ich verwundert, daß schwule Pornos mit derselben Masche gemacht sind, wie ich es bei Heteropornos kenne.

Da sitzt ein Junglehrer, etwas autoritär an seinem Pult und diktiert einem jungen «Boy» irgend etwas: Nachhilfe. Der «Boy» schreibt mit der rechten Hand, während seine Linke zwischen seinen Beinen liegt und sein Daumen die Reißverschlußnaht auf und ab fährt. Dann soll er an der Tafel weiterschreiben, steht vor der Tafel, mit der Rechten schreibend und mit der Linken seinen 20-cm-Schwanz mechanisch wichsend. Als die Tafel voll ist, dreht er sich zum Lehrer um, der von seinem Blatt erschrocken, ängstlich und geil zugleich aufsieht und erst abwehrend, aber dann doch gefügig anfängt, dem «Boy» einen zu blasen. Kurz darauf sind beide nackt, wichsen, blasen, ficken, streicheln ...

Mir wird klar, was ich sowieso schon wußte: Pornos lassen anonymen Sex, wie er auch in Onaniefantasien begraben liegt, wahr werden.
Die Masche ist die übliche: Alltagssituationen, aus denen die geilsten, abgefahrenen Wünsche «Wirklichkeit» werden. Ich sehe mich beim Konsumieren des Videos in der Rolle des Schülers. Und beschließe, falls ich wieder zur Schule gehen sollte, um mich nicht von Pornos abhängig zu machen, einen meiner Lehrer zu verführen. Das wird bestimmt viel schöner, als es im Video gezeigt wurde!!!!

3 Über meinem Bett hängt – ausgeschnitten aus einer Stadtillustrierten – ein LP-Coverfoto von Stefan Waggershausen. Er liegt, mit Hemd und Jeans bekleidet, auf einem Bett. Palmenwedel, türkische Teegläser, ein kleiner Ventilator und Krimskrams neben dem Bett. Barfuß. Dieses Foto mit schönen Schwarzweißkontrasten wirkt auf mich erotisch. Trotz der Klamotten. Er liegt da und denkt nach. Etwas Melancholie. Ich hätte einfach Lust, mich daneben zu legen und einzuschlafen. Das ist alles. Trotzdem ist das für mich unglaublich erotisch.
Zwei Bilder von Goya zeigen es auch: Einmal ist die Frau nackt, das zweite Mal bekleidet. Auf viele wirkt das Bild mit Klamotten erotischer. Aber das nur am Rande.
Griechenland, Nationalmuseum Athen. In einem Extra-Raum sind jahrhundertalte Wandmalereien abgebildet. «Boxende Kinder» ist eine davon. Ich steh davor und kriege Lust. Völlig absurd. Abbildungen von Menschen, die seit Jahrhunderten tot sind. Und ich renne den ganzen Tag mit mich zerfressender Lust rum ...
Vor mir liegen Aktfotos. Von mir. Entstanden in einer – etwas verklemmten, aber interessanten Situation mit einer Freundin. Geplant. Leider. Erst geduscht, aneinander gewöhnt. Dann die Fotos gemacht. Sie sollten Lust dokumentieren, überzeugend und schön sein. Erotisch, klar. Zwischendurch habe ich mich immer wieder schutzlos gefühlt. Verkrampft. Dann ging es wieder und war auch streckenweise schön, diese Fotos zu machen.
Auf jeden Fall hat es mir geholfen, mich über meine Grenzen und Hemmungen hinwegzusetzen und es einfach mal selber zu probieren.

Zumal: Als die Fotos fertig waren, sind wir verwundert über uns selber. Wir wollten doch kein Pornoklischee drin haben. Wollten ganz anders fotografieren. Statt dessen, entgegen unseren Erwartungen, haben wir *nur* Pornoklischees drin. Wir sind eben doch alle – viel mehr, als wir es glauben – geprägt von dem, was uns vorgesetzt wird.

Aber was ist das? Einerseits wird uns per Pornografie ein Schönheitsideal vorgesetzt. Zumindest mir geht es so, daß ich angesichts der vielen schönen Körper Minderwertigkeitsgefühle kriege. Dabei ist mir doch eigentlich klar, daß ich nicht immer und ständig toll aussehen kann. Wieso sollte ich auch? Aber Pornos schaffen Abhängigkeiten. Zumal man sich selber nicht zutraut, so schön zu sein und so offen anderen klar zu machen, daß man will. Dazu kommt diese unterdrückte Sexualität, die ein Ventil sucht, um sich zu befreien. Und dann spielt Geld natürlich eine Rolle.

An der Volkshochschule in Berlin gibt es Aktzeichenkurse. Ich erwähne das, weil es ein Beispiel für Geld und Akt / Porno ist: Während der Dozent, der lediglich Tips für besseres Zeichnen gibt, 72,50 DM die Stunde kriegt, bekommt das Aktmodell für dieselbe Zeit nur 15 DM. Wieviel ist das Sich-ausziehen eigentlich wirklich wert?

In der Porno-Branche geht's härter zu. Es gibt sicher die Fotomodelle, die es als «Hobby» machen. Die es für sich als spannende Erfahrung sehen. Aber es gibt auch – und das sind die meisten – Abhängige, unter Zwängen lebende Fotomodelle.

P. S.: Gerade bekomme ich Post aus Recife / Brasilien. Eine Freundin besucht dort die Familie ihres Freundes. Sie schreibt: «Frauen sind hier Objekt für die Männer: Bikini, so knapp wie möglich, viel Körper zeigen, viel Make-up, schlank – alles Covergirls. Ich wurde nahezu gezwungen, mir die Haare unter den Armen und die äußeren Schamhaare abzurasieren. Schließlich – nach einer durchheulten Nacht – hab ich den Druck nicht mehr ausgehalten und habe es gemacht. Ergebnis: Für jedes verlorene Haar schmerzende Entzündungen, die vereiterten. Ich kriege kaum was mit von dem, was hier passiert.»

Jürgen
Matthias nervt

Matthias nervt mich. Mit zunehmender Tendenz, allerdings auch berechtigterweise. Seit über einem Jahr kenne ich sein Projekt «Porno – Reader» und dessen Entwicklung. Ich habe ihm eine Zusage gegeben, und seitdem quäle ich mich mit dem Thema herum; der Knoten in den Gedanken will nicht platzen.

Das Thema ist klar – und soll dennoch keine kopfige Auseinandersetzung mit Pornografie werden. Das bereitet mir Schwierigkeiten, denn meine Erfahrung mit Pornografie ist minimal. Wobei für mich Pornografie heißt: Die eindeutige Darstellung sexueller Akte, nicht die Bilder im «Playboy» oder der «Neuen Revue». Dennoch ist mir klar, daß hinter beidem die gleichen ökonomischen Interessen stehen, wie auch die gleichen Auswirkungen auf das Erleben von Sexualität. Es ist eher ein sprachlicher und gradueller Unterschied in der Forderung nach Geilheit: Sie wird subtiler gefordert, die Bilder liegen nicht vor mir, sondern laufen im Kopf.

Ich beginne in Erinnerungen zu kramen und lande schließlich bei meiner Schulzeit. Mitschüler brachten die ersten Pornos mit – in der Erinnerung sehen sie eher wie Amateurfotos sexueller Vorgänge aus; schwarzweiß im Format der Agfa-Box, die zu damaliger Zeit wohl noch in fast jedem Haushalt existierte. Wortfetzen und Sprüche der Mitschüler kommen in die Erinnerung zurück. Zum Foto von vier nackten, eng hintereinander stehenden Männern der Titel «Vierer ohne Steuermann», was wohl «Frau» meinte, denn für Schwules gab es noch kein Interesse – oberflächlich betrachtet. Und noch ein Foto blieb mir in Erinnerung, weil ich meinte, meine Mutter zu erkennen – ein verwirrender Gedanke, weil, das konnte, durfte doch nicht sein. Soo etwas würde meine Mutter doch nicht machen, so etwas Schmutziges, doch nicht für solche Bilder; die ich mir selbst in einer Mischung aus Neugier, pubertärer Solidarität, erwachender Sexualität (ich war damals 13 oder 14 Jahre alt) und mit Abscheu bzw. schlechtem Gewissen ansah. Die christliche Erziehung wirkte als die Schere im Kopf – wie beim Onanieren.

Ob es tatsächlich meine Mutter war, weiß ich bis heute nicht – vielleicht war's ja nur eine Ähnlichkeit, und so scharf waren die Fotos auch nicht. Das Thema Porno hielt nicht lange an – Beatles, Rolling Stones und die im Raum stehende Forderung nach einer Freundin waren dringlicher. Mann-werdung war angesagt!

Dennoch verblieb ich in der Zone zwischen Schmutz und Anregung. Die sogenannte «sexuelle Revolution» kam, und mit meiner Ausbildung in einer Werbeagentur die Gelegenheit zu ausgiebiger Lektüre der entsprechenden Zeitschriften. Der «Playboy» – damals noch neu in Deutschland – wurde nur im verschlossenen Umschlag und nur zur Ansicht an Kunden «ausgeliehen». Im nachhinein betrachtet ist viel Behinderndes hängengeblieben: Spritzen = Orgasmus (männlich), lange den Schwanz steif halten, sonst kommt Frau nicht zum Orgasmus, man darf nicht so schnell sein = Frau muß angeregt werden (weil sonst die Kinsey-Kurven nicht stimmen), man hat zu kontrollieren, (sich) zu beherrschen, zurückzuhalten und die Frau lange genug vaginal zu ficken, dann wird ihr Orgasmus schon kommen. Und so halte ich aus, bis mir der Schwanz brennt und aus Überreizung mit mir überhaupt nichts mehr passiert, weil ich mit diesem Frauenbild im Kopf immer nur am Zurückhalten bin.

Wie gesagt, mit den Bildern, die die Bilder im Kopf zum Laufen bringen, war und bin ich vertrauter. Auch heute springen sie mir noch jeden Tag ins Gesicht – am Kiosk, in der Tagespresse und – noch ganz vorsichtig – im Fernsehen. Ich lese / sehe kaum noch etwas, es sei denn, ich will. Einerseits aus der rationalen Kenntnis der ökonomischen und subtil-persönlichen Hintergründe; andererseits weil meine sexuelle Fantasie nicht mehr dieser Krücke bedarf. Oder weil mein «Vorrat» ausreichend aufgefüllt ist? Mit eigenem Erleben, das viel geiler war als bunte Onaniervorlagen? Ich glaube, ja.

Aber der bisherige Text stellt den Zeitverlauf auf den Kopf. Matthias nervte immer noch, und mir flogen einzelne Fetzen von Textvorstellungen durch den Kopf, die sich nicht verbinden lassen wollten. Bis Matthias vorschlägt, etwas zu den Bildern zu schreiben, die R. von meiner Freundin M. und mir zu diesem Buch gemacht hat. Über Gedanken, Empfindungen, Ängste ...

Als mich Matthias das erste Mal wegen der Fotos fragt, entsteht eine Lücke, die sich langsam mit Fragen, Ängsten und auch Lustgefühlen füllt. Fragen, wie pornografisch die Bilder sein werden, ob ich oder M. zu erkennen sein werden, so daß andere mich / uns erkennen (und sagen können: Kuck mal, der da ..., der ist, hat doch auch usw.). Die Möglichkeit, erkannt zu werden löst ein unwohl-ängstliches Gefühl aus. Die Darstellung als solche, zugleich den lustvollen Gedanken anonym den/die Betrachter/in anzumachen, mit dem eigenen Bild den Knopf für die Bilder in ihren Köpfen anzuknipsen. Bin ich/ich bin mein eigener Porno-Star!? Und als drittes: Was ist, wenn ich bei den Aufnahmen wirklich Lust kriegen sollte und mein Pimmel reagiert? Bin ich überhaupt attraktiv genug als Porno-Star, wo doch mein Brustkorb nun nicht gerade dem öffentlichen Männlichkeitsideal entspricht? Was bleibt, sind viele Fragen nach der Außenwirkung, nach äußeren Maßstäben einerseits und für mich letztlich die Frage, ob ich die Erfahrung machen will oder nicht. Also ... rein in die Erfahrung.

Zunächst besprechen wir zusammen die Ideen von R.: Wie der Bildaufbau sein soll, was ihre Assoziationen dazu sind, was damit nach R.s Vorstellung bewirkt werden soll. Eindeutig klar ist im Grunde nur ein Punkt: Die Bilder im Kopf, das Gelernte, sollen deutlich werden. Klar ist auch: Sollten die Bilder zur Lust anregen, geschieht das von uns ungewollt, von uns zumindest nicht inszeniert.

Es ist soweit, wir haben einen gutgeheizten Raum, die Klamotten und alle Utensilien für die Fotos zusammen. Und schon beim ersten Foto tritt das Befürchtete ein. Es macht uns, M. und mich, in einer nicht aus der eigenen Person, sondern aus der Situation kommenden Lust an und führt zu einer nicht zu verheimlichenden Reaktion – zumindest bei mir; Frauen haben es da mit dem Verstecken einfacher. Außerdem reizt mich M. noch, hat Spaß daran, es mir noch peinlicher zu machen. Etwas von dieser pubertären Schamhaftigkeit steigt in mir auf, und ich drehe mich weg, um meinen Pimmel möglichst geordnet in die Unterhose zu kriegen. Ein Glück, daß die Aufnahme schnell erledigt ist. Je mehr Fotos, desto nüchterner wird die Situation – bis auf die Aufnahmen, die in den Fenstern gemacht werden, immer dieses darauf achten, daß gerade keiner guckt. Selbst die als Staffage mitgebrachten Pornohefte lösen keine Reaktionen aus, außer Mitleid mit den Darstellern, wegen ihrer körperlichen Verrenkungen, um möglichst marktgerechte, geile Bilder zu erzielen. Wieder auf das «Draußen» achten, insbesondere auf die Leute, die im Obergeschoß ein Beschneidungsfest feiern. Es tut sich ein merkwürdiger Zwiespalt zwischen den Kulturen auf: Beschneidung hier – Verklemmung, Angst, begafft zu werden und kulturell-reaktionäre, zugleich lüstern-neugierige Reaktionen zu provozieren da. Als ob sich türkische von deutschen Männern so eklatant unterscheiden würden.

Die Atmosphäre versachlicht sich weiter, wir fangen an zu frieren trotz gutgeheiztem Raum. Immer dieses An-/Aus-/An-/Ausziehen, auch

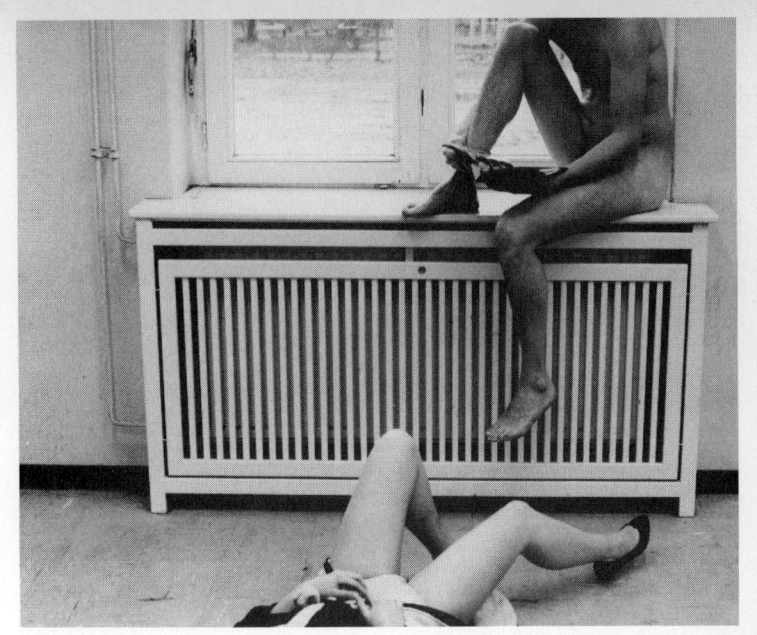

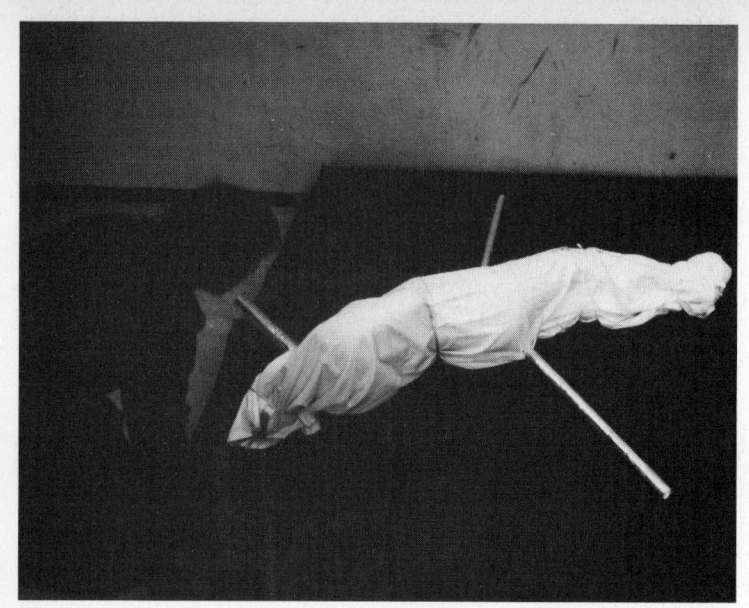

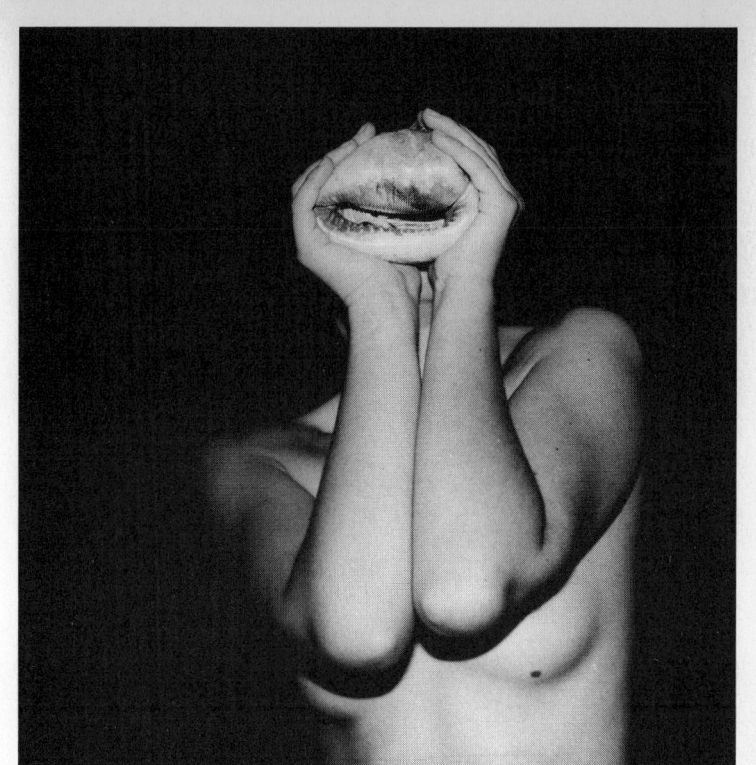

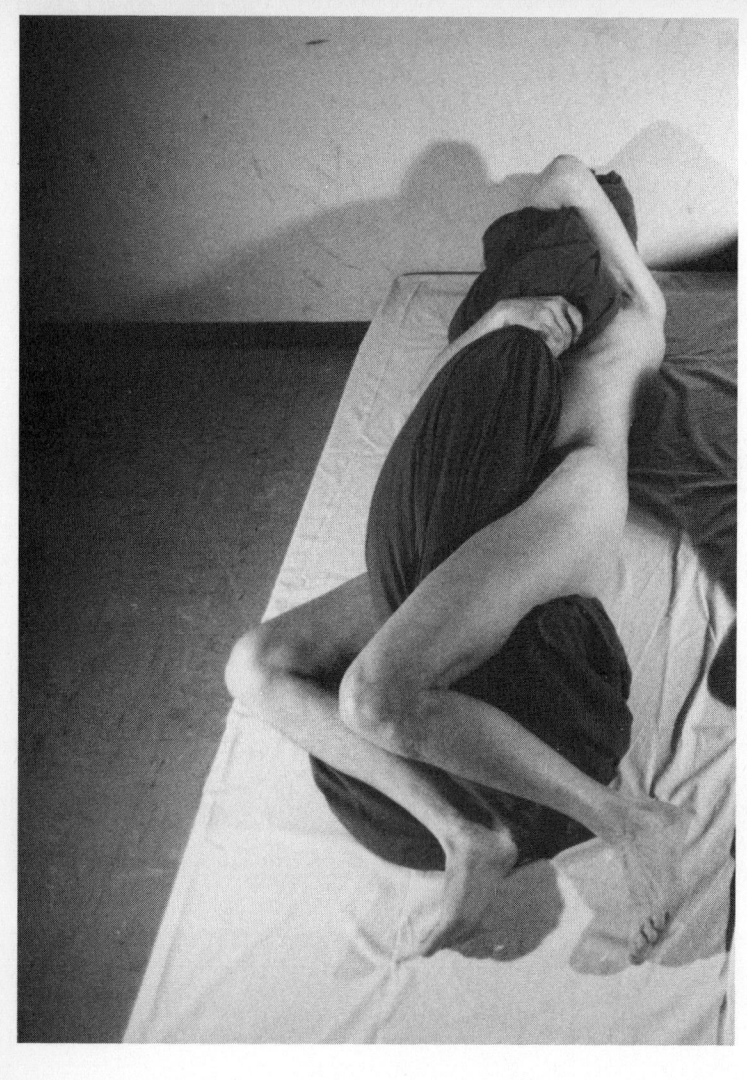

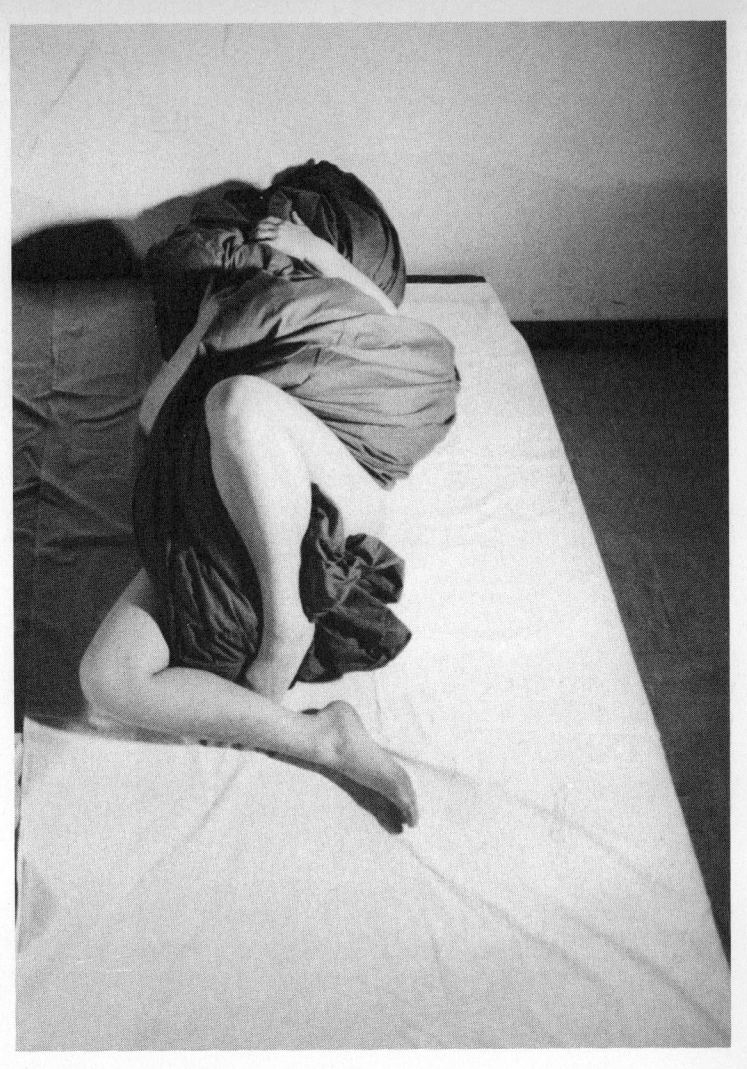

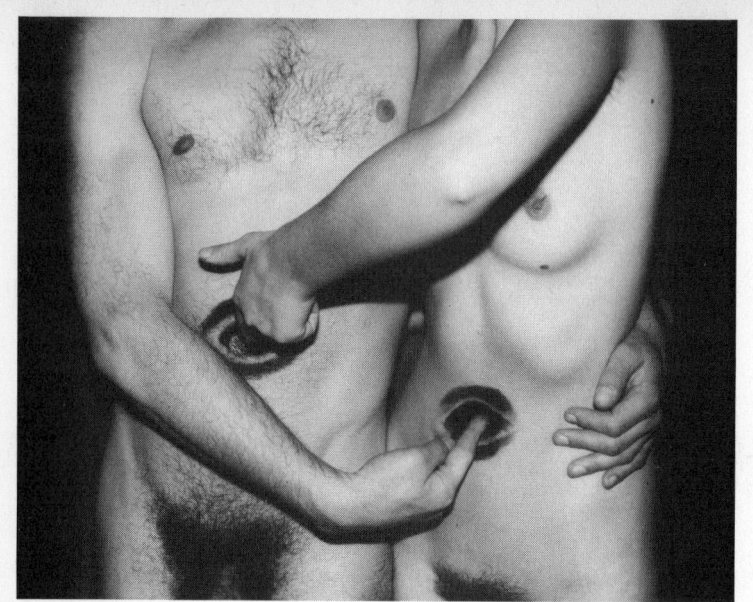

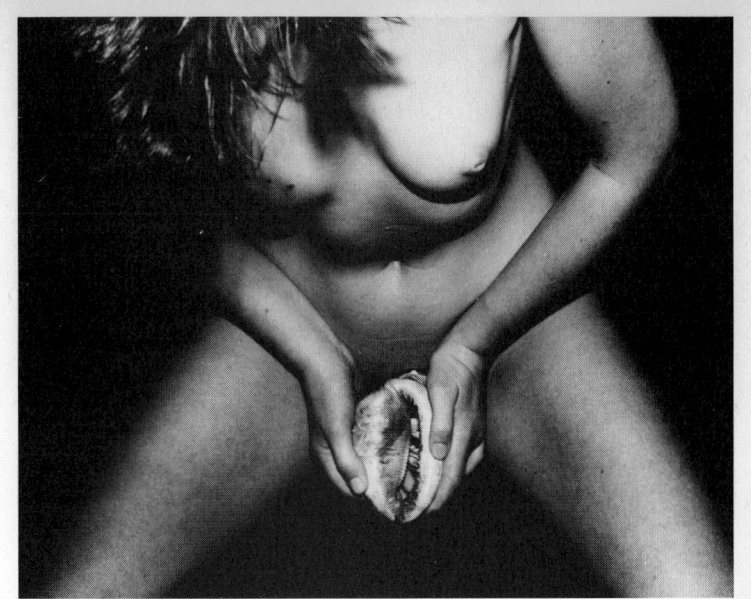

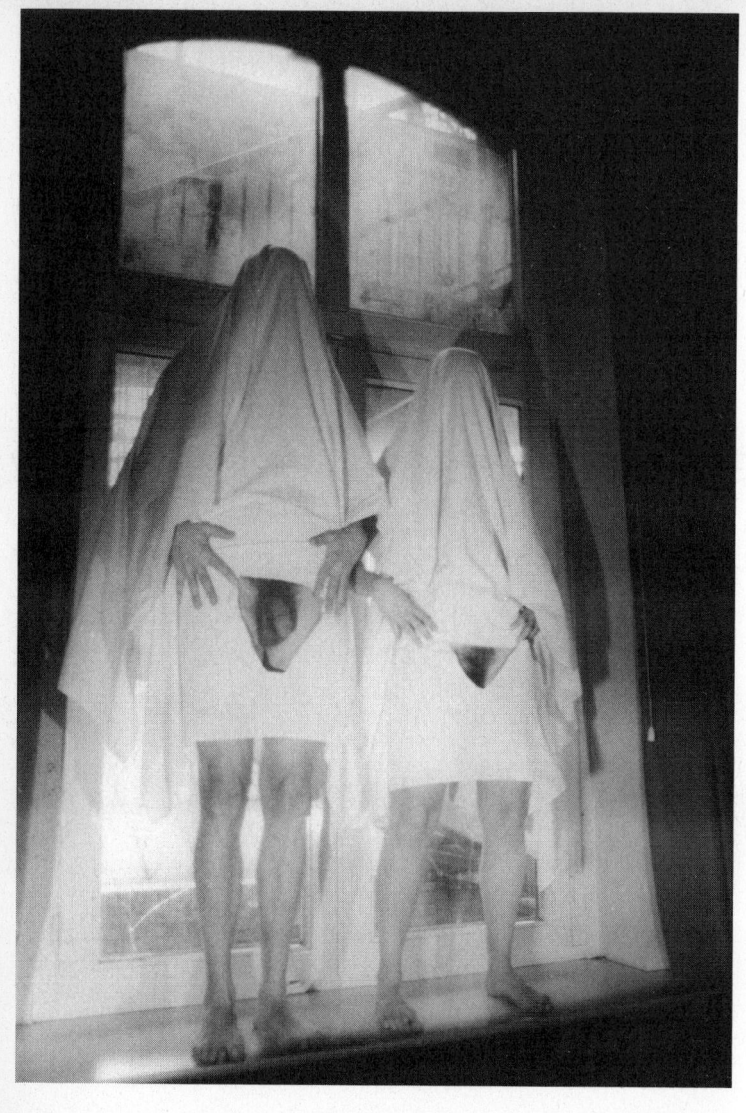

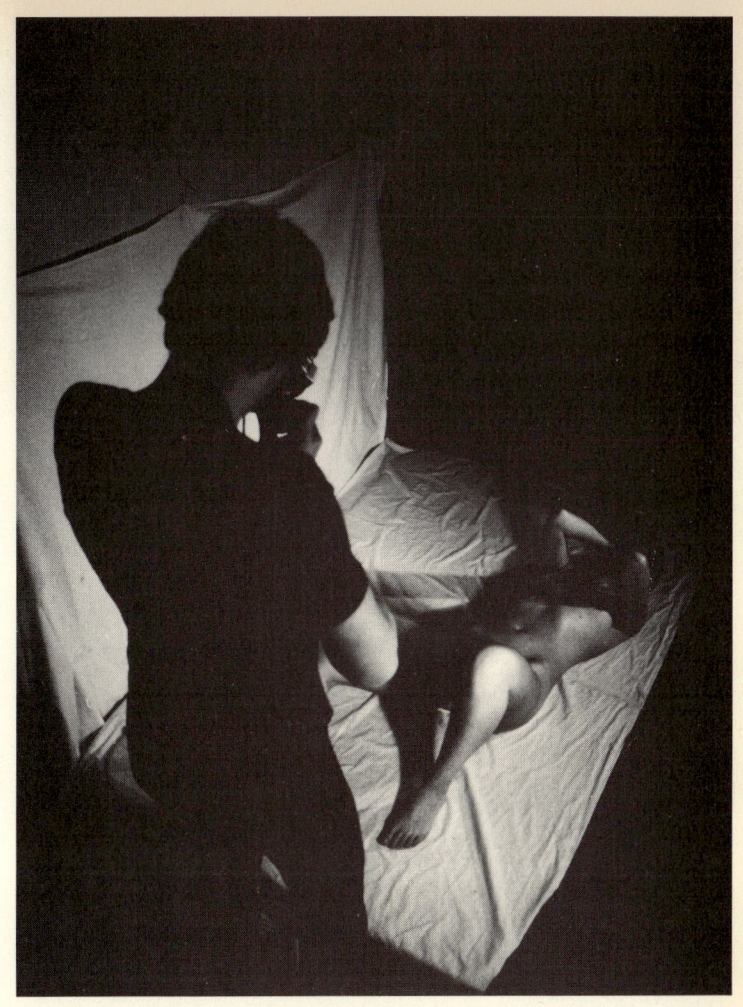

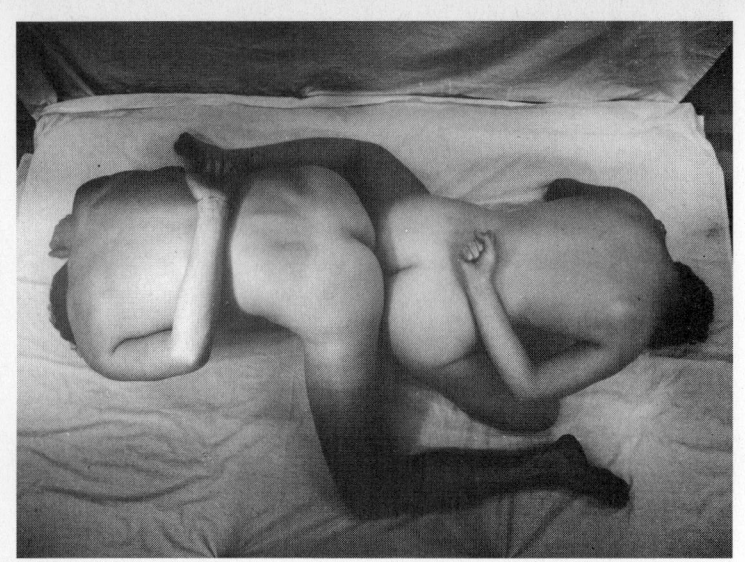

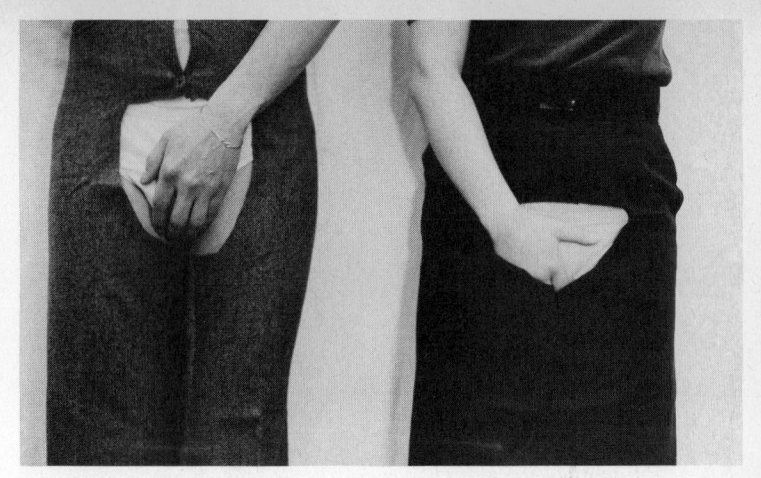

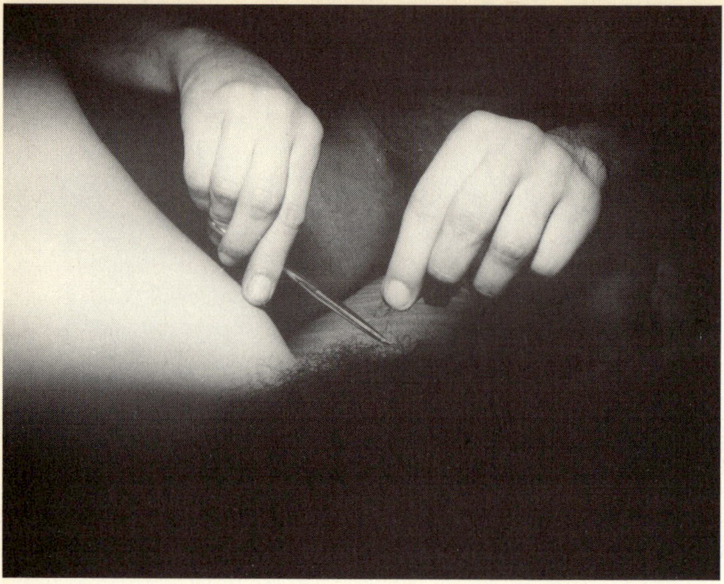

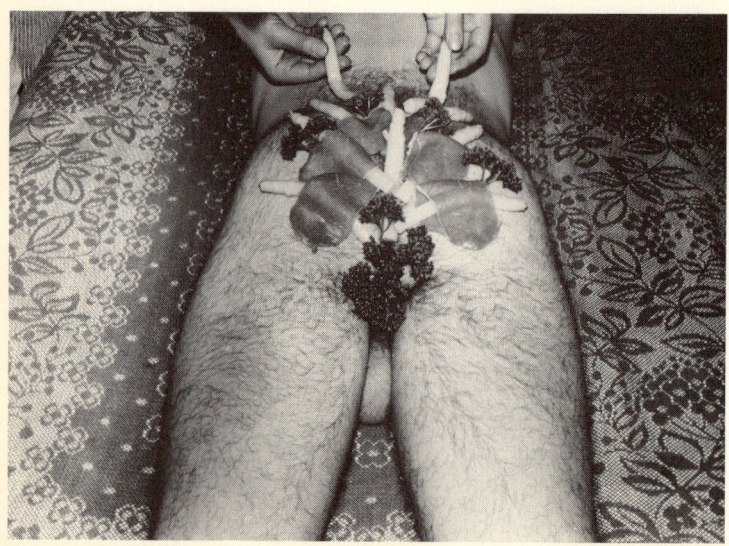

wenn es nur der Bademantel oder die Unterhose ist. In dieses Hin und Her tritt Ungeduld, die Lust am Bildermachen läßt deutlich nach, je länger es dauert, bis die richtige Einstellung für die Fotos gefunden ist.

Bei einer Aufnahme, in der ich als Fotograf so tue, als wenn ich M., nackt auf dem Boden liegend, fotografiere, tritt noch einmal eine Veränderung ein. Der plötzliche Wechsel der Rolle wird mir gar nicht so schnell bewußt, wie M. und R., die sofort einen Wandel in meinem Verhalten feststellen. Der Wechsel von der exhibitionistisch-passiven in die voyeuristisch-aktive Rolle. Ich betrachte/fotografiere M. wie ein Objekt, so als wenn ich ganz normale Fotos mache, vielleicht ein bißchen «schärfer» als sonst. Ich glaube, daß M. das gemerkt hat. Ich bin der Begucker und merke im nachhinein, daß ich geile Fotos machen wollte. Sitzt der Film im Kopf doch noch tiefer als gedacht? Oder gibt es die Lust am Voyeurismus bzw. Exhibitionismus?

Das Ende der Foto-Session war banal: Nach fünf Stunden war uns kalt, wir hatten Hunger und Lust auf was Warmes. Lust auf anderes war schon lange vergangen. Porno-Star – nee danke.

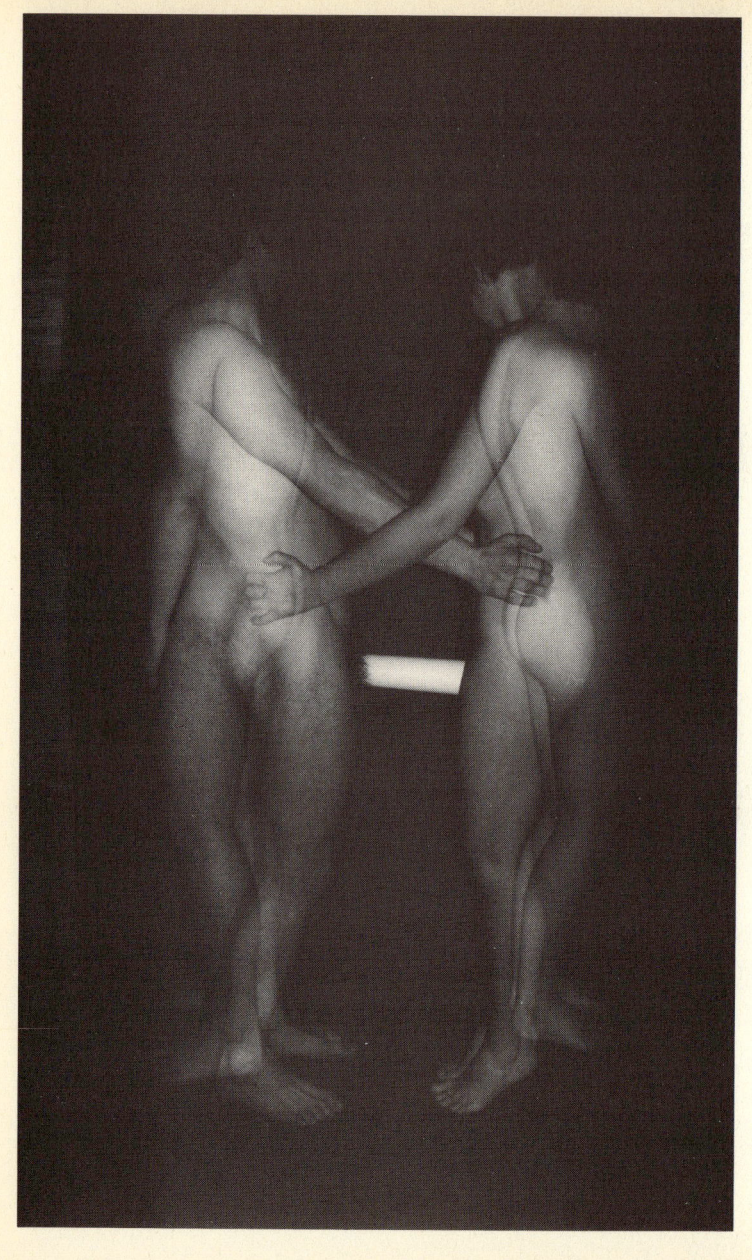

3.

Inszenierungen

Die Liebe ist die Leidenschaft, die am wenigsten von der Gesellschaft geduldet wird – es ist die wildeste, die barbarischste Leidenschaft, die am meisten wider die soziale Ordnung verstößt.
Anatole France
Die rote Lilie

Wir lernen sehen. Die Dinge sind nicht so, wie sie sind, sichtbar, sondern nur in unserer Interpretation. Wir lernen das Sichtbare in einen Zusammenhang zu stellen, Assoziationen persönlicher Erfahrungen, angelesener Ideen, fremder Bilder drängen sich auf. Alles was wir *so* betrachten, spiegelt auch unsere Geschichte wider.

Die Alltäglichkeit der Bilder führt zur Alltäglichkeit des pornografischen Blickes. Natur wird zur Inszenierung, ob es sich nun um Obst handelt, um den Geschlechtsakt oder um Beziehungen. Die Banane wird zum Phallus, die Sexualität zur Orgasmus-Technik, die Beziehung zwischen Menschen zum pornografischen Tauschakt.

Die Dinge werden austauschbar, die eigene Frau nur begehrlich als käufliche Nutte, das pornografische Bild an Stelle der begehrten Partnerin.

Der Blick hat seine Unschuld schon längst verloren, die scheinbar objektiven Beschreibungen des Beobachteten werden zum Mittel der Unterdrückung.

Sexualität ist kaum noch der spontane Akt der Begegnung, sondern wird in Szene gesetzt.

Wenn ich in der Peep-Show eine nackte Frau für Geld betrachte und meine Geliebte mit diesem Wissen meinen Blick auf ihrem Körper spürt, kann sie sich da sicher sein, daß es nicht derselbe Blick ist?

Wenn ich in Hunderten von Büchern gelesen habe, wie Liebe, wie Sexualität zu sein hat, schaffe ich es dann, mich freizumachen von der Erwartung ewig ekstatischer Liebe und himmeleinstürzender Orgasmen?

Die Beschreibung und Darstellung von Gefühlen, aus allen Medien tagtäglich über uns hereinbrechend – auch wenn es sich nur um leere Gesten oder Worthülsen handelt –, beeinflußt unseren Umgang mit dem anderen.

Können wir in dem anderen das sehen, was er ist, oder sehen wir nur das, was in unser Wahrnehmungs-Raster paßt?

Thomas Böhm
Zwei Frauen

Endlich einmal fasse ich den Mut, über etwas zu berichten, was jahrelang Körper und Seele aus Angst vor Unverständnis für sich behalten
haben. Ich möchte über Uschi und Silvia berichten, zwei Frauen, die
mein Gefühls- und Sexualleben entscheidend beeinflußt haben, die
mich durch ihre selbstlose, geduldige Liebe zu einem glücklichen
Mann machten. Und wäre nicht dieses furchtbare Unglück geschehen,
wir wären mit Sicherheit noch alle drei in tiefer Zuneigung und erfüll-
tem Sexualleben beieinander. Aber der Reihe nach:
Anfang der siebziger Jahre zog ich, nach langen und zermürbenen
Trennungskämpfen mit meiner Mutter, in eine damals noch revolutionär anmutende Kommune, in der auch meine ältere Schwester mit
Freund, Freud und Kindern lebte. Hier ließ man mir die langen Haare,
wusch nicht jede Woche den schönschmuddeligen Parka und unter-
suchte nicht jeden Morgen mein Bettlaken nach den Spuren der Befriedigung. Hier lief man nackt und leicht durch den Park und hörte Stones
und Beatles.
Eines Tages jedoch bahnte sich meine Schwester einen Weg durch
meine Comics und Sportmagazine, um mit mir zu reden. Bei einer
Tasse Pfefferminztee empfahl sie mir dann mit Nachdruck, es doch
mal mit anderer Lektüre zu versuchen, da ansonsten die Klasse der
Bourgeois ein gar leichtes Spiel mit mir hätte. Ich nahm mir das zu
Herzen und Marx, Reich und Sartre zur Hand und wurde innerhalb
kürzester Zeit recht klug. Damit der aktuelle Durchblick auch nicht auf
der Strecke blieb, erhielt ich von ihr jeden Monat die Zeitschrift «Konkret». Natürlich schon gelesen und an den wichtigen Stellen mit Mar-
kierungen versehen. Doch auch die unmarkierten Seiten blätterte ich
durch, und so lernte ich Uschi kennen.
Sie stand da, an einen Baum gelehnt und nur mit einem dünnen, weißen Slip bekleidet. Zwei große, braune Augen schauten mich erwartungsvoll und freundlich an. Ihre dichten, schwarzen Haare streichelten
ihre wunderbar runde und große Brust. Mein Herz klopfte wie rasend,
so hatte mich noch keine Frau angeguckt. Es war Liebe auf den ersten
Blick. Mein Glied war bis dahin noch nie so schnell und stark erregt
gewesen, ich bekam sofort einen Orgasmus, der erste wirkliche Höhe-

punkt in meinem Leben. Uschi schien sich darüber zu freuen, sie blickte immer noch liebevoll zurück und verlangte nach mehr. Unsere Liebe entbrannte auf das heftigste. Uschi war so ein offenes Wesen. Ich konnte endlich einmal einem Menschen alles erzählen, was mir am Herzen lag. Meine Probleme, meine Freuden und meine Geheimnisse sog sie in sich auf. Sie war eine gute Zuhörerin, stellte keine dummen Fragen und unterbrach mich nie. Immer lächelte sie mich an und war zu allem bereit. Ohne uns gegenseitig aufzufressen oder an der Persönlichkeit des anderen herumzuknabbern, wurden wir schnell Freunde, trafen uns fast jeden Tag, immer an derselben Stelle, immer auf der Seite 56. Doch nie wurde es langweilig, nie verkümmerte unsere Liebe zur Routine. Ich konnte mit ihr alle Geschichten erleben, die ich erleben wollte, nie wurde es zwanghaft. Hatte ich genug, ging sie fort ohne ein Wort der Kritik. Mit geschlossenen Augen wanderten wir durch Gärten, liebten uns am Strand oder im Kaufhaus. Unserer Fantasie waren keine Grenzen gesetzt. Uschi war willig und blieb doch ihre eigene Persönlichkeit. Es war eine herrliche Zeit.

Nach einigen Monaten verlangte meine Schwester plötzlich das Heft zurück. Ich verweigerte ihr diesen Wunsch, es kam zum Streit, und ich wurde nach einem Mehrheitsbeschluß aus der Kommune geschmissen. Ich ertrug das mit Fassung und zog mit Uschi in eine eigene Wohnung. Manche meiner Studienkollegen höhnten über diese konservative Art des Zusammenlebens. Zweierbeziehungen waren immer noch das Aushängeschild der abgelegten Eltern. Mir war das egal. Über vier Jahre lebte ich mit Uschi zusammen. Wir haben uns nie gestritten und eigentlich auch nie entfremdet. Natürlich nagten auch an uns die Zeichen der Zeit. Ich trug jetzt einen Bart und sah mit meiner Nickelbrille recht modern aus. Uschi bekam mit den Jahren einige Falten und vergilbte etwas. Auch die Spuren unserer Lust trübten den Gesamteindruck. Aber das waren Banalitäten. Unsere Herzen klopften weiterhin zusammen. Aus Mode hat sich Uschi noch nie etwas gemacht, mich störte es auch nicht, daß sie nie den Slip auszog. Sie war halt etwas schüchtern, trotz ihres immerwährenden verführerischen Blickes. Doch dann kam Silvia.

Ein Bekannter brachte mir eines Tages den neuesten «Playboy» mit, ich sollte mir das Interview mit Woody Allen einmal durchlesen, es wäre so interessant. Ich tat wie mir geraten und blätterte gedankenverloren auch die anderen Seiten durch. Und plötzlich lag sie vor mir.

Freche hellblaue Augen blinzelten mir zu. Mit ihren blonden struppigen Haaren, ihrem kleinen festen Busen sah sie so unverbraucht und frisch aus, ich konnte meinen Blick nicht von ihr wenden. Silvia! Sie trug keinen Slip, hatte ihre schlanken braungebrannten Schenkel ein wenig geöffnet, um mir alles zu versprechen. Ich fing an zu schwitzen, dachte an Uschi und wurde knallrot. Schnell riß ich die Seite aus dem Heft und legte sie unter mein Kopfkissen.

An diesem Abend, ich weiß es noch genau, es war sehr kalt draußen, traf ich mich wieder mit Uschi. Aber ich war unkonzentriert und fahrig. Das erste Mal, seitdem wir uns kennengelernt hatten, bekam ich keinen Orgasmus. Uschi lächelte wissend. Ahnte sie etwas? Ich legte sie, wie immer im Winter, an den warmen Ofen, damit sie sich nicht erkältete, schaltete das Licht aus und ging zu Silvia. Ich konnte nicht anders, ehrlich. Trotz schlechten Gewissens mußte ich Silvia lieben, mußte ihre Schenkel öffnen und ihre Muschi zärtlich streicheln und voll Hingebung küssen. Ein noch nie dagewesenes Gefühl bemächtigte sich meiner, ich konnte vor Glück weinen. In den nächsten Wochen trafen sich Silvia und ich häufig, immer nachts, wenn Uschi schlief, und immer heimlich. Ich muß gestehen; mein Gewissen plagte mich heftig, denn ich liebte Uschi immer noch. Nach so vielen Jahren kann das nicht einfach vorbei sein, das werden Sie einsehen. Mehrere Wochen hielt ich diese Hinundhergerissenheit und Geheimnistuerei aus. Doch dann wurde ich impotent. Ich mußte endlich den Mut aufbringen und ein gemeinsames Treffen arrangieren.

Mir war ganz elend zumute, als wir uns an einem Nachmittag trafen. Nach einer kurzen Begrüßung fing ich an zu reden, zu erklären und mich mit tausend windigen Argumenten zu entschuldigen. Doch welch Wunder: Beide hatten Verständnis für meine Lage, konnten es nachempfinden, daß man auch mehrere Frauen lieben durfte und konnte. Ich war überaus glücklich und veranstaltete für uns drei ein Riesenfest. Ich fühlte mich wie im siebten Himmel, trank ausgiebig Champagner, liebte mal Uschi und mal Silvia, liebte alle beide und schlief nach langen und schönen Stunden selig und zufrieden, die beiden Frauen im Arm, auf dem Teppich ein.

Doch dann geschah das furchtbare Unglück. Ich mußte mit einer brennenden Zigarette eingeschlafen sein, denn irgendwann mitten in der Nacht weckte mich ein beißender Geruch und ein schrecklicher Hustenreiz. Ich sprang auf, schaltete das Licht ein und starrte entsetzt auf die Stelle, neben der ich gelegen hatte. Der Teppich war versengt, und von Uschi und Silvia war nur noch ein Häufchen Asche übrig. Warum, frage ich noch heute, muß ausgerechnet mich so ein hartes Schicksal treffen, das mir meine Liebsten nimmt? Hatte ich denn, in Gottes Namen, mit zwei Frauen zuviel gewollt?

Thomas Bonnekamp
‹Firenze centrale›

Bin ich das, dieser ungewaschene, übernächtigte Reisende, der da im Nachtzug sitzt, unterwegs von Catania nach Florenz? Ich bin's und fast sitze ich schon wieder da. Mir ist schlecht vor Hunger. Ich habe das Gefühl, einen ranzigen Geruch zu verströmen. Ich bin allein. Ich versuche, nicht an sie zu denken. Sie ist noch unten im Süden mit ihrem Geliebten. Ich bin allein. Ich bin frei und zu schwach, um meine Freiheit zu genießen. Draußen wird es langsam hell.

Ich bin bis oben hin voller Scheiße. Ich bin verstopft. Bis Florenz noch eine halbe Stunde. Es ist Viertel nach sechs. Am Fenster ziehen die ersten Häuser der Vorstadt vorbei. Vielleicht ist es Sonntag. Die Stadt scheint menschenleer und ist noch kalt von der Nacht. Auf dem Bahnhof steigen nur wenige Reisende aus. Ich lasse sie an mir vorbeiziehen und schleppe grämlich meinen Seesack. Mein Ziel ist die Bahnhofsbar. Da trinke ich einen Espresso und dann einen zweiten. Ich rauche eine starke Zigarette. Nirgendwo finde ich eine Steckdose für meinen Rasierapparat. Auch nicht auf der Bahnhofstoilette. Würde mal wieder Zeit. Aber wenigstens kann ich mich waschen. Auf dem Grund meines Seesacks müßte noch ein frisches Hemd sein.

Ich zwänge mich mit dem Seesack in eine Kabine.

Als ich mich hinhocke, fällt mir ein, daß ich kein Papier habe. Ich möchte nicht schon wieder ein Unterhemd opfern.

Unter der Trennwand zur Nachbarkabine ist eine Lücke. Auf dem Boden liegt etwas. Sieht aus wie eine durchgeweichte Illustrierte oder so ähnlich.

Aber ich kann sie mit den Händen nicht erreichen.

Ich erhebe mich wieder, hänge mir den Seesack um, wechsle die Kabine.

Hier liegt nicht nur eine Illustrierte. Der ganze Boden der Kabine ist bedeckt mit Pornoheften. Bei einigen kleben die Seiten aneinander. Sie sind klamm vom Wasser der Spülung. Ich verriegle die Kabine hinter mir.

Ein langschwänziger Schwarzer steckt einer knienden Blonden seinen Finger in den Arsch. Ich will mich umziehen.

Wo ist mein frisches Hemd?

Ich ziehe meine durchgeschwitzten Sachen aus. Warum nicht alles ausziehen?

Die Vorstellung, ganz nackt zu sein, weckt mich auf. Ich lege die getragenen Sachen über die Kante der Kabinenwand.

Ich bin ganz nackt.

Unter meinen Füßen spüre ich feuchte Kacheln und klammes Papier. Meine Brustwarzen richten sich auf. Noch etwas anderes richtet sich auf. In meinen Darm ist Bewegung gekommen. Ich hocke mich hin und entleere mich.

Durch meinen ganzen Körper strömt ein Wohlgefühl, wie von außen kommend, aus einer uralten Quelle.

Ich nehme das Blatt mit dem Schwarzen und der Blonden.

Ich brauche ein zweites.

Ein fetter Südländer liegt ausgestreckt auf einem rosafarbenen Bett.

Eine Asiatin kauert an seiner Seite und hat sein Geschlechtsteil in den Mund genommen. Eine weitere, von der man nur die Kehrseite sieht, scheint an seiner Brust zu saugen.

Ich betätige die Spülung.

Einige Hefte beginnen zu schwimmen.

Ich greife mir eines heraus. Dann blättere ich sie alle durch, ziehe vorsichtig die feuchten Seiten auseinander, Blatt für Blatt.

Das ist alles meins. Ihr müßt nackt sein vor mir, der ich nackt bin. Los, zieht euch aus, zeigt euch.

Ich versuche, nicht an Sie zu denken. Doch bald haben alle Ihr Gesicht. Los, zieh Dich aus, zeig Dich.

Du mußt mich an Dich heranlassen, Du hast keine andere Wahl.

In dieser dreckigen Kabine, hier gehörst Du mir.

Du tust alles für mich, was mir gefällt.

Du leckst meine Füße.

Du läßt mich mit diesem wassertriefenden Papier über Deine bleiche

Haut fahren. Du kniest dich hin. Dein Geschlechtsteil streckt sich mir entgegen. Deine Arme greifen nach den durchweichten Heften und pressen sie an die Brüste. Deine geröteten Wangen kühlen sich auf den Bodenkacheln.

Doch zu schnell, zu schnell verschwindest Du.

Hau ab, Du hast bekommen, was Du verdienst.

Ich friere. Ich nehme ein altes Handtuch und trockne und reinige mich.

Dann suche ich in meinem Seesack nach frischen Sachen und kleide mich an.

Ich fühle mich leer und ernst und ruhig. Draußen hat ein Tag begonnen, auf den ich mich freue.

Vielleicht sollte ich mir ein Zimmer nehmen. In Florenz bleiben und eine Zeitlang ausruhen.

Anneke Polenski
E-Mann-Zipation

Sie abwechselnd gelb-rot gestrahlt, er am Tresen, barhöckrig die Blicke auf die Tanzfläche gerichtet, seine Blicke, aber nicht nur seine.
Augendeckelklappen, weiblich, der übliche Diskothekenschuß auf freilaufende Hasen.
Sie hatte zurückgewinkt, busenbetont, turnschuhbewaffnet vor und zurück, zurück und vor.
Danach kam der Engtanz, etwas Zigarettenkommunikation, das bekannte Drink-Bezahl-Spiel
und etwas Augenantreffen mehr zufälliger Art.
Sie fuhren mit seinem Wagen zu ihrer Wohnung, da seine Bude angeblich zu kalt und nicht beheizbar war.
Sie stand nackt vor ihm, das Bett zufällig frisch gemacht daneben. Mit einem kräftigen Hinblick auf Bein und Brust gefiel ihm das Tempo.
Als er ihr an den Busen griff und bald danach zwischen ihre unbehaarten, glatten Beine, fiel etwas tot auf den Boden und blieb dort bis kurz vor ihrem Einschlafen unbemerkt liegen: die Fehlgeburt Zärtlichkeit.
Eine rillenabgezählte, lechzende Stimme sang sich zwischen ihr Aneinander Vor-Beischlafen und gab ihnen für Kürze das Gefühl der Zeitlosigkeit.
«Träumen, träumen, träumen», dachte sie und gab sich hin. «Siegen, siegen, siegen», dachte er und nahm sie. Zehn Minuten. Sie war befreit, er war befreit – hinterher von ihren Körpern, die Gedanken aber lagen zwischen ihrem kleinen Unterschied, der immer größer wurde.

Mit freundlicher Genehmigung des Segebrecht-Verlages

Jörg Böckem
Überlebenskampf (so long)

Als er den Raum betrat, sah er sie vornübergebeugt am Schreibtisch sitzen.

Er schloß leise die Tür und durchquerte den Raum. Dunkel fiel sein massiger Schatten über ihren Körper und trübte das weiße Blatt, das vor ihr lag.

Weiß traten seine Knöchel hervor, als er seine Hände um die Rückenlehne ihres Stuhles legte. Langsam, zu langsam, dachte er, legte sie den Stift auf die Tischplatte und drehte sich zu ihm um. Fragend, vorwurfsvoll, wie es ihm schien, sah sie zu ihm auf. Ein leichtes Herablassen seiner Mundwinkel verriet, wie sehr er diesen Blick verabscheute.

«Wem schreibst du?» hörte sie seine kratzende Stimme fragen. Der harte, mißtrauische Klang dieser Stimme mißfiel ihr.

Sie zuckte mit den Schultern und sagte: «Vielleicht uns!?»

«Ich hab dich lieb.» Seine Stimme zitterte. Sie fuhr ihm fahrig durchs Haar, er konnte ihr verzerrtes Lächeln nicht deuten. Sie küßten sich, vorsichtig zuerst, dann immer leidenschaftlicher, und für kurze Zeit entkrampfte sich ihr Gesichtsausdruck. Plötzlich löste er seine Lippen und sah sie an. Sie versuchte zu lächeln, wußte aber nicht, ob es gelang. Er drehte sich um und verließ mit großen Schritten den Raum, ihre Blicke brannten auf seinem Rücken.

Sie stand nackt vor dem Spiegel.

«Wie geht es dir?» fragte er, lauernd, wie ihr schien, und sah an ihrem Rücken vorbei auf ihr Spiegelbild. Ihr ganzer nackter Körper lag vor seinen Blicken.

Ihr Spiegelbild sah ihn an.

«Gut.» Ihre Augen fixierten ihn, «Sehr gut. Und dir?»

«Bestens», antwortete er, ihrem Blick standhaltend. «Aber du siehst nicht sehr gut aus.» Er lächelte.

«Mir geht es gut», stieß sie mühsam beherrscht hervor.

Als er ihren Körper streichelte, schloß sie bewegungslos die Augen. Ihre Teilnahmslosigkeit verunsicherte ihn, schnell ließ er sie los.

«Ich werde dich verlassen», er trat zwei Schritte zurück.

«Ich weiß», antwortete sie, sich zu ihm umdrehend.

Renata Bleck
«Der Mann das ist ein Lustobjekt und sonst nicht zu gebrauchen» *

Bevor ich ihm die Augen ausgestochen habe, lebte ich 27 Jahre wie alle anderen. Ich ging zum Friseur, pflegte meine Haut, kaufte mir raffinierte Kleidung, strahlte, lächelte, säuselte.
Wenn ich meinen Hintern in knappe Shorts gezwängt durch die Stadt spazierentrug, sonnte ich mich in der Aufmerksamkeit.
Doch nicht lange, denn wenn ich genauer hinsah ...

Hat Dir schon mal eine fremde Frau auf die Hose gestarrt? Ihren Blick nicht von der Stelle genommen, wo Dein Penis hängt? Sich Dir gegenüber breitbeinig aufgebaut, unübersehbar weiblich potent. Kurzer Blick zu Deinen Beinen, dann wieder rauf zum Brustkorb, zu Deinem rot gewordenen Kopf.
Jeder von Euch kennt solches oder ähnliches. Eine ungute Erfahrung, mehr nicht! Schnell zu vergessen.
Wir lächeln wieder und träumen weiter von der Froschkönigin ...

Du sitzt lesend, in ein Buch versunken in der U-Bahn. Vier Frauen drängen sich auf die freien Plätze. Ihre raumgreifende Beinhaltung wird durch frotzelnde Großsprecherei unterstrichen.
Du beschwerst Dich, daß Du Dich nicht konzentrieren könntest. Eine Äußerung, die Du schnell bereuen wirst. Denn nun wird lautstark über Deinen Körperbau verhandelt, ob die «Pakete» richtig sitzen oder das «Fahrgestell» noch keine Fehler aufweist.
Eine Lange, mit großer Zahnlücke zwischen den oberen Schneidezähnen, hält Deine Zurückhaltung nicht länger aus und flüstert Dir einen Kode von Worten ins Ohr: «Abends treffen – Ficken – Geile Sache.»
Vielleicht schreist Du empört: «Fick Dich doch selber, Du Sau!» Alle Fahrgäste sehen Dich an, Du hast gegen eine unausgesprochene Regel verstoßen, ein Mann hat solche Worte nicht zu kennen. Verachtung liest Du in ihren Augen.

* Zitat von «Schneewittchen», einer Frauenmusikgruppe

Laßt uns nicht so viel darüber nachdenken! Man darf sich von derartig negativen Situationen nicht einfangen lassen. So etwas verfälscht das wahre Bild.

Wir wollen die ritterliche Vorstellung, die wir von Frauen haben, nicht verlieren. Ihr kennt diese Träume ...

Eine sympathische Frau hat Dich in ihre Wohnung eingeladen. Es mag sein, daß Dich ihre gewandte, witzige Art neugierig gemacht hat. Du erwiderst ihre schmeichelnden Berührungen, erwähnst aber Deine Unlust zu noch mehr Nähe. Ihre Hände hören nicht auf Deine Bitten, wollen Deine Hose öffnen. Du redest ununterbrochen, versuchst ihr klarzumachen, daß Du wirklich nicht willst und außerdem keine Verhütungsmittel dabei hast. Sie sagt, sie würde aufpassen. Du wehrst Dich energischer. Sie sagt, Du bräuchtest keine Angst zu haben und schlägt Dich ins Gesicht.

Die Puderdosen in unseren Handtaschen werden öfter benutzt und die Kreislaufbeschwerden, durch den Wetterumschwung verursacht, mit Tabletten beseitigt.

Die Sonne scheint, und unsere männlichen Geschlechtsgenossen zeigen, wie schön sie sein können ...

Deine Chefin bittet Dich zu einem freundschaftlichen Gespräch und macht Dich, nach einem längeren Exkurs über das familienähnliche Verhältnis in dieser Firma, darauf aufmerksam, daß Dein gepflegtes Äußeres zum Aushängeschild des Betriebes gehört. Körper zeigen läge im Trend, wogegen ein moderner, aufgeschlossener Mann schon längst nicht mehr weite Hosen tragen würde. Gerade dieses Unternehmen muß seinem frischen und dynamischen Image gerecht werden. Die übliche Arbeit wird natürlich weiterhin mit Gewissenhaftigkeit und Leistungswillen von Dir erfüllt werden, dessen ist sie sich sicher, nur solltest Du dabei auch noch Mann bleiben, im Firmeninteresse.

Natürlich meint sie damit nicht, daß Du Deine Präservative auf dem Schreibtisch liegen lassen kannst. Auch ist es nicht erwünscht, den Kundinnen Deine Bettwäsche zu zeigen. Dein Körper kann sich sehen lassen, wie sie begutachtend feststellt. Ein Mann wie Du hat es doch nicht nötig, sich zu verstecken! Oder?

Auf Komplimente wartet jeder Mann. Wir Männer brauchen solche Auffrischungen zum Leben. Warum sollte ich nicht stolz auf meine Schönheit sein? Wenn der männliche Körper in einer Frau Begierde auslöst, wertet es ihn doch auf.

Übten wir nicht alle schon als Jugendliche vor dem Spiegel, forschten nach einem sinnlichen Körperausdruck, bis wir nicht mehr wußten, wer wir wirklich sind ...

Du möchtest ein Bier trinken. Deine Freundin hat keine Zeit. Du entscheidest Dich für ein emanzipiertes Verhalten und unterdrückst den Gedanken an eine ausschließlich von Frauen belagerten Kneipe.

Schnell betrittst Du das Lokal und klemmst Dich hinter einen kleinen unbesetzten Tisch. Unsicherheit macht sich breit in Dir.

Glücklicherweise kommt die Serviererin und erkundigt sich, was «der Süße» zu trinken wünscht. Du bestellst ein kleines Bier. Darauf fragt sie, ob Du einen Strohhalm benötigst.

Weil Dir nichts Passendes dazu einfällt und weil Du irgendwo hinsehen mußt, verschanzt Du Dich hinter einer mitgebrachten Zeitung. Es nützt Dir nicht viel, eine angetrunkene Frau will unbedingt Deine Bekanntschaft machen und haucht Dich von der Seite an. Du bleibst steif und kühl, antwortest höflichkeitshalber knapp. Wie Du feststellen wirst, war das ein großer Fehler, denn jetzt fühlt sie sich in ihrem Element, schmeichelt nach jedem Satz «nicht wahr, Häschen».

Dein Bier kommt noch immer nicht. Die von Zigarettenrauch gelblichen Finger ihrer kräftigen Hand betasten Deinen Unterarm, während Du Dich hilfesuchend umsiehst. Ihr alkoholisierter Atem gibt Dir den Rest, Du sagst, Du müßtest mal «für kleine Jungen» und verläßt angeschlagen das Lokal.

«Bis Du heiratest, ist alles wieder gut!» Es gibt noch Prinzessinnen auf der Welt. Wir Männer müssen nur warten können ...

Du hast Lust auf einen Spaziergang, willst nicht schon wieder an der großen belebten Hauptstraße entlanggehen, sondern entschließt Dich für eine ruhige Sackgasse, die zu einem Park führt. Du bist gehobener Stimmung, freust Dich über Deine Eigenständigkeit, daß Du Dich auch alleine wohl fühlst.

Eine junge Frau im modisch geschnittenen Lederanzug kommt Dir entgegen. Ihre Haarlocken lassen auf einen kurz vorher stattgefundenen Friseurbesuch schließen. Schwarze, schwere Lederstiefel unterstreichen ihre starke weibliche Ausstrahlung.

Dieses Mal bist Du nicht bereit Deine Augenlider zu senken oder eine gegenüberliegende Hauswand anzustarren. Du bemühst Dich um einen kühlen, distanzierten Gesichtsausdruck und hältst Deinen Kopf gerade.

Als sie auf Deiner Höhe ist, spitzt sie ihre Lippen und macht eine Kußbewegung in Deine Richtung. Diese Geste macht Dich wütend, scheint Dir ein Ausdruck weiblicher Überheblichkeit zu sein, worauf Dein Mund das Wort «Blödfrau» entläßt.

Augenblicklich verändert sich ihre Mimik, und die Bezeichnung «vertrockneter Bock» erhältst Du als Antwort von ihr. Spätestens dann, als Dir das Wort «Arsch» rausrutscht, ist es mit den «netten» Ausdrücken vorbei, sie macht mit ihren harten Stiefeln eine halbe Kehrtwende und schreit: «Du alter Gummipisser – mieser Hängeschwanz, willst wohl eine reinhaben ...» Sie bewegt sich in Deine Richtung. Du versuchst ruhig weiterzugehen. Zum Glück kommen aus dem gegenüberliegenden Hauseingang Leute.

Erst jetzt bemerkst Du, daß Dir vor Angst übel geworden ist.

Wir denken mit 19, daß wir keine mehr abbekommen. Mit 23, daß wir alt werden, ab 30 wird das Geburtsjahr verschwiegen.

Liebessehnsucht und Leidenschaftsgerede halten uns bei «Der Stange». Doch wenn wir alles summieren, sind wir die Sexfeindlichen, die Neidischen, die Häßlichen, die trockenen Schwänze, die mit der falschen Einstellung. Frauen aber lieben stramme Männerhintern ...

Du hast eine intelligente, selbstbewußte Frau kennengelernt, verliebst Dich in sie, möchtest sie so oft wie möglich sehen. Beim ersten Treffen fallen Dir die vielen Männer-Akt-Bilder an ihren Zimmerwänden nicht sonderlich auf, außerdem willst Du tolerant sein und nicht als prüder Spielverderber auftreten. Doch diese Bilder drängen sich Dir immer mehr auf, blockieren Deinen Wunsch nach Offenheit.

Da hängt ein strahlender König Gustav von Schweden an der Wand und räkelt sich genüßlich, nur mit einer Armbanduhr bekleidet, an der Reling einer weißen Luxusjacht. Auf einer anderen Abbildung wird Burt Reynolds' blankes, pickelfreies Hinterteil von einer Damenhand tatkräftig begutachtet. Dann wieder spielt ein junger Afrikaner an der

Brustwarze eines blondgelockten Body-Building-Stars. Oder Alain Delon liegt auf einem mit schwarzem Seidenstoff bezogenen Diwan und saugt an einer langen, silbernen Zigarettenspitze. Der Rauch verhüllt seinen entblößten Körper nur spärlich. Besonders von ihm gibt es noch weitere, sexuell eindeutigere Fotos.

Irgendwann kaufst Du, als Reaktion darauf, eines der wenigen Magazine, in denen nackte Frauenkörper abgebildet sind und hängst einige Seiten in Dein Badezimmer. Aber es ist nicht dasselbe, das wird Dir enttäuschend schnell klar. Die Frauen entblößen sich nicht völlig, ihr Körper ist zwar unbekleidet, doch ihr Exhibitionismus ist nur äußerlich. Dir ist zu deutlich bewußt, diese Frauen machen es nicht für Dich, sondern wegen des Geldes. Die Männer an der Wand Deiner Freundin wirken anders auf Dich und sicher auch auf sie, denn sonst hätte sie diese Bilder so schnell wieder entfernt, wie Deine in dem Papierkorb verschwunden sind. Diese Männer erwecken den Eindruck, als wären sie zu allem bereit, für eine richtige Frau würden die «Jungs» alles machen, das ist nicht nur an der Körperhaltung abzulesen, sondern auch an den lockenden Augen, den sinnlich feuchten Lippen. Wichtig sind auch die Haare, ihr Haarschnitt betont die Männlichkeit.

Ganz nackt sind diese Männer nie, eher dekoriert wie Tortenstückchen. Die Verzierung soll Appetit machen: schwarze Lackschuhe, Armbänder, Ringe, Spitzenhemden, zarte durchsichtige Hodenhalter, Bauchkettchen.

Du wirst immer unzufriedener mit Deinem Aussehen. Fragst Dich, ob Du attraktiv genug gekleidet bist, kaufst Dir einen «Hauch» schwarzer Wäsche, trainierst Deine Bauch- und Beinmuskulatur, läßt Dich von einem befreundeten Kosmetikfachmann beraten, bemühst Dich, viel zu lächeln und charmant aufzutreten.

Denkst Dir, mit der Zeit werden diese Bilder verschwinden, wenn sie erst erkennt . . .

Doch sie bleiben. Auf jeder Plakatwand, in jeder Zeitschrift, beinahe jedem Film locken immer neue, schönere Jünglinge! Sind Männer wirklich austauschbare Kleiderständer, lüsterne Muskelpakete, ständig abschußbereite Spritzpistolen?

Oder sollen Männer sich in ihrer Konkurrenz verfangen, damit sie sich nicht solidarisieren können? Und was machst Du? Mit einem Bleistift zerstichst Du Alain Delons Augen.

Hans Babendreyer
für das echte …

da ist der haarige hügel, da greift mein finger in die wunde. nur ein
handwerker kann eine frau glücklich machen. ich hab's gehabt, jetzt
bessere ich nach. sie ist willig, das ist nichts besonderes mehr. eine neue
generation. sie bekommt hier keinen namen. sie hat schon einen. ich
heiß auch nicht ich. ich nehme sie in den arm, streiche ihre brust entlang. ich pflanze meinen mund auf ihre lippen, schieb die zunge in
ihren. spiel um die zähne. wir haben noch zeit, ich muß erst um elf im
büro sein. warum nicht, eines von ein paar hundert malen im jahr. wer
wird denn zählen. dafür hat sie mich. dafür hab ich sie. das ist die
grundlage. laß mich noch aufs klo gehn. aber immer. nie wieder werde
ich eine frau unterschätzen. ich hatte mal eine. sie war gescheit. ich
hatte sie lieb. wir kamen nicht klar im bett. wir machten es immer
seltener. mir war es genug, beim einschlafen ihren körper neben mir zu
spüren. sie war warm fest ein anker. ich habe aufgehört zu wichsen.
alles was ich brauchte. ein dutzendmal in sechs monaten vielleicht. wer
zählt so was. es war nicht genug. sie hat mir gekündigt. kommt mir
nicht wieder vor. ich habe schon kummer genug. ich habe einen slick
auf der ssunge. ich habe nichts. ich muß froh sein. ich kann mir nichts
leisten. ich gebe mir mühe. solide vorgehen. herausgefunden, wie sie
es jetzt braucht. fantasie zeigen. wenn du sie soweit hast, fickt sie wie
ein karnickel. zupacken. es ist nie soweit. klein anfangen, wie sie wieder ins bett kommt. über die seiten streichen. wie ihre rippen vorste-
hen. mich nicht ablenken lassen. die fingerkuppen auf den schenkelin-
nenseiten kreisen lassen. den po kneten, und wieder zurück. mit der
flachen hand das geschlecht anreiben. nur leicht. das freie knie betäti-
gen, mit dem bein über den bauch gehen, den schwanz an ihre hüfte
gepreßt. auf dem hemd ganz leicht über ihre brustwarzen fahren, beide
zugleich. sie festhalten, weil sie jetzt zuckt, ihren arm in den weg legt.
in der hand kitzeln, die finger anknabbern, bis sie ihn wegnimmt. das
hemd hochschieben, an einer brust nuckeln. wie klüglich die natur.
und deswegen säugen sie dann nicht, weil: es macht sie wild. die zunge
im kreis rum. den mund weit auf und alles reinsaugen, fast alles hat
platz, sanft ringsrum beißen. wenn die brust größer wäre, könnte ich
was drummachen, bis sie dunkelrot prall blutvoll wäre, reizbar für die

leiseste berührung. viel fehlt nicht, mit beiden händen kann ichs ein bißchen so halten. nicht zu lange. neu kombinieren. sie an alle glieder erinnern, während sie mir in den haaren krault. schatz sagt. ich denke an marathon man. 42 komma irgendwas kilometer ficken. das richtige training. so wie dustin hoffman elsa durchmacht. vierzig minuten später muß sie dran glauben. ich bin nicht dustin hoffman. ich laufe nur mittelstrecken. es dauert nur zwanzig minuten. es hört nicht auf damit. mir ist es egal. ich strenge mich an. ich will eine wirkung hören, irgendwas. irgendwas bloß. sehen, zu sehen gibt es das nicht. hat es nur zweidreimal gegeben, in unserer beziehung. das macht nichts. ich habe versucht, mich aufzurüsten. viel hat es nicht geholfen. schon weil wir gummis benutzen. alle überraschung ist hin. es ist vernünftig. ich hab's unter kontrolle. es geht nicht auf die gesundheit. sie hat seitdem keine pilze mehr. es ist ein blödsinniger einschnitt. bist du soweit angenäßt. raten, fragend angucken. nachfühlen, abstreicheln. dann mich aufrichten, neben das bett langen. meine pfoten weg von ihr, ich brauch sie beide zum aufreißen, in der mitte. nie begriffen warum. hingucken beim überstreifen. schon wieder eine konsistenz wie eine senfgurke. durch technik ersetzen. notdürftig erigiert. kopfarbeit, denken: nur zu kleiner, ran. jetzt hinhocken, er pendelt da irgendwo rum. unsicher ihre schenkel hochheben, durchlangen und reinwursteln. laß das doch, sagt sie gelegentlich, es geht auch so. natürlich. wenn ich schon nicht plötzlich in sie eindringen kann, wenigstens auf einmal. ganz. tief. was das heißt, er reicht nicht. nicht bis oben, zum aua. das ist ein besonderes kunststück, nur wenn sie auf mir sitzt. so füll ich sie nicht aus. einmal drin das hin und her anfangen. ein bißchen feucht von ihr, ein bißchen feucht vom gummi. das rubbelspiel. gemessener vortrieb, bis sich ihre spalte darauf eingestellt hat. dreimal, viermal, dann langhubig werden. die lippen mitmassieren. zwischendrin uns auf die seite wälzen und kurz tief stoßen. sie mag das. sie kommt in die hitze davon. dann wieder was neues. ungefähr nach zehn minuten weiß ich, wie es heute läuft. was passieren kann und was nicht. manchmal krieg ich sie zum kommen. einfach so. gern wüßte ich, woran sie dann denkt. heute denkt sie an irgend etwas anderes. das kann ich nicht ändern. ich versuche trotzdem, noch etwas einzuheizen, dann geht es nachher schneller. auf einen arm gestützt und ich habe mir die linke schulter gezerrt beim sport, schnell wechseln und ungeschickt mit der nichtdominanten hand ihren hals entlangfahren, von oben nach unten. die brust zusammendrücken, im tempo nicht nachlassen. mich runterlassen, ihren

bauch mitdrücken im einknicken. ein paar haare beiseite ihr ohr freile-
gen. ihr unter den kopf fassen, nicht an den haaren ziehen dabei. die
zunge in die ohrmuschel schieben, von außen nach innen lecken. mich
würde das verrückt machen. an einer frau sind alle teile geschlechtsteile. die zunge rollen und winden. an einem mann sind alle teile zum
arbeiten da. sie grunzt. das ist schon was. die freie linke hand an die
warze, die ist so groß wie ein kirschkern inzwischen. wie aufgeleimt
auf der brust. zwirbeln, schneller werden dabei mit dem rein-raus. eine
koordinationsleistung. zwischen zwei fingern festhalten und mit dem
daumennagel drüberkratzen. wapp wapp wapp. unten nicht nachlassen. ihr halb geöffneter mund gibt unartikulierte geräusche von sich.
das ist gut. das heißt noch nichts. einen phasenwechsel, wie im unterricht. nur nicht langweilig werden. nur in ausnahmefällen mehr als
neunzig sekunden dasselbe machen. erst ganz tief rein, dann mit ge-
ringerer frequenz, aber energischer. allegro ma non troppo? vielleicht,
ich bin unmusikalisch. das putzt besser. denken, er ist eine flaschenbür-
ste. sie hält fester dagegen, schlägt knochen auf knochen. ich habe
gummis mit noppen probiert. sie haben bloß mich schärfer angemacht, weil sie so eng waren. plötzlich war ich da, außer kontrolle.
unfug. ich muß wissen, wann ich kommen kann, wann alles andere
nur noch wiederholung wäre. an dem punkt mich konzentrieren. ein
einfacher ablauf, schlüsselreiz und los, nicht schwerer als ein auto an-
lassen. denken an etwas, was es zwischen uns nicht gibt. denken, ich
könnte sie erreichen. ihre augen, so ein bißchen weit, vorstellen, sie
unentschieden verblüfft sehen. ein bißchen angst und neugier. sie hip-
pelig sehen, wild daß etwas passiert. wie damals, als ich ihr in den arsch
gefahren bin. das war gut hat sie gesagt hinterher, aber ich will das
nicht. lieber die klebrige zärtlichkeit. es doch wieder auf solch eine
spitze kommen lassen. vielleicht mache ich es ja bloß verkehrt. darüber
nachdenken und er fühlt sich schon anders an, praller, kitzliger. und
wumm. und wumm. aah machen, wieder, damit sie weiß, wo sie dran
ist. wenn sie wollte, könnte ich es noch aufhalten. das kleine einmaleins
tut wunder. sie ist einverstanden, kneift mich in eine brustwarze, vor-
wärts beeilung, ab einer bestimmten ganze macht der Körper das von
selbst. als guckte ich ihm zu dabei. warten auf den lächerlichen effekt.
das ziehen in den lenden. den samenausstoß, wie er kitzelnd unten dem
schwanz langläuft. die verwirrung im magen, die sich gleich wieder
fängt. der umschlag im kopf. reset. oder wie man es nennen will. ja
also denken. und plötzlich ist die lust weg, plötzlich weiß ich nicht

mehr, warum wir so was dummes angefangen haben. was so endet. ich
weiß doch auch schon vorher, wie es nachher sein wird. könnte ich nun
einfach wegdriften, selten so klar im kopf, dann immerhin. differen-
zialgleichungen lösen, hat mir mal eine gesagt. ist nicht mein ding,
aber in die richtung. keine zeit dafür, sie fordert die letzten stöße ab,
nun überbrücken, ihre brust streicheln, den schwanz rausziehen, bevor
er schlapp wird. bevor was danebenläuft, was nachher schreit und win-
deln vollscheißt. abtreiben ist nicht, hat sie gesagt, hab ich akzeptiert.
wie lächerlich auf allen vieren, knien und ellbogen und schielen, ob der
gummi ganz ist. da hängt der traurige tropfen, alles ist gut, im rahmen
der üblichen versagensquote. wie mein bauch hängt. einziehen, rüber-
rollen sie küssen. den linken arm unter den nacken. die hand auf die
rechte brust, flach streicheln, die warze wieder aufsteifen. die rechte
flach über den bauch bis ans vlies schieben. küssen kraulen, über die
beuge fahren. ihr fleisch ganz in der hohlen hand halten, die fingerspit-
zen drücken auf den damm. kreisen lassen, küssen, sie nimmt die bewegung auf. drückt sich enger an mich. sagt heute nicht leck mich
lieber. linkshändig ihre brust fester fassen. rechtshändig die hand öffnen, zeigefinger ringfinger der rahmen, der mittelfinger gräbt sich ein,
vorsichtig bis er ganz glitscht. der daumen hält dagegen, das kleine
steife stückchen, dasselbe fleisch ein schwanz oder so was, wie absurd
das ist. jetzt das i machen, immer das i, wie man den buchstaben auf der
schreibmaschine anschlägt, i und zurück zum k, aber das nicht anschlagen, sondern wieder i und immer wieder i. iiiii. iiiii. reaktionen,
warum sollten sie gerade heute ausbleiben, sie zuckt da unten. ihren
mund freigeben, sie schnaufen lassen, sie in meinem rhythmus, ich in
ihrem iiiii. wieder abwechseln, koordiniert links ihre warze fassen,
rechts die kleinen lippen anstupsen. als wollte ich rein mit dem finger,
aber nicht ganz durch. zwirbel stups, zwanzig sekunden vielleicht nur,
das reicht, um sie zum zappeln zu treiben. zum stöhnen. wieder iii.
diesmal geht es schnell, manchmal dauert es, bis ich einen krampf hab
im finger. links kneifen, rechts iiii. schneller. lauter. iiii. haaah. und will
plötzlich nicht mehr bloß raufrunter zappeln, windet sich seitwärts,
will den finger lossein, will ihn haben, zuckt noch zweimal, loslassen,
schnauft auf, das war es. alles rückwärts, wieder über den bauch streichen, mich an sie wälzen, wieder küssen. die geilheit beiseite schieben,
nein, ich könnte zwar wieder, aber das wäre witzlos. auch die ungeduld
niederkämpfen, nein, ich springe nicht aus dem bett, ich warte, ich
kuschele. nur nicht einschlafen jetzt, fünf minuten anpeilen, nichts bö-

ses denken. einmal mehr gemacht, wonach ich auch schon ganz verrückt war. wonach ich wieder ganz verrückt werden könnte, wenn wir es nicht dauernd täten. nach dem wecker schielen. das gefängnis der geordneten verhältnisse. alles haben. nie sagen können, was fehlt. mich vorräkeln und der linke arm ist eingeschlafen. aufstehen und teewasser aufsetzen. nie wieder bis zum abend.

Alf Tondern
südfrüchte

ich kann
keine orange essen
ohne an deine
brüste zu denken
und auch
zu den feigen
fällt mir dein pendant
schnell ein
darum
bring ich dir heute
zwei kiwis
und eine banane

Helmut Blepp
Die Kür

Dann ging er, schlug wütend die Tür zu, weil er einfach nicht fassen konnte, was sie vorgeschlagen hatte: er sollte mir den Rücken bearbeiten – mit einer Küchenreibe. Das wollte er nicht. Stell dir vor: eine Reibe im Kreuz. Sie geht zu weit, seit langem schon. Und sie weiß das. Es ist ihr egal. Mir auch. Ich blieb ruhig, weiß aber nicht, wie ich reagiert hätte auf ihn mit der Reibe in der Hand. Irgendwie sinnlich. Und obszön. Anlauf zu Bataille. Hier drin sieht es wüst aus. Das Schlachten von heut nacht. Hühnerblut, geronnen. Dazwischen sie, gähnt und versucht, sich in den Arsch zu gucken. Sicher wund. Auch von heut nacht. Seit zwei Tagen kein Schlaf. Herrliches Gefühl. Heranschleichen an den Tod. Der merkts nicht mal. Ich starre auf den Tisch, wild belagert wie sonst nur in Träumen. Asche. Teller mit Eigelb. Krümel. Flaschen. Keine Gläser. Obst. Welke Blumen, süßer Duft. Und blutige Federn. Ein Hühnerfuß mit Gehängsel, an dem man ziehen kann. Die Zehen krümmen sich. Wahrscheinlich wäre er geblieben, wenn das mit der Reibe nicht gewesen wäre. Ist eigentlich seltsam. Bei dem Huhn hat er nicht mal gezuckt, und plötzlich die Schau wegen meinem Rücken. Sie hält immer noch den Kopf zwischen den Knien. Ich sehe die Rötung unter ihrer Pflaume. Kein Blut. Aufgerieben. Brennt bestimmt. Passierte ohne Reibe. Irgendwie. Weiß nicht mehr. Ich suche nichts, genieße nur die Erschöpfung. Meine Augen sind gewiß so rot wie ihre. Blutunterlaufen. Zuckend die Lider. Im Bad liegen die Eingeweide. Rot auf Weiß in der Wanne. Es hat gegakkert bis zum Schluß.

Jürgen Großkurth
Lolo

Er aß zwei, drei herzhafte Bissen feinsten Heringsfilets in Currysauce als Gabelhappen zwecks Appetitanregung, trank ein halbes Glas sprudelnden Mineralwassers und führte den Cognacschwenker an die Lippen und spürte, wie allmählich sein Stimmungstief durch den Genuß des Weinbrandes von wohliger Entspannung abgelöst wurde, seine Psyche sich aufhellte.

Seine Frau wähnte er bereits schlafend in ihrem Bett, denn sie bequemten sich, getrennt zu schlafen, während er zu dieser nachtschlafenen Zeit noch hellwach war und seine mitternächtlichen Damenbekanntschaften nach den Annoncen im *Kurier* aussuchte, um per Telefon seinen Besuch anzukündigen.

«Lolo», las er in der Zeitung, «liebevoll und liebebedürftig sucht diskrete Bekanntschaften. Idealmaße: 92 – 63 – 91. Telefon: 33 66.»

«Okay», versprach er beim Anruf der ominösen Lolo, «ich komme in einer Viertelstunde.»

Für alle Fälle legte er seiner Frau einen kleinen Zettel auf den Tisch: «Ich trinke in der Eckkneipe ein Bierchen. Ich habe Dich lieb: *Robert.*»

Er zog sein graues Jackett an und ging zur Bahnhofstraße. Dort ging er schnurstracks ins «Contact Center», war vom schummrigen, roten Licht angetan und betrachte sich die hübschen Frauen, die in gewagter Aufmachung, provozierend und erotisierend zugleich, auf Kunden warteten.

Eine der Damen fragte er nach Lolo.

Dann sah er sie in einer halbdunklen Ecke stehen. Die Neugierigen schienen dieses Girl nicht sonderlich zu beachten. Andere Mädchen wurden umlagert, angegafft, ja manchmal sogar prüfend angefaßt. Einige Damen der Halbwelt boten sich auch an, zeigten ihre Reize offen und gingen dann vereinzelt mit ihren Freiern auf die Zimmer.

Er betrachtete Lolo: lange, schwarze Haare, gute Figur mit Ebenmaß. Sie trug ein glänzendes, sehr offenherziges Plisseekleid. Sicher hatte sie darunter nichts an. Hochhackige Pumps an den Füßen unterhalb der schlanken Fesseln. Sie schien auf ihn zu warten, und er glaubte das gutaussehende Mädchen irgendwoher zu kennen. «Gut sieht sie aus, direkt zum Lieben», dachte er.

«Du bist Lolo?» wollte er wissen.

«Ja», antwortete sie mit Nachdruck und strich sich die Haare aus dem Gesicht, «ich bin Lolo.»

«Laß uns zu dir gehen», forderte er, faßte sie an der rechten Hand. Doch plötzlich fühlte er eine Narbe. Seine Frau hatte seit ihrem Selbstmordversuch auch so eine Narbe am Handgelenk.

«Du überlegst?» fragte sie unverblümt.

«Bei Gott, nichts weiter», wehrte er im Nachobengehen ab.

«Denkst du an deine Frau?» bohrte sie weiter. «Schau her», forderte sie ihn auf und zog ihre ebenholzfarbige Langhaarperücke ab.

Robert war völlig perplex, als er in Lolo seine Frau erkannte.

«Findest du mich nicht begehrenswert?» fragte sie, und danach küßten sie sich lange und voller Leidenschaft.

«Ich liebe dich sehr», sagte er und sie echote zurück: «Ich auch.»

«Laß uns in unserer Liebe einen neuen Anfang finden», bat sie.

Und er nickte, umarmte sie und lachte.

Michael Tonfeld
Liebesheirat

Er sagt, er arbeite Schicht
damit sie zu Hause bleiben kann
nicht zur Arbeit gehen muß
Aber ein Kind können sie sich längst nicht leisten
Manchmal kommt es ihr vor
als hätte er sein Geschäft erledigt
sich entschlackt

Sie fühlt sich leer
Ihr ist, als betrachte er sie wie eine soeben abgesetzte Bierflasche
Meist sind sie zu faul, sich zu waschen
Früher war das anders
da war das Waschen eine Zeremonie gewesen
und an ihren Zitzen hat er gelutscht
aber das ist noch länger her

Sie hat Angst, darüber nachzudenken
Seine Eifersucht ging ihr anfangs auf den Wecker
mittlerweile ist er sogar zur Eifersucht zu müde
Sie will ihre Attraktivität unter Beweis stellen
es tut ihr gut
wenn jemand auf ihren Busen schaut
wenn er schon nicht Notiz von ihm nimmt

Vorläufig ersetzt ihr die Hand den Liebhaber
Sie wird mit der Pille aussetzen
oder er hört mit der Schichtarbeit auf
hofft sie

Frank Keil

«In den Fenstern der Bordelle auf der rechten Moselstraßenseite reflektiert die Abendsonne»

Gedanken zu Bodo Kirchhoffs

«Die Einsamkeit der Haut» und zum Männerblick

Das Buch war für heutige Taschenbuchpreise billig, ganze 7 DM. Geschrieben hat's Bodo Kirchhoff, es heißt *Die Einsamkeit der Haut*, hundert Seiten. Schon der erste Satz: «Rücksichtslos an den Entgegenkommenden vorbei, auf einen Ausgang zu.», – dann erste Seiten – und man hat die Wahl: gleich weglegen, widerwärtig?, schockiert? – weiterzulesen.

Von vorn: ein Mann, und es geht immer um diesen Mann, um Männer, ein Mann streift in fünf Geschichten durch das Frankfurter Bahnhofsviertel, besucht eine Peep-Show, eine Prostituierte, nach und nach die Bordelle des Viertels, erlebt einen Selbstmord, erlebt einen Unfall. Er streift durch die Straßen, «Vorüber an Spielhallen, Schnellwäschereien, einem Mannschaftswagen, Ausländerscharen und Häusern voller Frauen.» (S. 7), durch Cafés, Hotelzimmer, immer wieder durch die gleichen Straßen, Frauen betrachtend. Er begeht sein Gebiet, der Leser folgt ihm. An den Häuserwänden stehen Frauen, sie liegen auf dreckigen Matratzen am Ende langer Flure, sind durch kleine Fenster zu betrachten, was etwas kostet, und das erzählende Ich, also der Mann, sieht sich das alles an. Es geht, vorerst, um Blicke, weniger um Handgriffe, nicht um Berührungen, und um die Kommentierung dessen, was erlebt wird. Es sind, zuerst einmal, die alten gleichen Muster, die Frau als kastrierendes Wesen, die lauern «... in Hauseingängen und Nischen und heben für den, der einen Blick riskiert, blitzschnell den Rock, um ihr Werkzeug zu zeigen» (S. 9), die Frauen sprachlos, «Ihr Sprachschatz ist gering» (S. 8), die Frauen fest in seinem Blick: «volle Schultern, brünett, übersichtliches Geschlecht ...» (S. 35). Es spricht der Männerblick, «Das Schamfleisch ist dunkel, beinahe schwarz und geschlossen» (S. 16), oder der desinfizierende Blick: «Sie trägt ihre Haare gesteckt, so daß die Zone zwischen Ohr und Mund breitflächig freiliegt, ohne Spuren von Befall.» (S. 26)

Und der Mann geht weiter durch die Elbestraße, biegt in die Taunusstraße, am Eroscenter vorbei, in die Moselstraße, durchstreift seinen Grenzbezirk, was uns der Verlag im Buchdeckel als «Topografie von Wunschverläufen, in denen sich das Mögliche mit dem Unmöglichen, das Heimliche mit dem Unheimlichen mischt» verkauft hat. So weit, so schlimm.

Was interessiert: Ein Erzähler beschreibt nie das, was wirklich geschieht, es ist immer eine erdachte Welt, Konstruktion, selbst wenn er sich der exakten Örtlichkeiten eines Bahnhofsviertels bedient. Die Realisation des Inneren auf einer äußeren Landkarte. In dem, was geschrieben wird, ist alles Vorige enthalten, das eigentliche Material, das es zu dechiffrieren gilt. Auf dem, was an vorgegebenen Zuständen und Situationen vorhanden ist, baut die erzählende Realität auf, schöpft sich daraus, knüpft sich die Fantasie und Bilderwelt des Lesers mit dem Textteil, der offen vorliegt, während der ursprüngliche, der Haupttext, verborgen darunter liegt.

Kirchhoffs Erzählung ist vor allem der Text der männlichen Zerstükkelung, der zerstörten und zerstörenden Wahrnehmung. So heißt es über FRAUEN: «... ohne die Zerstückelung ihrer Körper in meiner Betrachtung nähme ich sie gar nicht wahr.» (S. 75) So sind die Frauen: die Prostituierte ohne Arme, die Hinkende, die mit den schwammigen Beinen, die, die abwesend auf ihrer Matratze liegt, die, die sich schwachsinnig hin und her bewegt, usw. usw.

Was interessiert: Die Gewalt gegen Frauen wird nicht allein handelnd ausgeübt. Sie liegt viel tiefer, ist bereits vorher Bestandteil ihres Wesens, ihrer Anatomie, ihrer Körperlichkeit. Keine Griffe, keine Schläge sind nötig, so ist einfach ihr Naturzustand. Im Text kann so niemand zur Verantwortung gezogen werden, die Gewalt liegt vor der Beschreibung, was danach passiert, ist Konsequenz des Vorgegebenen. Das Merkmal aller Frauen im Text ist das des körperlichen Mangels. Es fehlen Arme, Beine, Schädigungen der Haut, und: «Das neue Modell hockt auf seinem Handtuch, weiß mit roten Tupfern, den Oberkörper nach hinten gebeugt, stützt sich ab und hat die Beine angezogen. Ein nahezu vollkommenes Bild, bis auf die Fesseln. Unförmig, wie sie sind, verhindern sie mir Harmoniegefühl.» (S. 35) In dieser Beschreibung sind zwei Momente des männlichen Blicks enthalten: die Festschreibung des Weiblichen als etwas Unaufhebbares, Nichtveränderbares, das über die Beschreibung des Ihr-Seid-Selber-Schuld-Weil zu einem So-Seid-Ihr-Eben-An-Sich hinausgeht, und die Festschreibung und Bewertung der Frau im Betrachten. Der Erzähler, der Mann genießt, er genießt seine Blicke, nennt sie für sich «seine Höhepunkte». In seinen Blicken wiederholt sich die Gewalt, wird sie sichtbar, als Bild, als Geschichte, läßt sich als Tat mit den Augen beschreiben, will der männliche Blick gleichzeitig die zugrunde liegende Gewalt verschleiern und von sich weisen: ich seh doch nur was ist, ich hab das doch nicht getan. Und verrät sich doch, macht Wünsche, Ängste, Zurichtungen sichtbar: «... gleite mit meinem Blick von Reiz zu Reiz, stelle mir ein Stück der einen oder der anderen Frau in meinen Händen vor, spüre Annäherung an das gewünschte Aroma ...» (S. 31). Das Gesehene wird so Handlung, wie die Handlung sich in Abbild begibt. Kirchhoffs Text wäre nur halb gelesen, vergäße man die Beschreibung und Darstellung des Männlichen selber. Werden Frauen nur als in Teile gespalten beschrieben, wird der Mann nur als Ganzes, als Totalität erfaßt. Das gibt ihm die Bedeutung des Übermächtigen wie des Unrealen, weniger ein konkreter Mensch als etwas, das sich seine Totalität, seine Übermacht permanent aufbauen muß, um desto gefährdeter zu sein. Der Männerkörper als Ergebnis absoluter Zahlen, Gewicht, Brustumfang, Schenkelumfang, eingekreist und bedroht von den Wirkungen des Alltags, Stimmungsschwankungen, Berührungen durch andere, weibliche Körper, gipfelnd in der Angst vor dem Alter, Haarausfall, und seien es auch nur die nächsten Jahre, die nur als Verfall begriffen werden können. Was auch anderes, als das sich der Held / das erzählende Ich einschließt, in der eigenen Wohnung, vor aufgebauten Spiegeln seinen Körper vergleicht, versucht den Körper als Ganzes, Unendliches aufzubauen: «Beuge mich nach vorne und richte so die Seitenspiegel, daß der Unendlichkeitseffekt entsteht: Unentwegt mein Profil, links und rechts in den Spiegelschächten, ohne Ende; und der Ausgangspunkt ist hier, bin ich sozusagen. Ich fasse mir an den Kopf und sehe in den Tiefen des Spiegels noch haargenau dasselbe. Denk mir nun zwei Linien, welche, durch die Zentren beider Seitenspiegel, aus der Unendlichkeit des Raumes kämen und sich exakt in der Mitte meines Schädels überschneiden müßten.» (S. 70/71) Konsequent: die Angst vor der Berührung, die Angst vor dem anderen Mann, wenn dieser wirklich wird, als Person auf der Bühne erscheint, und abgewehrt werden muß, wenn der Text die Begegnung zweier Männer durch einen realen Autounfall beenden und auflösen muß. Der eine bleibt liegen, der andere rennt davon, und dazwischen die Aufgabe des Blicks, der Beschreibung, zu kommentieren, festzuschreiben und zu entlarven.

Genauer: wenn der eine Mann blutend auf dem Pflaster liegt, und: «Erzähl mir, was da unten los ist. Ich kann es von hier aus nicht sehen.» (S. 94), und «Kann man richtig reinschauen?», und er muß liegengelassen werden, verlassen werden, andere Personen betreten den Text, und der andere flieht, läuft zurück ins Bahnhofsviertel. Wie soll auch ‹das da unten› faßbar werden, berührbar, so sprachlos wie es sich ausdrückt, nicht zum Ganzen gehörig, als schmutzige geheimnisvolle Körperzone sich nur unter Zwängen äußern kann. Und der Text konstruiert nicht nur diese scheinbar äußere Ebene der Handlung, des Zusammentreffens, der Ereignisse, er vervollständigt sich innerhalb, wenn der eine Mann die Wunde des anderen mit nichts anderem bedeckt, als mit seinem Briefpapier, Textpapier, das sich vollsaugt mit Blut, und dem Flehenden fällt ein, nur sein Name steht obendrauf, nicht seine Anschrift, keine Verbindungen sind möglich bis zuletzt.

Man könnte einwenden: ein Text von einem Mann, zufällig, als Beispiel zu verallgemeinern? Immerhin: Kirchhoffs Text blieb bisher unwidersprochen, und: Literatur bleibt oft im Schonraum falsch verstandener Fantasie und Fiktion verborgen, ihr Inhalt wird nicht ans Licht gezerrt. Ein Ort der Heimlichkeit, wo sich männliche Gedanken, Blicke, Wünsche austoben, und das in aller Öffentlichkeit, und dort gebilligt.

Die Möglichkeit: Im Niedergeschriebenen den derzeitigen Zustand des Männlichen entdecken, seine Winkelzüge, seine Ausweichmanöver verfolgen. Die stille Übereinkunft beim Lesen mit dem Autoren aufkündigen, sie erst danach ausdrücklich erneuern oder ablehnen. Das Lesen ist wie der Blick: scheinbar passiv, nicht beteiligt am Geschehen, wird doch alles aufgesogen, was geschieht, gierig kommentiert, wir greifen nicht ein, wir reproduzieren die Welt in Geschichten, nicht allein wie wir sie vorfinden, wir wiederholen, damit sich nichts ändert, damit sie so bleibt, wie sie immer war.

Bisher eher harmlos: die Beschreibung des Äußeren des Menschen, die scheinbare Zufälligkeit der Handlung, wann eine Figur geht, eine andere auftritt. Dabei hat alles eine Absicht, auch wenn sie nicht gewollt wird. Der Text zeigt das, muß nur gelesen werden, so wie in Kirchhoffs Text die Zeichnungen und Kritzeleien an den Eingangswänden des Crazy-Love, Darstellungen des Sexuellen, dort besonders gekennzeichnet und kommentiert werden, wo die meisten Männer vorbei-kommen, und dieser Text wiederholt sich im Text. Verfestigt Vor-gänge in einer anderen Öffentlichkeit, setzt dort Erlebtes und Gedach-tes in eine andere Sprache, und wer weiß, ob wir immer ihren Ur-sprung heraushören. Und vielleicht wollen wir das gar nicht – laß es im Dunkeln, und was ist schon die Beschreibung einer Peep-Show gegen den Besuch dort.

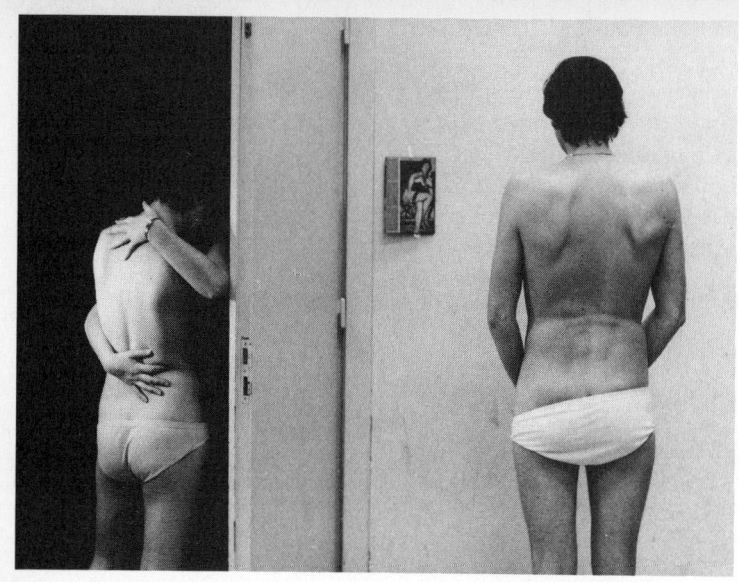

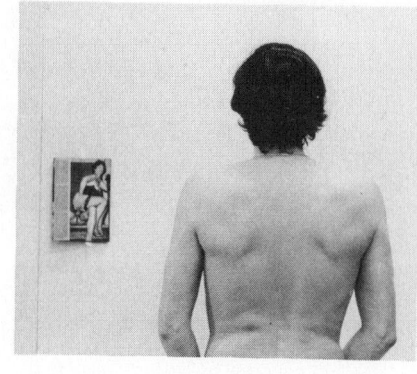

4.

Pornografiebenutzer

... schlecht ist, daß fast alle diese Erfahrung mißbrauchen und vergeuden und sie
als Reiz an die müden Stellen ihres Lebens
setzen und als Zerstreuung statt als Sammlung zu Höhepunkten.
Rainer Maria Rilke
Briefe an einen jungen Dichter

Zur Typologie des Porno-Users

Der graumelierte, ältere Herr im dunklen Zweireiher, Kunstleder-Aktenkoffer
mit Zahlenschloß kauft sich «Domina»-Pornos [1].
Der Freak mit Ohrring und Lederjacke guckt nur nach den neuesten Heften mit
«Bondage»-Bildern [2].
Der schüchtern wirkende Mann, Sommersprossen, gesenkter Blick, hält sich
an «Lesbische Spiele».
Der legere Mittvierziger, Rollkragen, Pullover, den «Spiegel» unter dem Arm
kramt nach «Spankling»-Heften [3].
Ein Mann mit kurzgeschnittener Schifferkrause kauft mit verstohlenem Blick
unter zusammengewachsenen Augenbrauen nur «Busen»-Hefte [4].
Der braungebrannte Blondschopf, Trenchcoat von der Stange, blättert in «Na-
tursekt»-Magazinen [5].
Der mit dem desinteressierten Gesichtsausdruck, der erst eine halbe Stunde in
allen Heften blättert, steht nur auf «Anal».
Der mit dem eingefrorenen Zigarettenreklame-Lächeln und dem Blouson mit
Club-Emblem kauft sich gleich zwei Magazine «Thai-Lolitas» [6].
Der mit dem Motorradhelm unter dem Arm, ganz in gelbes Ölzeug gehüllt,
steht auf «Goldgräber» [7].
Die drei Herren im blauen Drillich gucken nur herum, wechseln Geld und
wollen am liebsten zu dritt in die «Life-Peep-Show», wo gerade «unsere süße
schwarze Muschi alles zeigt».
Der gelangweilt Kaugummi kauende Typ – extra breite Lederjacke, Cowboy-
Stiefel – sucht nach «Transvesti»-Magazinen [8].

Der Herr mit dem Trachtenhut und dem Lodenmantel findet endlich seine Hefte mit «only shaved models»[9].

Manchmal kauft der Mann mit den Bauarbeitermuskeln und den Zimmermannshosen sich Hefte mit «mud wrestling»[10], aber heute steht ihm der Sinn mehr nach einem «Klistier-Porno»[11].

Schon wieder kommt eine Gruppe Männer herein, sie lachen laut, man sieht ihnen an, daß ihre Frauen draußen warten, und Markstücke haben sie auch keine.

Noch einer mit Aktentasche und grauem Trench, schon eine Halb-Glatze, er sucht nach «Dildo»-Heften[12] und findet sogar eins mit schwangeren Frauen.

Der junge Mann im Trainingsanzug geht desinteressiert an allen Heften vorbei, er ist nur die Ablösung an der Peep-Show-Wechselkasse.

Ein anderer Mann, ähnlich jung, versucht zu raten, ob der Sado-Comic, eingeschweißt in Klarsichtfolie, «bitte nicht öffnen», wohl seinem Geschmack entspricht.

Der nächste sucht nur nach Exotinnen, wieder einer nach «High Heels»[13].

Ein Ausländer, die Hände in den Anzugtaschen, betrachtet die Bilder der Video-Peep-Show-Reklame und geht dann Geld wechseln[14].

«Das neueste Heft, Fist-Fucking[15] direkt aus den USA», meint der Verkäufer auf die leise gemurmelte Frage des jetzt noch unbewegter guckenden Enddreißigers, «Wo liegt es denn?»

Der Mann mit dem Schnauzbart und der braunen Nappalederhose hat sich wohl im Laden geirrt, er geht ein paar Türen weiter, Fist-Fucking und Uniformen findet er im Gay-Shop[16].

Ein älterer Herr, den Mantelkragen hochgeschlagen, den Hut im Gesicht, kauft eine aufblasbare Gummipuppe, «alle drei Löcher voll funktionsfähig, hautsympathisch».

«Und jetzt mal sehen, wie der Lolli schmeckt – es ist Pärchen-Show»[17], ein oder zwei Männer kramen nach Markstücken.

Manchmal kaufen die Männer auch Vibratoren in Gold oder Schwarz, Gummi-Scheiden und Plastikpenisse zum Umbinden, Potenzmittel, Gleitcremes, Präser mit Noppen, Riffeln, bunt oder gefühlsecht.

Die schwarzen Lederpeitschen, Gesichtsmasken, Handschellen, Fußfesseln, die Bank mit dem fest montierten, lederüberzogenen Gummi-Penis, die Reizwäsche mit Rüschen und Ritze zwischen den Beinen ist weniger gefragt.

Da gibt es eher Männer, die sich «Intimschmuck»[18] kaufen. Manch einer findet nicht das, was er sucht, für Sex mit Tieren muß er nach Dänemark fahren.

Und die speziellen Spezialmagazine für Krüppel-Liebhaber, Leichen-Schänder, Folterspezialisten weisen meist nur Zeichnungen und Beschreibungen auf.

Aber natürlich sind nicht alle Männer Porno-Shop-Besucher.

Manch einer geht nur ab und an mit Geschäftskollegen in die Sex-Show oder alleine in den neuesten Pornofilm. Einen anderen reizen nur die Filme, von Foltercamps, Liebeshexen und Kanibalen, im Sinne des Gesetzes keine Pornografie – so ein «Schwein» ist er nicht.

Und wer auch daran immer noch nichts findet, vielleicht auf ganz kleine Mädchen oder unschuldige Bilder steht, der kauft sich «Naturfreunde» oder «Sonnenfreunde» [19].

Natürlich gibt es auch die niedrigeren oder gehobeneren Zeitschriften und Magazine im Zeitungskiosk nebenan, und wer es sich leisten kann, legt eben sein Geld in Foto-Bänden an, das Buch für 89 DM, fürs Bücherregal. Natürlich gibt es auch die Männer, die mit all dem nichts zu tun haben, die höchstens mal aus wissenschaftlichem Interesse oder so ...

Ach ja, und manchmal, ganz selten gibt es noch Männer, die einfach nur ein Heft suchen mit «ganz normalem Ficken», weil sie gerne wissen möchten, wie das eigentlich geht.

Als letztes seien noch die Männer erwähnt, denen die Freundin (Playboy-Tasche) den «Playboy» kauft, wegen der guten Kurzgeschichten und diejenigen, die sich einen Torso von Paul Wunderlich ins Zimmer stellen, weil sie schon immer etwas für Kunst übrig hatten.

(Alle Ähnlichkeiten mit bekannten Männern oder dem Leser sind zufällig, aber nicht ganz unbeabsichtigt)

Erläuterungen für Leserinnen

1 Domina = Herrin, Pornos, in denen Männer von Frauen gefesselt und gequält werden.

2 Bondage = Pornos mit Bildern von gefesselten Frauen, zum Teil nackt, oder in Unterwäsche, manchmal auch ganz bekleidet.

3 Spankling = Pornos in denen mit Rohrstöcken, Gürteln und ähnlichem Werkzeug auf nackte, meist weibliche Hintern geschlagen wird, inklusive Striemen.

4 Busen = nicht irgendwelche Brustfotos, sondern Super-Brüste, manchmal mit «Milchspritzen».

5 Natursekt = Manche Männer mögen es, sich Bilder zu betrachten, auf denen Männer oder Frauen angepinkelt werden.

6 Thai-Lolitas = Eine Möglichkeit, das Verbot der Darstellung von minderjährigen Mädchen zu umgehen. Wer fährt schon nach Thailand und fragt die jungen Frauen nach ihrem Alter?

7 Goldgräber = Manche Männer mögen Bilder, auf denen mit Kot beschmierte Menschen abgebildet sind, hier gehört auch die Klistier-Spritze hin, ein wesentliches Utensil.

8 Transvesti = Transvestiten, Männer mit Brüsten und Penis, als «weibliche» Partner in den Heteropornos.

9 only shaved models = Frauen mit rasierten Schamhaaren.

10 mud-wrestling = Bilder von Schlamm-Kämpfen halbnackter Frauen.

11 Klistier-Porno = manchmal ohne Goldgräberspiele (s. o.), dafür am besten in Gummi-Kleidung.

12 Dildo-Hefte = Bilder von Frauen, die sich meist mit Hilfe von großen und

kleinen Kunstpenissen oder anderen Gegenständen angeblich selbst befriedigen.

13 High-Heels = Verwandtschaft mit den Domina-Pornos, aber besonders für Fetischisten, die es auf halsbrecherisch hohe Absätze an Frauenfüßen abgesehen haben.

14 Video-Peep-Show = Im Gegensatz zur Life-Peep-Show geht keine Klappe hoch, sondern der Film im Fernsehen an. (Die Digitaluhr zeigt unerbittlich die noch verbleibenden Sekunden an.)

15 Fist-Fucking = Das Hineinschieben von ganzen Händen in Scheide und Darmausgang, seit neuestem in der Hetero-Pornografie der große Renner.

16 Gay-Shop = In den meisten normalen Porno-Shops gibt es sowohl schwule als auch Hetero-Pornografie, aber die richtige Auswahl gibt es eben doch nur im schwulen Porno-Shop, hier ist auch die Gefahr der Anpöbelung durch Heteros nicht da.

17 Pärchen-Show = Auf dem sich drehenden Peep-Show-Tortenteller räkelt sich ein meist tätowierter Mann mit einer Frau herum.

18 Intimschmuck = Ringe u. ä. was sich an Brustwarzen, Penis, Schamlippe oder Hodensack anbringen läßt.

19 Sonnenfreunde, Naturfreunde = FKK-Magazine, die Fotos von Nackten aller Altersklassen veröffentlichen.

Matthias T. J. Grimme
Der Wichser

Da ist er wieder
der bittere Gestank nach Schweiß und abgestandenem Sperma
Feucht zerknüllte Papiertücher
auf dem glitschigen Boden
dreimal täglich
mit scharfem Desinfektionsmittel gereinigt
von einer eigens eingestellten Putzfrau
mit roten Gummihandschuhen
vor dem Brechreiz geschützt

Luft
eine Drahtschlinge um die trockene Kehle
verhaltenes Räuspern
überdimensional zwischen synthetisches Lustgestöhn schneidend

Ich
am falschen
am richtigen Platz
meine Erregung
hinter männlich gelassenem Pokergesicht verborgen
genau wie die Männer in Hut und Krawatte
Zungenspitzen, trockene Lippen befeuchtend
wohlanständige Herren von der Stange
nach derselben verborgenen Erregung riechend

kein Gespür
für die hilflose Wut
gegen die Lust, die mich hierher treibt
immer wieder – gegen meinen Willen
mit meinem Willen

einsamer Haß
die Abhängigkeit
aus der Mann sich nie wirklich freikaufen kann

um sie zu beenden
nur die Flucht
in den Ersatz für 19 Mark 80
in perverse Abhängigkeiten

unabhängig sein von der Frau?

hinterher der Ekel
wie Ausschlag im Gesicht

Matthias Frings
Warum ich Porno prima finde

In den 70er Jahren waren wir alle «ganz befreit». Ich besaß einen Schreibtisch, ein Matratzenlager am Boden und einen Stuhl. In dieser Reihenfolge. In Reichweite des Betts befanden sich die wichtigen Dinge des Lebens: ein Plattenspieler, TV, Telefon und Bücher, deren strenge Titel meist mit «Theorie des ...» begannen. Nun habe ich Theoretisches immer nur geschätzt, wenn auch etwas für die Lust dabei rumkam. Folglich lagen auf, neben, unter den Suhrkamp- und Merve-Bändchen allerlei Pornos – die Rosinen im eher trockenen Kuchen. Das gehörte sich so.

Man hatte die Politik des Privaten entdeckt, definierte (!) sich mit Wonne jederzeit und öffentlich als Sexualwesen. Auch in den eigenen vier Wänden konnte, nein: sollte, jeder sehen, daß man zu seinen «Bedürfnissen steht». Also gab es nicht nur Pornos, sondern auch Tempotaschentücher, Gleitcreme, manchmal sogar – ganz verrucht! – Kerzen. (Dildos waren aus irgendeinem Grund verpönt, vielleicht weil sie zu sehr nach Geschäftemacherei rochen. Kerzen fielen wohl eher unter die Kategorie Recycling.)

Die neue Freiheit hatte allerdings auch ihre dunklen Seiten, man *mußte* befreit sein. Das war anstrengend. Manchmal schämte man sich eben doch ein bißchen («Wie bürgerlich!») und das Überspielen kostete Kraft, denn hier saßen die neuen Schuldgefühle: ich bin *noch* nicht *ganz* frei!

Es gab allerdings auch herzallerliebste Begebenheiten, wenn beispielsweise mein Freund Hans pünktlich alle zwei Stunden im Nebenraum verschwand, mit der dahingeworfenen Bemerkung, er müsse sich jetzt sofort einen runterholen. Dies im gleichen Tonfall wie «Wir müssen mal wieder zu den Basisgruppen!». Gern erinnere ich mich an Leo und dessen Wohngenossin Biggi, die sich eines Morgens mit blitzenden Augen «Nutella?!» zuriefen, mich mit der geballten Ladung eines Familienglases einschmierten und ableckten. Seither liebe ich Nutella.

Eines Tages nahm ich den Stapel Pornos vom Bett weg und verstaute ihn im Bücherregal. Nein-nein: nix *Wende*. Ganz im Gegenteil. Mir wurde das zuviel. Jedesmal wenn Besuch kam und ein paar Pflichtsätze über die politische Lage in Lateinamerika geplappert waren, steckten alle ihre Nasen in die Heftchen und waren nicht mehr ansprechbar.

**Banane, du bist fällig,
dich pell ich, dich pell ich!**

Warum ich das erzähle? Ganz einfach: Damals habe ich begriffen, daß die flotte gängige Einschätzung pornografischen Materials als Ersatz für Nichtgelebtes (Nichtgeliebtes) ebenso oberflächlich wie folgenträchtig ist. Für meine Freunde verhielt es sich zwischen den Heftchen und Sex nicht wie bei Margarine und guter Butter, Caro und Bohnenkaffee. Sex hatte sich längst angeschickt, zum Sport zu werden, wenn auch zum Freizeitsport, und dazu gehört die Leistung. Kurz: Es wurde viel und oft und gut gevögelt; die Pornos konnten also kaum den Sex ersetzen. Es mußte einen Bereich geben, den Pornografie bedient, nicht aber gelebte Sexualität, sozusagen etwas Unfleischliches.

Ich bin fest davon überzeugt, daß jedem, der Pornografie in andere Sätze als die des puren (Denk-)Genusses einbaut, dies auch weiß, zumindest aber spürt. Was, um Himmels willen, gäbe es denn zu sagen, stimmte beim einen oder anderen gar die Phrase vom «Porno als Sexersatz»? Will man denn den Leuten, die wenig oder keinen Sex haben, auch noch dieses Vergnügen nehmen? Wäre es nicht freundlicher, eben jenen zu sagen: Natürlich, mach dir einen schönen Abend, nimm ein Fläschchen Schampus vom Besten, ein sexmunteres Bilderblatt und laß es dir gutgehen!

Sicherlich wird Pornografie auch so benutzt, ist *auch* Ersatz. Mir ist aber die so oft, so vehement vorgebrachte Ersatztheorie verdächtig, eben weil sie erstaunlich bruchlos daherkommt. Allein durch die Klassifizierung als Ersatz hat sich der Sprecher schon distanziert; *er* ist nicht *so*. Warum? Weil: Ersatzbefriedigung betreibt natürlich immer nur der andere. Weil: Ersatz bedeutet, daß ich *lese* und *anschaue*, was ich unter anderen Umständen *tun* würde. In den Pornos geschehen aber allerlei Ungeheuerlichkeiten. Also ist der Betrachter ein Ferkel, denn wenn er nur könnte, dann würde er den Text, das Bild, den Gedanken in die Tat umsetzen. Hier liegt der Grund für die moralische Verteufelung der Pornografie. Weniger der Konsument nimmt sie ernst, sondern der Kritiker. Und dieser fürchtet sich nicht vor der Pornografie, sondern vor sich selbst. Er kanzelt Pornografie ab, um, wie er befürchtet, sich nicht selbst zu begegnen. Diese Sorge ist unbegründet. (Meist.)

Es amüsiert mich, zu sehen, wie besorgte Kritiker sich den Kopf darüber zerbrechen, ob die «amoralische» Pornografie ihre Betrachter nicht zu unsozialem Verhalten verleite. Pikanterweise wird hier das gleiche Menschenbild wie das der Pornografie benutzt, und unterstellt, daß wir triebhafte, nicht-denkende, undisziplinierte, verantwortungslose Wesen sind.

Ja da geht's humba, humba, humba, tätära!

Einer der begehrtesten US-amerikanischen Pornofilmer ist William Higgins; er dürfte auch der kommerziell Erfolgreichste sein. Da Pornofilme den Zweck sexueller Erregung haben, bedeutet die ungebrochene Beliebtheit eines Pornografen nur eins: seine Produkte treffen einen Nerv, begegnen auf eine sehr realitätstüchtige Weise den Träumen der Käufer. Insofern sind Higgins' Filme «wahr». In Wirklichkeit aber ist er kein Pornofilmer, obwohl sich in seinen 1½ stündigen Spielfilmen unzählige Leiber verknoten, obwohl die Zahl der Geschlechtsakte, Geschlechtsteile und Orgasmen alle anderen Filme weit hinter sich läßt. Higgins inszeniert *Hollywoodfilme*, fleischliche Versionen glamourösen Unsinns. Na, Sie wissen schon: da wird das komplizierte Leben auf einen Nenner gebracht, faßbar, handhabbar, bequem für Gefühl und Verstand. Ist der Himmel blau, dann ist er sehr blau, ist er dunkel, dann dräut ein Unheil. Die Darsteller sind perfekt wie die Lüge, sehr blond und sehr gut gebaut, sehr sportlich oder sehr muskulös. Die Zähne sind weißweiß, die Schwänze wie aufgeblasen, die Augen badezusatzblau. Alles so perfekt, daß man gar nicht genau hinschauen kann; der Blick rutscht ab. Tut man es doch, sieht man die Film-Realität: die Haare gefärbt, die Körper gezüchtet, auf Zahnstummeln Kronen, vor den Pupillen gefärbte Linsen. Pille, damit er steht, Puder, damit die Nase nicht glänzt. Das alles *wissen* wir, aber wir (er)freuen uns doch.

Higgins' Glanzstück sieht so aus. Eine blonde Schönheit bläst eine dunkle Schönheit; langsam geht die Kamera weiter, der Dunkle bläst einen Sportlich-Zarten, dieser eine Muskelmaschine, der ein Schwanzwunder ... und ... so ... weiter. Die Kette von fünfzig streng choreographierten Leibern faßt einen tiefblauen Pool ein wie die Brokatlitze das Sofakissen.

Oh, rufen wir, guck doch mal. Dies ist ein erotischer Traum. Einmal Verschmelzen im unendlichen Fleisch. Und doch – jeder, der es einmal zu dritt versucht hat – es müssen ja nicht fünfzig sein –, weiß, wie sehr die wirklichen Körper den Fantasien im Weg liegen. Das zwickt und zwackt, da verdreht man sich den Rücken, dort kommt man nicht ran. Kriegt jemand «zuviel» ab, jemand «zuwenig»? Und dann, vielleicht, ist es auch noch erregend. Aber eher im Kopf, eher die Idee als die konkrete Positionsparade. Und doch träumt man weiter von der unbegrenzten Lust, gerade so wie von Frieden, Freundlichkeit und Freiheit. Schön, daß das wenigstens in der Fantasie geht.

**Ohne Hemd und ohne Höschen,
immer zack, zack, zack, zack, zack, zack!**

Auftritt des kritischen Menschen, des professionellen Enthüllers. Schön und gut, sagt dieser, aber überlege doch, wie stark gerade (Porno)filme unsere Vor- und Einstellungen prägen. Dort zählt nur Schönheit und Jugend, Geschlecht und Akt. Die Filme gaukeln uns Ideale vor, denen niemand entspricht, niemand entsprechen kann. Das macht uns unglücklich.

Wir kennen das. *Realität* wird eingeklagt, es wird gesagt, daß die Schönheit des Menschen anderes meine als perfekte Gliedmaßen. Das stimmt. Und dann wird eine andere Ästhetik (etc.) gefordert: Warum keine älteren Leute, warum keine «Charaktere», keine «echte» Schönheit, keine «natürliche» Erotik?

Merkwürdig, sage ich, die Forderung hört sich *vernünftig* an, aber niemand, auch du nicht, kauft sich einen Porno voller gewöhnlicher Menschen. Sind die Käufer also *unvernünftig*? Nein, sie sind sehr vernünftig. Sie wollen einen Traum kaufen, nicht das wirkliche Leben, das ist nämlich umsonst. UND SIE WISSEN ES! Warum redest du immer über «die anderen»? *Du* durchschaust alles, natürlich. Warum hältst du sie für zu dumm, einen Film als *Film* zu sehen? Wer gibt dir das Recht zu dieser Anmaßung?

Pornografie ist eine der ehrlichsten Künste. Sie verschleiert sich nicht, meint nicht Wirklichkeit, sondern *spielt* sie. Sie ist knallig, häßlich, bunt, übertrieben, grotesk. Viel fataler – weil klüger, grausamer, berechnender – ist mir die unausweichliche Werbung, der Griff nach dem Geld übers Wedeln mit dem Fleisch. Porno ist eindeutig, macht Erregung um der Erregung willen. Werbung für Produkte mit dem Sex-Appeal der Modelle ist brutal. Sie ist so geballt, donnert auf allen Kanälen, blendet die Augen, dröhnt in den Ohren – niemand kann sich ihr entziehen. Weil sie millionenmal, aber immer nur bruchstückhaft, auf uns eintrommelt, erlaubt sie keine Distanz. Jeder ist ausgeliefert, niemand kann sich wehren. Werbung schenkt uns keine

Träume wie der Porno, Werbung redet uns immer nur den Mangel ein, Werbung arbeitet an der Wirklichkeit, thematisiert das «wirkliche Leben»: Du mußt etwas leisten, um etwas zu sein, Erfolg haben, um etwas zu verdienen. Du mußt schön sein, makellos, attraktiv, sexy, charmant.

Schau her – das alles ist zu kaufen, eine Wirklichkeit, die dir zusteht. Werbung macht Hunger nach etwas, was man kaufen kann. Porno macht Hunger nach etwas, was man leben kann.

> **Wir ziehen los mit ganz großen Schritten
> und Erwin faßt der Heidi von hinten
> an die Schulter.**

Aber.

Dem Gedanken folgend, Pornografie sei in erster Linie Fantasieproduktion und bestimmt zum alsbaldigen (Fantasie-)Gebrauch, verfällt man leicht dem weitverbreiteten Irrtum über Vorstellungswelten: Fantasie, so heißt es, kenne weder Schranken noch Gesetze. Die Annahme hat ihren guten Grund in dem Bemühen, – wenigstens! – diesen Bereich privater Welten jedwedem wertenden Zugriff fernzuhalten. Und doch ist sie falsch, fantasieren wir doch nur auf der Folie dessen, was wir bisher erlernt und erfahren haben. Fantasie bewegt sich immer im Bereich des «noch Vorstellbaren», mindestens eine Verbindung zu konkret Erlebtem, und sei sie noch so dünn, ist Voraussetzung, damit sie überhaupt *denkbar* ist. Sie fliegt frei und ist doch gebunden. Fehlt der Brückenschlag ins Erlebte, entgleitet sie unserem Bewußtsein. So ist beispielsweise die Idee der «Unendlichkeit» für uns nie zu fassen, denn alles, was wir kennen, ist endlich.

Ist Fantasie auf diese Art gebunden, dann läßt die Fantasieproduktion Rückschlüsse zu auf unsere Verfaßtheit, unsere Werte, unsere (Vor-)Urteile. Dies gilt auch und gerade für die pornografische Fantasie. Wo Geschlechterbeziehungen stark mit Machtfragen verknüpft sind und Pornografie so stark von einem Geschlecht produziert wie konsumiert wird, nimmt es nicht Wunder, daß die Angebote der Pornoindustrie auf einer weiteren Ebene gewisse Wertungen transportieren. (Ob diese Wertungen immer auch auf die Art vom Betrachter übernommen werden, wie sich das der modisch-kritische Betrachter vorstellt, ist eine andere Frage.)

Keine Frage aber: In einer Männerwelt ist auch Sexualität männlich gesetzt. Reflexe der behaupteten Überlegenheit finden sich in fast allen

Pornos. Am geringsten noch sind sie in reinen Fotostories ausgeprägt, die auf den wichtigsten Träger der Macht, die Sprache, verzichten (müssen). Hier könnte sich manchmal gar der Verdacht einschleichen, Frauen beherrschten den Mann total. (Nein, nein, ich bin nicht verrückt geworden.)

> **Lesbisch, lesbisch und ein bißchen schwul,**
> **wir fummeln hier, wir fummeln da,**
> **wir fummeln hier, wir fummeln da:**
> **tausend nackte Weiber auf dem Männerpissoir.**

Schauen wir uns eines dieser schönen Dänenhefte an, die fast schon aus der Mode gekommen sind. Es heißt «Sexual Fantasy» (!) und ist «FULL COLOUR – GANZ IN FARBEN». Ein Wohnzimmer mit Rattanmöbeln, Sitzecke mit Couch, eine Whiskyflasche mit Glas. Im Zentrum des Bildes eine blondperückte Frau mit gelber Kasackbluse, die armverdrehend den rückwärtigen Reißverschluß öffnet. Ganz hinten, fast als Schatten, ein dunkler Mann im anthrazitfarbenen Anzug; er ist nur angeschnitten. Auf den nächsten vier Bildern nur die Frau mit immer weniger Kleidungsstücken. Frau in Groß. Dann ein Schuß an seiner Hüfte vorbei auf die Frau, die sich grinsend im Bett räkelt. Im weiteren Verlauf werden wir niemals sein Gesicht sehen, nicht seine Beine, seine Brust. Nur sein Schwanz ist in Aktion und seine Hände greifen.

Was geschieht hier? Ein naiver Mensch müßte sagen: Diese Frau steht völlig im Mittelpunkt; sie herrscht. Der Mann ist reduziert auf sein Geschlechtsteil, auf seinen Sex. Er ist nicht Person, wird herabgewürdigt zum funktionierenden *Stück*. (Kommt uns bekannt vor, nicht?) Aber wohl kaum jemand würde diese Szene so deuten. Wir setzen die Bilder in Zusammenhänge, wissen darum, daß der Mann eben nicht zum Vergnügen der Frau da ist. Weniger situativ denkend, würden wir sagen: Der Mann ist mehr als anwesend. Er (der Schwanz) steht für ihn (den Mann) – rien ne va plus. Und so ist es folgerichtig, daß der symbolische Phallus sich der Frau bedient. In dieser Lesart sind lediglich die Akzente verschoben. Nicht sie läßt sich befriedigen, sondern er (ER) befriedigt sie.

Auf der Rückseite von «Sexual Fantasy» findet sich ein schönes Beispiel, wie durch den Eintritt der Sprache in das Spiel, das *Oben* und *Unten* weiter ausgebaut wird. Der Film Nr. 809 «Randy Birds» wird annonciert: «Zwei hübsche Vögel promenieren durch einen Vergnü-

gungspark, wo sie auf zwei stattliche Burschen treffen.» Bis in kleinste
Formulierungen hinein lassen sich Wertungen aufspüren, die wir all-
tagssprachlich kaum mehr wahrnehmen. Frauen sind «hübsch», ihr
Wert liegt nicht in ihrer Persönlichkeit, sondern in der Beschaffenheit
der Außenhaut – und die ist vornehmlich für den Mann da. Und: Die
Frau ist nicht Frau, sondern Tier. Diese Methode ist bekannt. Es wim-
melt im Reden unter Männern von Hühnern, Gänsen, Bienen, Küken,
Kätzchen, Schlangen. Gegenprobe: Nie ist die Rede von «hübschen»
Männern im Porno, geschweige denn von «hübschen Hunden» oder
ähnlichem. Na, und die Kerls sind natürlich «stattlich». Das evoziert
Stärke, Größe, eine propere Fassade mit was dahinter. *Stattlich* kommt
von «Staat machen», und Staat macht man nicht (nur) mit einem netten
Frätzchen, sondern mit Fähigkeiten, mit Macht.
Die außersexuelle Macht des Mannes über die Frau ist eines der Themen von Pornografie. Die Frau ist immer verfügbar, ist unersättlich,
handelt auf sein Geheiß; er hat das Geld (das Boot, die Villa, das Ca-
brio, den Zauberstab). Sie benötigt ihn, er besorgt es ihr.
Dies alles läßt sich so leicht nachweisen, daß ich es mir sparen werde.
Pikanterweise zeigt sich gerade hier auch die Schwäche der Männer,
der Produzenten wie der Konsumenten. Männer erzählen sich (und
immer, immer wieder), daß sie verführen, sich und andere beherrschen, daß sie von Frauen angebetet und benötigt werden. Träfe dies so
nahtlos zu – weshalb dann die vielen Worte? Es ist unsinnig, etwas zu
fantasieren, was man ohnehin hat.
Daß Frauen Pornografie nicht mögen, widerlegt die Erfahrung. Daß
sie an dieser Art Pornografie nicht interessiert sind, ist mehr als verständlich. Was also tun? Die Amerikanerinnen sind auf einen Trick
gekommen: Sie kaufen Schwulenpornos. Aus den nordamerikani-
schen Videotheken kommt die Kunde, daß immer mehr Frauen sich
schwule Pornofilme ausleihen, mit Vorliebe die von William Higgins.
Das Votum ist eindeutig. Außersexuelle Macht wird bei den Schwulen
nicht thematisiert, da sie zwischen zwei (oder fünfzig) Männern kaum
eine Rolle spielt (von Sadomasoritualen einmal abgesehen). Sex ist hier
Sex pur, und dem können Frauen offensichtlich etwas abgewinnen.
Vergnügliche Vorstellung: Welches Gesicht macht ein Ehemann, der
sich zuweilen gern die übliche Lesbennummer zu Gemüte führt, erwischt er seine Frau beim Sexvergnügen hübscher Männer? Ist er verblüfft, geschockt oder verletzt, daß seine Frau sich am Urbild des «Un-
männlichen» erfreut?

Was fordern wir also? (So was steht immer am Ende von Buchbeiträgen.) Wir fordern nichts.

Was sollten wir denn auch postulieren? Die Abschaffung des Porno? Das wäre grotesk. Ihn hat es immer gegeben; ihn wird es immer geben. Viel schlimmer als die ekligsten, widerwärtigsten, sexistischsten Bilder oder Texte wären die Pornos, die fortan in den Köpfen nur lebten. Dort leben sie länger, dort sitzen sie fester, dort haben sie kein Korrektiv. Viel schlimmer als der schlimmste Porno wäre die Zensur, denn sie kann niemals auslöschen, was sie auf der Erscheinungsebene verhindert. Kritik (also: die Voraussetzung von Veränderung) läßt sich gut nur am Sichtbaren üben, sehr schwer am Vermeintlichen. Und eine Gedankenpolizei will wohl niemand, davon haben wir eh schon zuviel in uns.

Wie wäre es also mit Pornos, die die Gleichheit von Frau und Mann in ihr Programm mit aufnehmen? Prima, aber das läßt sich nicht verordnen. Versuche gab es im Film und in Fotobänden. Heraus kam ein schlabberiges Emanzipanzi, gute Absicht mit Herzschrittmacher. Das war dressierende Sexualpädagogik, getragen von gutem Willen – und wirklich widerwärtig. Mir macht die Vorstellung angst, man könnte zunehmend darangehen, auch noch die Triebe zu sozialisieren. Sie sind es schon genug.

Was ich mir wünsche, ist Kraft und Leidenschaft und Trieb im Porno, ohne außersexuelle Wertungen und ohne Moral. Ich wünsche mir Anziehung und Abstoßung, das bewegte Spiel *sexueller* Macht, die Verkörperung so schöner (und so altmodischer) Begriffe wie Hörigkeit und Hingabe. Ich wünsche mir vor allem, daß die Rollen nicht statisch nach Mann (oben / aktiv / stark) und Frau (unten / passiv / schwach) aufgeteilt werden. Geht das?

Wie sagte mein pessimistischer Freund Ludwig Wittgenstein: «Nenn es einen Traum. Es ändert nichts.»

Und wenn Louis diesmal unrecht hätte?

Holger Lindemann
Pornografie im Knast

Die folgenden Gespräche habe ich im Februar 1986 geführt. Beide Gesprächspartner sind Insassen derselben Strafvollzugsanstalt, in der etwa 550 Männer in der Regel lange Strafzeiten zu verbüßen haben. Die Anstalt gilt als liberal, den Gefangenen werden viele Freiheiten eingeräumt. So sind die Zellentüren tagsüber nicht verschlossen. Am Wochenende besteht für die Gefangenen die Möglichkeit, Umschluß zu machen. Das bedeutet, daß bis zu drei Gefangene (z. B. eine Skatrunde), die sich verstehen, eine Nacht gemeinsam verbringen können. Jeder kann seine Zelle individuell gestalten. Fernsehgeräte und Musikanlagen sind erlaubt.

Zur Vorbereitung der Gespräche habe ich das Buch *Leben im Knast*★ gelesen, auf das ich mich in meinen Fragen mehrfach bezogen habe. Dieses Buch kann ich jedem empfehlen, der mehr über die «unbekannte Welt» des Strafvollzugs wissen möchte. Ich selbst bin auf die Situation im Knast nur eingegangen, wenn es mir für das Thema «Pornografie» wichtig erschien. So kann man Pornografie eben nicht losgelöst von den erzwungenen, sexuellen Entbehrungen betrachten. Um Vorurteilen vorzubeugen, möchte ich noch erwähnen, daß es sich bei den Schilderungen meiner Gesprächspartner um subjektive Stellungnahmen handelt.

Die Gespräche sind gekürzt und teilweise neu gegliedert.

★ Herget, Wolfgang: Leben im Knast: Selbstzeugnisse, 1. Auflage. Hamburg 1984

1. Gespräch

«Hier drinnen ist es eine
der wenigen Möglichkeiten»

HL: Spielen Pornos im Haftalltag eine große Rolle?
FK: Doch, das kann man eigentlich sagen, das ist begehrtes Tauschobjekt, eine gewisse Wertanlage, Ersatz für Geld. Da ist eine rege Nachfrage, das ist zu beobachten, besonders so gegen Abend, wenn eingeschlossen wird. Dann geht das große Gesuche los, alles rennt rum mit Heften in der Hand und versucht zu tauschen. Wenn Wochenende ist, in noch größerem Umfang, wenn's in der Woche ist, für den jeweiligen Abend bis zum nächsten Tag, versucht man sich Porno-Hefte oder Bücher, auch Literatur, egal was man in die Finger kriegt, zu besorgen.
HL: Wie kommt so was hier rein?
FK: Zum Teil bringen sie das mit, wenn sie inhaftiert werden, oder – ganz normal über den Versandhandel. Das ist an bestimmte Voraussetzungen gebunden, daß es nicht gegen Gesetze verstößt, also solche Sachen mit Kindern, die sind nicht zu bekommen, die werden auch nicht ausgehändigt. Es muß sichergestellt sein, daß das vom Fachhandel oder Versandhandel kommt, daraufhin wird geprüft. Dem voraus geht ein Antrag auf Aushändigung, und da wird drauf geschrieben, was erwartet wird, dann wissen die also schon, was ankommt, also Büchersendung oder so, und meistens kennt man die schon, also Beate-Uhse-Versand, Orion-Verlag oder wie sie alle heißen. Das geht also relativ einfach. Ausgänger oder Urlauber bringen auch mal irgendwelche anderen Sachen mit, die dann bereits verboten sind, die sie nur in speziellen Geschäften kriegen, unter der Hand, weiß der Teufel, in Dänemark oder so, die dann nicht über den Fachhandel zu beziehen sind, und die auch nicht ausgehändigt werden, wenn sie in die Kontrolle geraten.
HL: Was gibt es alles an verbotener Pornografie hier?
FK: Mit Tieren, mit Kindern und gleichgeschlechtliche.
HL: Egal, was gezeigt wird?
FK: Die sich in Andeutungen belassen, das geht schon noch mit durch. Und dann werden da natürlich auch noch Unterschiede gemacht, die Leute, die ein Delikt haben, was damit zusammenhängt, mit Homosexualität, die kriegen dann auch diese Dinger nicht.

HL: *Und Männer, die eine Frau vergewaltigt haben, kriegen die einen norma-*
len Porno?

FK: Da wird, soweit ich weiß, nichts gemacht.

HL: *Und wenn jemand erwischt wird mit einem Porno, der verboten ist?*

FK: Ich bin schon 'ne ganze Weile hier, schon einige Jahre, und ich hab
also noch nie erlebt, daß daraufhin geprüft wurde, die Zellen, nachdem
das in Besitz gelangt ist. Wohl bei der Aushändigung, wenn es direkt
über die Post kommt, dann wird es einfach zur Habe (die Habe wird
von der Anstalt bis zur Entlassung verwahrt) genommen oder zurück-
geschickt, je nachdem, was der Gefangene damit machen will. Aber
daß da 'ne Repressalie drauf folgt, auf den Besitz, das fällt einfach so zur
Seite, nichts weiter. Ich weiß nicht, wie es in anderen Anstalten ist, es
mag da anders sein, aber hier ist das recht liberal.

HL: *Wie können Sie Pornos bestellen, wie wird das bezahlt?*

FK: Man kann das von seinem eigenen Geld bezahlen, Hausgeld oder
Eigengeld. Man arbeitet ja hier und bekommt auch ein entsprechendes
Entgelt, naja, und davon kann man eben seinen Einkauf tätigen und
auch Bücher, Zeitschriften bestellen, was er für notwendig hält, das ist
ihm überlassen. Oder er kann es von draußen bezahlen lassen, von
seinem Bankkonto draußen oder von Freunden.

HL: *Passiert das sehr häufig, daß so was ankommt?*

FK: Vorsichtige Schätzung, also jeden Monat kommt hier was an, das
ist ganz sicher, das ist noch gering.

HL: *Bei 500 Leuten ein Paket im Monat ...*

FK: Nun, nicht jeder hat die Kontakte nach draußen, die auch das richtige Geld locker machen. Auf die Dauer wird das sehr teuer, die kosten
ja im Schnitt, so pro Heft, so fuffzehn bis zwanzig Mark, das ist ja auch
nicht ganz billig.

HL: *Pornos sind dann Währung, und dagegen wird getauscht?*

FK: Ersatzwährung, nicht so hoch wie Tabak oder Geld. Also wenn
das neuwertige Hefte sind, dann gibt's auch schon mal für zwei Hefte
ein Pfund (20DM), und Schwarzgeld ist eigentlich recht begehrt hier,
weil man dafür viele andere Sachen kaufen kann, die auch sehr begehrt
sind.

HL: *Wenn Pornos also draußen schon zwanzig Mark kosten ...*

FK: Man macht praktisch Verlust, sicher, weil Schwarzgeld eben
doch nicht so einfach hier hereinzubekommen ist, weil da Strafe drauf
steht.

HL: *Was kann man für einen Porno alles eintauschen?*

FK: Man kann das so rechnen, ein Pfund sind vier Pakete Tabak, also wenn es Zigaretten sind, dann zwei Schachteln gegen eine Packung Tabak. 'ne Bombe Kaffee (Glas Pulver-Kaffee), je nachdem, was für eine Marke, Gold oder Klassik, ist dann entweder 'n Pfund oder 'n Zehner.

HL: *Wieso haben Pornos einen solchen Wert?*

FK: Das ist schwer zu sagen, weil es offenbar doch kostenintensiv ist, sich so ständig mit neuen Materialien zu versorgen, und offenbar nicht jeder diese Quellen auftun kann. Der Einkauf ist in der Regel sehr gering, wenn man davon Zigaretten und Tabak kauft für den ganzen Monat, bleibt im Grund nichts mehr übrig. Bleibt also nur noch die Möglichkeit, sich das von draußen bezahlen zu lassen, und da ist das ja nun auch nicht unbedingt rosig, da sind auch viele bei, die von der Sozialhilfe leben, draußen.

HL: *Also jemand, der Pornos hat, ist relativ wohlhabend im Knast?*

FK: Ja, doch so nach und nach erwirbt sich wohl jeder mal welche, das sind dann die Ausrangierten, das kann man deutlich feststellen, also die Knackis, die über ein bißchen mehr Geld verfügen, oder die nach draußen Kontakte haben, die haben dann auch die neuesten, die kaufen sich dann das Neueste, was auf dem Markt ist. Die anderen, die zerfledderten und mehrfach geflickten, teilweise fehlen dann auch Seiten, das ist dann der Ausschuß, der geht dann noch, da wird noch mit gehandelt, die sind natürlich weniger wert.

HL: *Wie ist das mit dem Marktwert von verbotenen Pornos?*

FK: Diese ausgefallenen Sachen, die haben natürlich nur einen sehr begrenzten Kundenkreis, 'ne begrenzte Nachfrage.

HL: *Aber die kommen doch schwerer rein.*

FK: Ja, die kommen schwerer rein, aber es ist keine große Nachfrage danach.

HL: *Trauen die sich nicht, danach zu fragen?*

FK: Das mag auch ein Grund sein, daß die dich nicht danach fragen, weil sie eben Angst haben, als Kinderficker hingestellt zu werden.

HL: *Und Gewaltpornos, haben die einen hohen Marktwert?*

FK: Ja, die sind höher im Wert anzusetzen als die normalen, weil die ja auch unter erschwerten Bedingungen zugänglich sind.

HL: *Und gibt es da eine große Nachfrage?*

FK: Doch, da gibt's 'ne große Nachfrage.

HL: *Wird über Sexualität und über die Entbehrungen, die Sie hier haben, untereinander gesprochen oder gar nicht?*

FK: Das ist eigentlich so 'ne Tabuzone. Man macht so seine Faxen, dumme Sprüche, aber ansonsten wird das Thema nicht berührt. Es gibt hier auch so Schichten, kann man sagen, und da sind die Homosexuellen, die es hier auch gibt, eine ganze Anzahl, die sind also mit die unterste Stufe, komischerweise.

HL: Ich habe immer gedacht, daß diese Rangfolge im Knast, davon abhängt, was für Straftaten man gemacht hat.

FK: Ja, nicht nur, dann kommt es auf das Verhalten selbst an, wie sich der Mensch gibt, arbeitet er mit den Behörden zusammen, also so Anschwärzer, und dann die Homosexuellen stellen auch im Knast wieder 'ne Randgruppe dar und werden vielfach gemieden und unterdrückt.

HL: Im Knast, so habe ich zumindest gehört, sind viele homosexuell, die draußen überhaupt nicht homosexuell sind.

FK: Das ist ein Irrtum, das ist eine nette Erklärung, die die Leute sich zurechtgezimmert haben. Wer im Knast sagt, ich bin nur im Knast und ich bin draußen ganz normal gewesen und so, der hat diese Anlage auch von vornherein schon gehabt, also die wäre unter anderen Umständen, draußen unter denselben Bedingungen, genauso ausgebrochen. Das wird immer so leicht gesagt, das ist der Knast, was soll man da anderes machen, das stimmt nicht, also so groß ist die Gruppe nun auch wieder nicht, es fällt wohl mehr auf, als draußen, da gehen sie einfach unter in der Masse.

HL: Es ist also nicht richtig, daß ein Mann sich an einen anderen Mann wendet, weil er Bedürfnisse nach Zuneigung und Zärtlichkeit hat, die er, wenn er draußen ist, nur bei Frauen versucht zu verwirklichen?

FK: Gut, ich kann meine Meinung darüber sagen, er versucht da etwas zu kompensieren und zu unterdrücken, es gibt viele hier, die dazu auch nicht stehen, die sind dann auch homosexuell und verschweigen das aus Angst, die haben dann auch einige Nachteile, sie werden unterdrückt, und man triezt sie, wo man kann, und sie werden auch nicht gut angesehen. Und dann gibt es eben einige wenige, die stehen voll dazu, und da kann ich nur sagen, Hut ab – find ich bewundernswert.

HL: Wie ist das mit Leuten, die ein Verlangen nach Pornografie mit Tieren oder mit Kindern haben?

FK: Nein, dann kann sich schon eher jemand hinstellen und sagen, ich schlaf gern mit Männern.

HL: Wenn Sie jemanden sehen würden, der tauscht einen Kinderporno oder einen Porno mit Tieren, wie denken Sie von dem?

FK: Dann würde ich meine Einschätzung erst mal grundlegend revidieren, wahrscheinlich. Wer sich so was anguckt, der hat das schon praktiziert oder würde das gern praktizieren, das ist für mich 'ne Sache, die akzeptiere ich nicht. Das ist auch sehr übel, wer hier so Delikte mit Kindern gehabt hat, der ist auch ganz arm dran, der wird auch ganz unterdrückt hier.

HL: Ist es sehr schlimm, daß Sie hier keine Frau haben, die Sie mal in den Arm nimmt oder so, mit der Sie mal schlafen können, die Sie mal streichelt?

FK: Das ist natürlich ein Problem, das muß eigentlich für jeden normalen Menschen ein Problem sein, es kann gar nicht anders sein. Und das versucht man natürlich auszugleichen, durch andere Aktivitäten zu unterdrücken ...

HL: Wie gleichen Sie aus und wie unterdrücken Sie?

FK: Durch Sport, indem man sich exzessiv mit Sport beschäftigt. Oder auch ein anderes Extrem: exzessive Selbstbefriedigung ist eine Möglichkeit.

HL: Aber kann man dadurch denn auch Bedürfnisse nach Zärtlichkeit befriedigen?

FK: Das könnte man nur wieder, indem man sich an einen anderen Mann wendet.

HL: Aber das können Sie nicht?

FK: Ja, das ist immer 'ne Sache der Neigung.

HL: Wie ist denn das, wenn Sie ihre Bedürfnisse nach Zärtlichkeit nun überhaupt nicht befriedigen können?

FK: Ich hab sie 'ne Zeitlang verdrängt, das bring ich nicht mehr, und inzwischen hab ich regelmäßigen Besuch, da kann man dann auch schon mal verschiedenes probieren.

HL: Wie ist das mit Besuchen?

FK: Besuch ist also mit Überwachung im Gemeinschaftsraum. Verstohlene Zärtlichkeiten sind da schon mal möglich, na Gott, da sind drei Beamte, die 250 Leute überwachen, die sitzen halt nur da, im Grund interessiert sie das nicht, solange es da nicht zur Sache geht, so übern Tisch oder so. Ja und dann ist die Möglichkeit, daß man Sonderbesuche versucht einzuschieben. Das ist ein Einzelbesuch außerhalb der normalen Besuchszeiten, und da gibt's besondere Besuchszimmer, und da ist man ganz allein, auch ohne Überwachung, und kann natürlich auch schon etwas mehr wagen. Natürlich ist die Gefahr, daß die Tür aufgeht, plötzlich, immer mal da. Das setzt dann natürlich auch 'ne gewisse Abgebrühtheit von der Partnerin voraus.

HL: Wenn die Tür aufgeht, was dann?

FK: Dann gibt es natürlich schon Ärger, offiziell darf man das nicht.

HL: Und was machen Gefangene, die keine Frau haben, die sie besuchen?

FK: Da gibt es zwei Möglichkeiten, einmal Pornografie und dann Selbstbefriedigung. Wenn das nicht möglich ist, einfach das verdrängen. Dann kommt noch was dazu, das sind verschiedene Phasen, glaub ich so. Es gibt Gefangene, relativ junge noch, die auch aus dem Millieu kommen, auch so bahnhofsmäßig und so, die das gewerbsmäßig gemacht haben. Die sind natürlich auch hier drinne, und das weiß man, daß man sich an die Leute wendet, gegen Bezahlung so mit den Leuten Umschluß macht. Und davor gibt es 'ne Stufe, wenn man das verdrängen will, daß man merkt, daß man sich unter Umständen vielleicht mal mit 'nem Mann beschäftigen würde, daß man das zunächst verdrängt und das versucht auszugleichen durch betonte Männlichkeit und besonderes Schimpfen auf die Homosexuellen, das ist ja schlimm, und Adolf hat sie alle vergessen früher und so diese ganzen Sprüche, das sollte man mal wieder einführen und Kopf ab und diese Sachen. Und dann, wenn das nicht völlig gelingt, das zu verdrängen, dann sind sie mit einemmal selber dabei und suchen sich ihren Partner.

HL: Ist das vielleicht auch Neid, weil sie heterosexuell sind, daß Sie nicht mit einem Mann mal Zärtlichkeiten austauschen können?

FK: Das ist durchaus möglich. Es liegt auch daran, daß es in der Öffentlichkeit nicht gern gesehen wird. Also, wenn man beobachtet, Frauen untereinander, die haben es da wesentlich einfacher, da denkt sich auch niemand was bei. Aber wehe, das macht ein Mann, nimmt ein Mann einen anderen in den Arm oder so und das im Gefängnis, das ist noch viel überspitzter dann. Solche Sachen können nur hinter verschlossenen Türen ablaufen.

HL: Ich dachte, diese Situation ist so extrem, daß die Hemmungen fallen?

FK: Nein, das ist nicht so. Im Gegenteil, die ganzen Moralvorstellungen werden hier also noch viel härter ausgelegt, in dieser Beziehung jedenfalls, und da geht das eben nur hinter geschlossenen Türen ab.

HL: Was Pornos betrifft, gibt es da auch so sehr harte Moralvorstellungen, oder gibt es da gar keine Moralvorstellungen?

FK: Also, je schmutziger je lieber! – Im überwiegenden Maße wird Wert darauf gelegt, also harte Pornografie. Und dann gibt es noch einen geringeren Teil, die auf das Niveauvolle achten, so weniger konkret, mehr beschönigend, saubere Aufnahmen und das ganze drumrum mehr so 'n Kunstaspekt reinbringt so.

HL: Ist man im Knast auf Pornografie angewiesen?

FK: Doch ja, gerade in diesem Gefängnis, das sind in der Regel Lang-
strafen. Ja, man kann 'ne Weile aus der Erinnerung zehren und die
Fantasie einfach spielen lassen, aber irgendwann ist das erschöpft.
Dann braucht man noch irgendwelche Reize von außerhalb. Und das
Fernsehen ist nicht so großartig, da hilft man eben nach, mit einschlä-
giger Literatur oder Pornografie, Zeitschriften, «Playboy», was es da
so gibt.

HL: Und für einige reicht der «Playboy» bis sie entlassen werden?

FK: Nein, glaub ich auch nicht, so zwischendurch greifen sie wohl
auch zurück auf Pornografie. In der Regel sind das Magazine, die haben sie auf die schnelle zusammengedreht, da sind wenig ansprechende
Modelle, sowohl weibliche als männliche, von der Ästhetik nicht an-
sprechend, für mich jedenfalls. Und dann gibt's auch ganz hervorragend gemachte, da stimmt also die Umgebung, das ganze Drumrum
ist hervorragend, eine gute Technik in der Fotografie.

HL: Warum ist das wichtig?

FK: Da mag vielleicht unbewußt mit 'ne Rolle spielen, daß man es mit
schmutzig in Verbindung bringt, diese andere Art. Und diese technisch perfekte, das ist dann weniger schmutzig.

*HL: Können Sie sich auch vorstellen, daß Leute das mögen, wenn es beson-
ders schmutzig wirkt?*

FK: Ja, ich weiß das, ich seh es.

*HL: Bestellen sie eigentlich auch mal Pornos, die Sie eigentlich gar nicht so
mögen, weil Sie einen besonders guten Marktwert haben?*

FK: Nö, ausschließlich für mich selbst.

HL: Sie tauschen auch nicht?

FK: Doch, ich tausch schon mal, so Heft gegen Heft, gleich gegen
gleich, wenn ich andere Hefte sehe, die mir gefallen, tausch ich die auch
schon, wenn jemand fragt. Es wird irgendwann mal langweilig, immer wieder dieselben Hefte anzuschauen, man muß dann irgendwann
wieder für Neues sorgen, damit 'ne Anregung auf den Markt geht,
damit die anderen Leute ihre guten Hefte auch rausholen.

*HL: Kann man vereinfacht sagen, daß, wenn man neu in den Knast kommt,
man sich mit dem «Playboy» begnügt, und wenn man nach zehn Jahren immer
noch im Knast ist, dann muß man schon harte verbotene Pornografie benutzen?*

FK: Nicht zwangsläufig, das liegt im wesentlichen an der Person. Das
kann natürlich dazu führen, daß, je länger man drin ist, je mehr Anreize

muß er von außerhalb haben, weil die Fantasie dann total ausgeschöpft ist, das Normale, darauf fährt er nicht mehr so ab.

HL: Würden Sie draußen auch Pornografie benutzen, wie Sie das drinnen tun?

FK: Nein, sicherlich nicht. Das ist 'ne Ersatzlösung. «Playboy» wegen der hübschen Mädchen und der hübschen Aufnahmen, doch durchaus, man guckt sich so was gerne mal an.

HL: Wo ist der Unterschied zwischen Porno draußen und Porno drinnen?

FK: Draußen ist es eine von vielen Möglichkeiten, und hier drinnen ist es eine der wenigen Möglichkeiten.

HL: Ich habe in dem Buch «Leben im Knast» das Wort «Sexhunger» gelesen, das hat ein Gefangener dort benutzt. Kennen Sie so was? Was ist das, Sexhunger?

FK: Im Grunde ist das nur das Bedürfnis, den Trieb zu befriedigen. Wie es einen Aggressionsstau gibt, so gibt es halt hier auch einen Stau, und der muß sich irgendwo entladen und der kann sich aber nicht entladen. Der Aggressionsstau kann sich entladen, indem man alles kurz und klein schlägt und . . .

HL: Und der Triebstau, wie entlädt der sich?

FK: Praktisch nur über Pornografie. Man hat keine Wahl. Ich kann mir hier schlecht irgendeine Angestellte schnappen, das geht nicht, die werden da wohl nicht mitspielen. Die andere Möglichkeit ist eben, wenn man die Neigung dazu hat, daß man sich mit Männern zusammenschließt. Es gibt richtige Pärchenbildung, die leben Monate zusammen, wie 'ne Familie. Eifersüchtig wird darüber gewacht, daß auch ja kein anderer zu nahe kommt.

HL: Kann es nicht sein, daß durch Pornografie der Sexhunger nur angestachelt wird, wird man nicht dadurch immer hungriger?

FK: Der Mund wird dann wäßrig. Daß es dadurch angestachelt wird, das mag nicht ganz unbegründet sein, aber auch ohne Pornografie wär der Stau ja irgendwie da. Das ist unbefriedigend, ungefähr so, wie wenn man an einem Tisch sitzt und da kommen die herrlichsten Sachen angefahren, und man will zur Gabel greifen und das Wasser läuft einem im Mund zusammen und die ziehen das dann wieder weg. Übel, übel. Am Ende ist das ziemlich unbefriedigend irgendwo. Es bleibt so eine gewisse Ernüchterung.

HL: Sie haben ja die Möglichkeit, sich selbst zu befriedigen.

Fühlen Sie sich danach befreit?

FK: Zunächst mal ja. Nur sehr kurzfristig und dann ernüchtert.

HL: Braucht man zur Selbstbefriedigung Pornos?

FK: Für die Befriedigung als solches natürlich nicht, nicht unbedingt, aber sie bietet sich an, als Stimulus.

HL: Was bevorzugen Sie an Pornografie?

FK: Ja, ich bevorzuge mehr die niveauvollen Magazine, die bestell ich mir beim Uhse-Versand, die haben eigentlich keine harte Pornografie, die haben nur die weiche.

HL: Was kann ich mir unter weicher Pornografie vorstellen?

FK: In der Regel sind das Bilder von Frauen in den verschiedenen Stadien des Unbekleidetseins, in verschiedenen Posen, in verschiedenen Umgebungen. Bei der weichen Pornografie wird mehr angedeutet, es bleibt mehr der Fantasie überlassen.

HL: Also ist weiche Pornografie eher vergleichbar mit den Bildern aus dem Playboy. Wo ist denn der Unterschied zum «Playboy»?

FK: Es gibt da eigentlich im Grund keinen wesentlichen Unterschied, das ist völlig vergleichbar, vor allem, wenn man die amerikanischen Ausgaben nimmt.

HL: Warum bevorzugen Sie die weichen?

FK: Kann ich eigentlich nicht begründen, ich weiß das nicht, es macht mich nicht an. Ich mag das nicht, wenn ich die Leute da rumvögeln seh, andere Kerle. Und das ist nun mal so, in der harten Pornografie, da werden nun mal andere Kerle gezeigt, die da rummachen, und andere Schwänze, ich hab ja selber einen, brauch ich mir ja nicht so einen anzugucken, brauch ich doch nur zum Duschen gehen. Das ist mir zu ordinär, zu vulgär irgendwo. Ich persönlich muß die Fantasie spielen lassen können. Wenn etwas angedeutet wird, kann man viele Sachen interpretieren, das ist irgendwo der Reiz dabei, daß man nicht genau weiß, viel ist möglich, aber nichts muß. Es kann also alles Mögliche sein, es bleibt einfach der Fantasie überlassen.

HL: Was wird denn bei den härteren Pornos dargestellt, erst mal im Bereich dessen, was noch erlaubt ist?

FK: Die harte Pornografie, die zeigt so von Schwanz bis Möse alles. Arschfick und Oralverkehr, was es da alles gibt. Ach ja, und dann kommt das noch mit anpinkeln und auspeitschen, und es ist tatsächlich ein Bedarf vorhanden, offenbar.

HL: Haben Sie eine Idee, warum andere das mögen?

FK: Wahrscheinlich springen die auf bestimmte Sachen schon gar nicht mehr an, da muß so Übersättigung vielleicht oder so was mit 'ne Rolle spielen. Ich weiß das nicht so genau. Das ist auch, wenn sie sich unterhalten, wie sie ihre Frauen behandeln. Wenn das tatsächlich so wär, wie sie ihre Frauen behandelt haben, ihre Freundinnen und Bekannten, ich kann mir das nicht vorstellen, daß die lange zusammen gewesen sind, ein, zwei Tage und die wären weggelaufen oder so. Das kann es nur in der Fantasie geben, das Ganze, was die so erzählen, dieses sich selbst darstellen, dieses sich aufpolieren, um in den Augen der anderen als toller Kerl dazustehen.

HL: Denken die wirklich schlechter über Frauen, oder tun die nur so?

FK: Die tun nur so, ich bin sicher, es wäre schlimm, wenn das wirklich so wäre, ich kann es mir nicht vorstellen, daß es tatsächlich so ist.

HL: Es gibt hier doch sicherlich auch Männer, die Frauen Gewalt angetan haben. Ich meine jetzt nicht nur Vergewaltigung, sondern auch die, die ihre Frauen geschlagen haben?

FK: Meinen Sie jetzt Zuhälter?

HL: Zum Beispiel.

FK: Sicher, gibt es die auch. Das sind, gerade die Zuhälter, das sind die Dummen, die Heiermann-Luden, das sind keine guten Geschäftsleute. Der Staat ist ja auch da hinterher, und es passiert oft genug, daß die Damen ihre Luden anzeigen und ihre Anzeige auch nicht mehr zurückziehen, weil der Schutz nicht mehr so schlecht ist wie früher. Und dann gehen die in den Knast dafür. Und letztendlich, Schlagen, das ist auch immer Verdienstausfall. Heutzutage macht man das psychologisch, indem man etwas verspricht und auch einhält, sie auch gut behandelt, und im Grunde wie ein Geschäft das Ganze nimmt. Die haben dann eben einmal Urlaub im Jahr, die haben ihre freien Tage, die werden also relativ gut behandelt. Irgendwo ein Zwang steckt natürlich trotzdem noch dahinter. Der Reiz des Geldes spielt wahrscheinlich auch 'ne Rolle, das leicht verdiente, schnelle Geld. Ein guter Arbeiter ist immer einer, der zufrieden ist. Wer oft geschlagen wird, der hat einfach keinen Spaß mehr daran. Dann denkt man auch, der nimmt mir alles weg, und wenn einem alles weggenommen wird, dann denkt man auch, wozu mach ich's eigentlich.

HL: Und die anderen, die nicht als Zuhälter ...

FK: Die ihre Ehefrauen schlagen? Die haben nicht unbedingt eine schlechte Meinung von den Frauen als solche. Die haben sie geschlagen, warum, aus welchem Motiv, ja Suff, Zorn, Wut, weil Widerspruch da war, den kann man nicht dulden, das normale Rollenverhalten Frau und Mann.

HL: Das heißt, eine Frau muß dem Mann gefügig sein?

FK: Ja, das herrscht hier in der Regel auch vor, so dieses Verständnis, die gehört an Heim und Herd, dieses althergebrachte Bild.

HL: Und das sind dann eher die, die die harten Pornos bevorzugen?

FK: Ja sicher.

HL: Ist ein Mann männlicher, wenn er Frauen schlägt?

FK: In manchen Augen ist das so. Das ist ein harter Kerl.

HL: Und ein Mann, der Männer schlägt?

FK: Das ist normales Verhalten, das kommt also auch vor.

HL: Also, ein Mann, der Frauen schlägt, ist männlicher als ein Mann, der Frauen nicht schlägt?

FK: Kann man so sehen, ja.

HL: Sehen Sie das persönlich so?

FK: Nein, im Gegenteil.

HL: Ist es im Knast sehr wichtig, ausgesprochen männlich zu sein?

FK: Ja, ein bestimmtes Bild von sich zu geben, ist von Vorteil.

HL: Wirkt sich das auch auf den Umgang mit Pornografie aus?

FK: Persönlich für mich nicht. Ich kann mir allerdings vorstellen, daß das sich auswirkt auf die Wahl der Pornografie, weil das die anderen mitbekommen, und darüber wird geredet. Da muß man auch dem Bild wieder gerecht bleiben, und wenn man da einen Fehlgriff macht, dann ist man natürlich aus der Rolle gefallen, und das ist dann negativ, ja.

HL: Warum ist jemand, der Frauen Gewalt antut, besser als jemand, der mit Männern schläft oder der ganz normal mit Frauen schläft?

FK: Das ist einfach von der Rolle her. Der Mann nimmt sich, was er braucht. 'ne Frau kriegt Prügel, und wenn sie nicht will, dann wird sie an den Haaren geschleift, so in etwa.

2. Gespräch:

«Draußen wirkst du wie ein Tier!»

KM: Sex im Knast ist normalerweise tabu, ist ein Thema für sich, und da mögen die Leute nicht drüber reden. Also ich bin ja jetzt nicht schwul oder so, aber die Leute, die jetzt knastschwul sind, oder homosexuell sind, die sind im Knast gewissen Schikanen ausgesetzt, weil es ja Leute gibt, die nicht weiter argumentieren können, und dann sagen sie ‹schwule Sau› oder so, und die Leute schämen sich dann ganz einfach.

HL: Sexualität ist aber doch mehr als nur Knasthomosexualität!

KM: Das ist klar. Hier bist du nun jahrelang im Knast und hast hier auch Pornos, und die Pornos sind im Grunde genommen immer das gleiche. Nicht die gleichen als solches, aber es ändert sich ja nichts am Ablauf, sind nur andere Modelle. Und irgendwann greifst du mal zu anderen Pornos. Ein Schwuler, der braucht sich nicht solche Pornos auszuleihen, der hat ja seinen Typen da. Ich kenn eigentlich viele hier, die schwul sind, die nicht knastschwul sind, die wirklich schwul sind. Ich hab auch nichts gegen die Leute, sind ja ganz normale Typen, genau wie ich. Nur, daß sie eben schwul sind, und die sind ausgeglichener.

HL: Aber du brauchst Pornos für dich?

KM: Unter anderm. Weil ich da Bock drauf hab, ich bin jetzt nicht süchtig auf Pornos.

HL: Wann ist man denn süchtig?

KM: Ja, das weiß ich nicht. Ich bin nicht der Typ, der den ganzen Tag rumläuft, um mir Pornos zu tauschen, damit ich abends 'ne Wichsvorlage hab, also meine Fantasie reicht da noch aus.

HL: Vorhin hast du gesagt, Sexualität ist tabu. Man handelt hier mit Pornos, aber man kann nicht darüber reden. Warum kann man nicht darüber reden, wenn man die ganze Zeit Pornos tauscht?

KM: Ich hab mal an einer Gesprächsgruppe teilgenommen, und da war dieses Thema, Pornografie. Da waren zwei Professoren von der Uni und drei, vier Studenten. Das Witzige an der Sache war, alle, die dran teilnahmen, die kannte ich. Also wußte ich, der eine ist homosexuell, der eine ist geschieden, der eine kommt überhaupt nicht klar mit Frauen, und ein anderer kam einigermaßen damit klar. Und um von mir zu sagen, ich hatte gar keine Probleme mit Frauen, weil ich gar keine hatte. Das war ein ganz normales Gespräch. Die haben also nicht

185

gezielt Fragen gestellt, oder vielleicht doch, so daß man das nicht merkte. Und jeder hat von sich ein Bild abgegeben, was man verkaufen kann, ein verfälschtes Bild. Das konnte aber nur einer wissen, der mit den Leuten täglich zusammen ist und der weiß, das kann nicht stimmen, was der erzählt. Der Schwule erzählt denn da, also ‹ich bin in Urlaub gefahren mit meiner Frau und dabei prima klargekommen›. So, und diese Leute im Knast, wenn du dich mit denen mal unterhältst, dann sind die auch nicht ehrlich.

HL: Warum sind die denn nicht ehrlich?

KM: Die geben ungern zu, daß sie Versager sind auf diesem Gebiet.

HL: Ist das etwas, was man nicht zugeben darf?

KM: Ich von mir aus kann nur sagen, ich könnte mit zwei Kollegen darüber sprechen, wenn ich Probleme mit meiner Ollen hätte, selbst wenn das Problem an mir liegt. Aber in 'ner größeren Menge würde ich das, glaube ich, nicht zugeben. Die Privatsphäre wird ja sowieso schon verletzt.

HL: Und einem Freund gegenüber, kann man da über persönliche Dinge sprechen, oder nicht?

KM: Aber trotzdem läßt du eine gewisse Schutzmauer um dich herum, weil Freundschaften im Knast sind nicht von langer Dauer, weil du dir zu sehr auf den Keks gehst, wenn du dich jetzt jeden Tag siehst.

HL: Kann man sagen, daß man hier keinen Sexualkontakt haben kann, daß das die schlimmste Strafe ist?

KM: Unter anderem ja. Sexueller Kontakt ist hier ja eingeschränkt, beim Besuch und so. Und beim Sonderbesuch hier unten, da könnte eventuell was hinhauen, aber da muß man auch aufpassen. Und dann ist das ja auch wieder ein sexueller Kontakt, der auf die Ruck-Zuck-Methode geht. Das ist ja nicht, wie wenn du mit 'ner Ollen im Schlafzimmer bist, und stundenlang bist du da am Titschern, und dann legst du erst los. Das geht hier nicht, hier mußt du gleich zur Sache kommen. Irgendwie will man ja ans Ziel, also warum auf großen Umwegen, also gleich ran an den Speck. Nun ist es aber so, 'ne Frau, die hier jetzt zu Besuch kommt, und weiß, daß sie also gleich sexuell herhalten muß, die muß sich ja doch vorkommen wie ein Sparschwein, oder wie ein Daddelautomat. Irgendwie ist das auch ein beklemmendes Gefühl für die Frau, weil die Zeit für Zärtlichkeit, das ist ja nicht gegeben. Und das ist auch 'ne Sache, die der Knast sich nicht zu eigen macht. Der Knast, der sagt, darüber wollen wir gar nicht reden, das wollen wir gar nicht erst fördern.

HL: Wissen die nicht, daß es bei den Sonderbesuchen mal zu sexuellen Kontakten kommen kann?

FK: Ja schon, aber in den Türen sind Scheiben drinne, dadurch wird das schon stark unterbunden.

HL: Aber es kommt trotzdem vor, daß Leute sexuelle Kontakte aufnehmen?

KM: Ja, warum auch nicht, wenn's gelingt, soll's doch gut sein.

HL: Darf man denn da mit einer Frau schlafen?

KM: Nein, hier darfst du gar nichts. Sachen, wo es drauf ankommt, also sexuelle Sachen oder die überhaupt das Leben erleichtern, die sind hier nicht gefragt. Vor ein paar Tagen ist ein Kollege von mir von 'ner Flucht wiedergekommen. Der war sechs Jahre hier im Knast, als Jugendlicher schon sehr früh hier hereingeflogen, ist in den Einzelvollzug gekommen, der hat gesagt, ‹ich hab draußen erst mal 'ne Olle vergewaltigt, 'ne Nutte, die wollte nicht so, wie ich wollte, und dann hab ich sie erst mal vergewaltigt.› Ist ja klar, wenn du hier jahrelang im Knast sitzt, übst Enthaltsamkeit, bist nur aufs Wichsen angewiesen und so weiter, und kommst nach Haus, irgendwie kommst du mit 'ner Frau nicht richtig klar. Das merkt die dann auch.

HL: Im Buch ‹Leben im Knast› hat einer geschrieben, daß, wenn man das einmal gelernt hat, dann kann man das auch.

KM: Jeder hier im Knast will nicht als Versager dastehen, jeder ist hier der Macho-Typ. Wer gesteht sich schon ein, daß er draußen, wenn er nach langer Zeit mal in Urlaub fährt, daß er da versagt hat. Das gibt keiner zu.

HL: Wenn man sich hier im Knast Pornos anguckt, dann immer härtere, dann sado-masochistische, kriegt man da nicht vielleicht ganz andere Bedürfnisse?

KM: Ja, die werden natürlich geweckt, und irgendwann ist auch der Bedarf gedeckt, und was ist dann der nächste Akt?

HL: Was passiert, wenn man dann draußen ist?

KM: Ja, das weiß ich nicht, in die Situation komm ich dann ja erst, wenn ich entlassen bin.

HL: Aber du hast ja eben von dem, der geflohen ist, erzählt.

KM: Ja, am Ende ist das dann so, wenn eine Art Steigerung erreicht ist, und der kommt dann raus und vergewaltigt 'ne Frau, weil die nicht so richtig will, wie er will, weil der Drang da ist, und jetzt macht er sich die gefügig und die Olle scheißt ihn an, zeigt ihn an, dann hat er 'ne Vergewaltigung am Arsch. Wer ist dann aber der Straftäter, der Staat, der ihn jahrelang isoliert hat, sexuell, und der ihn dann rausgelassen hat, oder er selber? Sexuell, das ist ja auch Zärtlichkeit, körperliche Berührung, das fehlt hier ja alles. Und wenn du jahrelang darauf verzichten mußtest, gegen deinen Mitmenschen draußen wirkst du erst mal eiskalt und irgendwie wie ein Tier.

HL: Wie ein Tier, was heißt das?

KM: Das ist genausogut wie, du hast 'nen Rüden und den hast du lange im Käfig drin, so und jetzt kommt 'ne Hündin da und die ist läufig, das machst du mit dem nur ein paarmal, und irgendwann springt der dir über die Latte, dann reißt der die Hündin nieder. Der schnüffelt der nicht erst lang rum und bewahrt den Anstand, sondern der stürzt sich gleich auf sie rauf.

HL: Du sagst, durch Pornos werden Wünsche geweckt. Werden damit vielleicht auch Wünsche geweckt, Frauen zu vergewaltigen?

KM: Nein, paß auf, das darfst du jetzt nicht falsch verstehen. Wünsche werden zwar geweckt, aber nur für den Augenblick, in dem du dich jetzt befriedigst. So, und wenn das jetzt erledigt ist, dann hast du das gar nicht mehr auf dem Sender. Man macht sich da keine großen Gedanken darüber, man macht sich erst Gedanken, wenn du entlassen wirst, nach ein paar Jahren, oder in die Urlaubsregelung kommst, und du kommst mit 'ner Frau zusammen. Dann merkst du mit einemmal, daß du in dieser Form verhaltensgestört bist.

HL: Müssen sich Frauen vor entlassenen Strafgefangenen in acht nehmen?

KM: Nein, sie müssen viel, viel Geduld aufbringen. Kommt natürlich drauf an, was für Frauen. 'ne Nutte, die ist das gewohnt, ob da nun 'n Knacki reinkommt, der jahrelang im Knast war, oder ein Bankdirektor, beide pissen sie an oder kacken sie voll oder was weiß ich. Die wird dafür bezahlt, die ist da wie 'ne Müllhalde. Aber ich geh jetzt mal von 'ner Ehefrau aus, die ist solide, 'ne solide Frau, die jetzt nicht so dreißig, vierzig Freier hat, sondern nur ihren Macker, der im Knast sitzt, und der kommt nach drei, vier Jahren raus, da muß sie natürlich viel Geduld aufbringen.

HL: Du hast mir beim letztenmal gesagt, daß du selbst Pornos gemacht hast.

KM: Das war illegal. Im Jugendbau darfst du dich fotografieren lassen in deinen Haftraümen, und hier darfst du keinen Fotoapparat haben. Das wird damit begründet, du könntest ja Leute abfotografieren, die damit nicht einverstanden sind. Fotografiert hab ich aus rein geschäftlichen Gründen. Man kann sich hier zwar fotografieren lassen, ganz offiziell von einem Fotografen in der Kirche, da kostet jedes Foto 4,50 DM, Standardfoto, so lächeln und dann hat sich das. Es gibt aber Leute, die wollen Fotos haben von ihrem Haftraum, wo sie drin sitzen, und wollen auch sehr private Fotos haben für ihre Freundin, Nacktfotos, Halbnacktfotos. Und das hab ich dann auch gemacht. Die Negative sind rausgegangen, entwickelt worden, und dann auch wieder rein. Und so konnten die Leute dann die Bilder ihrer Freundin oder so zuschicken. Und das Geschäft ist gut gelaufen.

HL: Und da hast du viel Geld für gekriegt?

KM: Am Ende hat sich's auch nicht gelohnt, weil du mußt ja, wenn du die Filme rausgibst, dem mußt du auch Geld geben, die Entwicklung kostet ja auch Geld. So, und dann haben wir Aktaufnahmen gemacht. So ein paar extreme Aufnahmen waren auch schon dabei, wenn sich jemand ein Rohr angewichst hat, um ein bißchen dazustehen. Dann ist auch mal was schiefgegangen. Ein Kollege und ich, wir haben zusammen tätowiert, und wir haben auch Tätowierfotos gemacht. Und diese Bilder sind dann der Sicherheitsgruppe in die Hände gefallen, die S-Gruppe, die alles aufspürt, was verboten ist. So, die Fotos hab ich dann nicht ausgehändigt gekriegt. Die gingen dann zur Kammer. Und dann hab ich 'n Antrag gestellt, die sollen die Bilder rausschicken lassen, dann hab ich 'n frankierten Umschlag gemacht, den hab ich aber unterfrankiert, weil ich weiß, wenn Post unterfrankiert ist, die geht ja über die Zahlstelle, und dann kommt sie wieder retour zu mir. Und dann hab ich im Beisein des Abteilungsleiters die Post frankiert, die Fotos alle reingetan und er hat die Post dann eingeworfen. Und dann kam aber die Post wieder zurück, über die Station dann, ‹den Brief hier, den müssen Sie mal richtig frankieren›, und somit habe ich dann meine Fotos wieder gehabt und konnte die dann verteilen.

Ich hab mit 'nem Kollegen 'ne Annonce aufgegeben in 'ner Pornozeitschrift. So ungefähr ‹Zwei Hamburger Rocker suchen Kontakt zu weiblichen Frauen, Interesse Motorrad und Leder› und so, so 'n bißchen also durchblicken lassen, sadomasochistisch und so. Und da haben sich auch Typen gemeldet, die sich wohl angesprochen fühlten, und dann haben wir also jede Menge Zuschriften gekriegt. Wir hatten das so mit Fotos gemacht, so Nacktfotos, nur 'ne Lederhose an, Schwanz raus. So, und mein Kumpel hat so 'n Kuchenherz, hat er sich so um den Pisser gehangen und dann hatte er noch 'ne Flasche Bacardi am Hals. Das hatten wir hier im Knast aufgenommen, das Foto. Na ja, und dann haben wir jedenfalls 'ne Menge Zuschriften gekriegt, auch von Frauen, aber das konntest du vergessen. Die Frauen konntest du vergessen, das war ja so ein Müll!

HL: Haben die Fotos mitgeschickt?

KM: Die meisten ja.

HL: Und was waren das für Fotos?

KM: Auf jeden Fall extrem perverse Fotos, nicht so wie wir, unseres war ja noch anständig.

HL: Was heißt pervers und was heißt anständig?

KM: Zum Beispiel so mit Ankacken und so, also so richtig so Pornoaufnahmen. Und dann haben uns die Typen auch Pornos zugeschickt, richtige Pornos. Wir haben die Annonce ja deshalb aufgesetzt, aus rein finanziellen Gründen, um Geld rauszuschlagen. Wir haben 3000 bis 4000 Mark im Monat damit gemacht, wir haben also hingeschrieben, und die Leute haben uns also geschrieben, die haben uns Pakete geschickt, da war alles drin, Fressalien, Tabak und so das übliche. Und dann haben sie uns auch Geld geschickt, weil Pakete kannst du ja nur limitiert annehmen, das heißt drei Stück im Jahr. Dann haben wir gemerkt, daß auf dem homosexuellen Sektor mehr zu machen ist, finanziell. Ich hab zu meinem Kollegen gesagt, ‹weißt du was›, sag ich, ‹die Weiber, das törnt sowieso mit der Zeit ab, laß uns da mal mit den Typen schreiben, das ist doch viel geiler, geht viel besser, weil die kommen ja sowieso nicht zu Besuch, und das törnt auch nicht so ab›. Das hat uns sehr viel Spaß gemacht. Jetzt haben uns die Typen Pornos geschenkt, natürlich aus ihrem Standpunkt schwule Pornos. Jetzt geht das ja über die Briefzensur. Jetzt hat der Abteilungsleiter zu mir gesagt, ‹ja was läßt du dir denn da für Pornos schicken, das hast du doch gar nicht nötig›, da hab ich gesagt, ‹wenn ich dem Typen sage, er soll mir normale Pornos schicken, dann weiß der doch gleich, daß da was nicht stimmt›. Dann hab ich die Pornos gekriegt. Ich habe den Typen also in dem Glauben gelassen, daß ich schwul bin oder bisexuell, ja bisexuell bin ich sowieso, ich hab ihn also glauben lassen, daß ich mehr zum Homosexuellen neige und hab gesagt, dazu brauch ich die Pornos. Und die Pornos, die wir dann gekriegt haben, die haben wir an die Schwulen gegeben. Die Schwulen hier wieder, die haben sich geschämt, sich Pornos schicken zu lassen. Und dann verlangen sie von einem Bisexuellen, also von einem Heterosexuellen, daß wir ihnen die

Pornos zukommen lassen. Aber das Ganze artet nachher aus, wenn du da nicht den Riegel vorschiebst.

HL: Was meinst du damit?

KM: Weil dann die Fantasie nicht mehr ausreicht. Wenn du jetzt zum Beispiel nicht schwul bist, und kennst dich in der Szene auch nicht richtig aus, und läßt jetzt nun 'ne schwule Annonce los, diese Leute, die dir schreiben, die kommen doch irgendwann dahinter, daß du sie vorführst, weil du ja nicht richtig schreiben tust aus der Szene.

HL: Warum schicken euch die Leute Geld, wissen die, daß ihr im Knast sitzt?

KM: Doch, das sollte man also schreiben, daß man im Knast sitzt, damit die gleich wissen, wo du bist. Es ist so, es gibt viele Leute draußen, die auch keine Bezugsperson haben, mit der sie sich schreiben können. Dann schreiben die sich mit Männern aus dem Knast und schicken dir auch noch Geld. Es kann auch 'ne Art Freundschaft entstehen, und ich habe viele Leute kennengelernt, in dieser Szene wie auch in anderen Szenen, die mir geschrieben haben, die Geld geschickt haben, wo ich wiederum gesagt habe, wenn Geld im Spiel war, 'nee, ich will kein Geld haben.

Um noch mal auf die Pornos zurückzukommen, da hab ich dann schwule Pornos gekriegt, der Abteilungsleiter, ‹hier sind Pornos, die kann ich Ihnen nicht aushändigen› – ‹ja, warum denn nicht?› – ‹Ja, die Pornos enthalten Gewaltszenen und sadomasochistische Szenen, Gewaltverherrlichung, abgelehnt!› Da hab ich Widerspruch gemacht, hab mich auf irgendwelche Paragraphen berufen, daß da meine Bewegungsfreiheit oder was weiß ich eingeschränkt ist und daß ich mir nicht vorschreiben lasse, auf was ich sexuell abfahr. Wenn ich Pornos habe, wo nur Frauen drin sind, da kann nächstes Mal 'ne Beamtin kommen und sagen, ‹hier, das wollen wir nicht mehr, wir werden ja nur als Lustobjekte angesehen, die Pornos müssen verboten werden›. Ja, und da hat er nicht mit sich reden lassen, und dann hab ich das mit Gericht durchgezogen. Und dann hab ich mir dann wieder welche kommen lassen, und dann hab ich zu ihm gesagt: ‹Hör zu›, sag ich, da hatte er 'ne Praktikantin bei sich, und da merkte ich, daß ich ihn in Verlegenheit brachte, ich sag, ‹wir können das ja so machen, Sie nehmen die Szenen raus, wo Sie meinen, daß Sie dazu berechtigt sind und dann händigen Sie mir den Porno aus.› – ‹Ja, dann muß ich mir das ja durchgucken, das können Sie mir doch nicht zumuten.› Da sag ich, ‹das ist doch Ihre Sache›, sag ich, ‹ich hab Ihnen doch nicht gesagt, daß Sie da durchgucken sollen, ich war auch nicht der Erfinder der Briefzensur. Und was die Briefzensur betrifft, die bezieht sich nicht auf Pornos, denn Briefzensur besagt schon, daß ein Brief nachgeguckt werden soll, der von einer Privatperson kommt, in dem irgendwelche strafbaren Handlungen angeschoben werden. Aber diesen Porno können Sie in jedem Laden kaufen, da steht bestimmt keine Mitteilung für mich drinne, für'n Ausbruch oder was weiß ich›. Aber ich weiß zum Beispiel, daß es wiederum andere Leute gibt, die Pornos ganz offiziell ausgehändigt kriegen.

HL: Sado-masochistische Schwulenpornos kriegen andere ganz offiziell ...

KM: Auch zum Beispiel mit Weibern, die zum Beispiel auf Gummi stehen oder auf Leder.

HL: Aber es kommt doch jetzt auf die Schwulenpornos an.

KM: Aber mit Frauen ist das doch genau das gleiche.

HL: Ich denke, die haben Angst, daß ihr hier das anwendet, daß ihr andere Männer auspeitscht oder so was.

KM: Paß auf! In den Schwulenpornos, also aus der Lederszene, da sind meistens Gewaltszenen drinne. Die normalen Pornos zeigen nur heterosexuelle Sexphasen an, und da finden gewalttätige Handlungen nicht statt, es sei denn, du holst jetzt andere Pornos ran, wo die Weiber auch auf sadomasochistische Szenen stehen. Die gibt es auch, die haben sie auch abgelehnt. Da haben wir dann gesagt, ‹passen Sie mal auf, die Gewaltszenen werden von dem Leidtragenden geduldet, weil der da Bock drauf hat, oder sie Bock drauf hat, und von dem, der es ausführt, auch freiwillig gemacht, das dient zur Selbstbefriedigung, und jeder hat eine andere Art, sich selbst zu befriedigen. Was meinen Sie, was in einigen Leuten vor sich geht, wenn Sie das filmen könnten, wenn die sich selbst befriedigen, oder wenn sie da mit 'nem Typen losmachen, wenn Sie das filmen könnten, diese Leute würden Sie nie wieder entlassen, weil Sie Angst haben, die Leute könnten das in Wahrheit bewerkstelligen.›

HL: Kriegt man solche Gedanken nur im Knast?

KM: Also, ich hab mir draußen keine schwulen Pornos angeguckt, das hatte ich gar nicht nötig.

HL: Liegt das am Knast, daß du homosexuelle und Gewaltfantasien hast?

KM: Ja, das liegt am Knast.

HL: Warum?

KM: Weil ich hier keine Frauen hab.

HL: Und deshalb kriegst du Gewaltfantasien?

KM: Ja.

HL: Wie kommt das zustande?

KM: Ja, ich müßte, um der Sache auf den Grund zu gehen, mich mal mit 'nem Psychologen unterhalten. Das kann ich hier aber nicht, weil das wieder in meiner Akte stehen würde, und da hab ich keinen Bock drauf, weil, es kann ja 'ne Phase sein, die ich durchlaufe. Nicht daß ich Angst hätte, daß das nachher in der Akte drin steht, aber die können das ja so drehen und manipulieren, daß da nachher steht, ist für 'ne Entlassung nicht geeignet, für 'ne vorzeitige Entlassung oder für 'ne Urlaubsregelung.

HL: Aber diese Gewaltfantasien, kommen die erst durch den Knast?

KM: Ja.

HL: Kommen zuerst die Pornos oder kommen zuerst die Fantasien?

KM: Ja, ich würde sagen, ich glaube doch schon Pornos.

HL: Die Pornos setzen also solche Fantasien bei dir im Kopf fest?

KM: Ja.

HL: Kann es dazu kommen, daß du sagst, jetzt halt ich's nicht mehr aus, jetzt ...

KM: Nein, nein, das ist ja schon krankhaft!

HL: Du hast vorhin gesagt, das ist ganz selbstverständlich, daß jemand, der rauskommt, 'ne Frau vergewaltigt.

KM: Ich kann ja nur von mir selber sprechen, ich kann denjenigen, der das vollzieht, wie jetzt mein Kollege das gemacht hat, den kann ich verstehen. Aber ob ich jetzt die Handlung als solches verstehe, das ist wieder 'ne andere Sache. So, und von mir aus kann ich sagen, ich bin jetzt nicht gefährdet, also daß ich sage, was ich jetzt denke über Pornos, das möchte ich auch in Wahrheit machen. Weil, im Grunde genommen ist das ja so, was in Pornos dargestellt wird, das wird ja gemacht, weil Leute, die sich für Pornos hergeben, sind ja so veranlagt, die machen das ja auch, die denken sich gar nichts dabei.

HL: Meinst du nicht, daß die das vielleicht des Geldes wegen machen?

KM: Ja, aber es gibt doch so die Szene, es gibt doch Homosexuelle, doch nicht nur in Pornos, es gibt doch lesbische Frauen. Und was in Pornos dargestellt wird, das wird von 'ner Minderheit gemacht, die das natürlich geldmäßig machen und die auch den Mut dazu haben, zu sagen, haben wir Bock drauf, gefällt uns und kriegen wir auch gleich Geld für. Genau wie die Nutten das machen.

HL: Also, du machst dir dann nicht deine eigenen Fantasien, sondern du brauchst den Porno, der dir das zeigt. Ist das richtig?

KM: Ja, paß auf! Wenn ich jetzt aber keinen Porno hab, dann komm ich auch so klar. Dann laß ich meine eigenen Fantasien spielen, weil, ich komm aus der Rockerszene, ich war viel in den Staaten, so bei den Typen, ne. So, und da ist die sexuelle Szene anders als in Deutschland, und daher hab ich schon 'ne andere Beziehung zu sexuellen Sachen. Wenn ich mit den Amis zusammen bin, und wenn wir da mit zwanzig, dreißig Mann sind und nur ein paar Weiber, glaub doch bloß nicht, daß da einer zu kurz kommt.

HL: Was heißt zu kurz kommen?

KM: Ja, wenn da jetzt zwanzig Mann auf einem Haufen sind und nur sechs, sieben Weiber, daß sich da vierzehn Mann anstellen. Bei den Amis sind sie auch zu zwei Drittel alle ein bißchen schwul, sind ja alles Armeeangehörige, die bei uns verkehren. So, und die kommen auch alle klar, die kommen auch auf ihre Kosten.

HL: Ich habe auch gelesen, daß Gefangene darunter leiden, daß sie ganz einfache Zärtlichkeiten, also genau das Gegenteil von Gewalt, hier nicht haben können, daß sie also niemand mal in den Arm nimmt und streichelt und so weiter.

KM: Das ist das Ding, was ich sagte, jeder ist anders.

HL: Du hast also gar keine Bedürfnisse nach Zärtlichkeit?

KM: Nö.

HL: Das heißt, hätte ich fast gesagt, auspeitschen ist deine Art von Zärtlichkeit?

KM: So ungefähr ja, obwohl ich mich nicht auspeitschen lasse. Aber mit Zärtlichkeit und so, ich weiß nicht, bei 'ner Frau ja, da würde ich also nicht abgeneigt sein.

HL: Meinst du, daß es für dich schlimmer ist, in den Knast zu kommen, als für andere, oder umgekehrt, jetzt in rein sexueller Hinsicht?

KM: Also aus sexueller Hinsicht leide ich schon.

HL: Mehr als andere, als Heterosexuelle? Mehr als welche, die sich nach Zärtlichkeit sehnen?

KM: Ja, weiß nicht, jeder leidet auf seine Art.

HL: Du bist hier jetzt aber doch in einer Männergesellschaft.

KM: Ich hab aber keinen Bock, hier im Knast mit Typen loszumachen.

HL: Warum denn nicht?

KM: Weil ich keinen Bock darauf hab. Weil ich, zur Zeit verdräng ich das noch alles. Ich bin ja nicht schwul als solches, so, und zur Zeit hab ich kein Bedarf darauf, nur in der Fantasie.

HL: Wenn du das in der Fantasie hast, warum lebst du das dann nicht aus?
Kriegst du dann Ärger?
KM: Nein, das nicht. Aber ich weiß nicht, ich hätte da im Augenblick
kein Bock drauf, kann ich auch nicht sagen.
HL: Aber zum Wichsen ist das okay?
KM: Ja. Jetzt sind hier so ein paar Weiber reingekommen, so als Abtei-
lungsleiterinnen, da hab ich auch zu 'nem Kollegen gesagt, ‹weißt du,
wenn ich jetzt länger Knast hätte, würde ich mir die Olle untern Nagel
reißen und vergewaltigen›. Sagt er, ‹hätt ich genauso›, sag ich, ‹ja, dann
können wir uns die beide schnappen, wenn die Theater macht, dann
kriegt sie einen auf den Keks und dann ziehen wir sie über den Leisten.›
Wenn ich das aber einem erzähle jetzt, dann wärst du voll auf den Ter-
roristen-Block gekommen. Schon die Fantasie, wenn du die hier zum
Ausdruck bringst, kann Nachteile haben.

Matthias Rüschhoff
Pornos

Ich hab mich nie getraut, welche zu kaufen,
gefundene hab ich versteckt
vor der Freundin?
vor mir
Heimliche geile Blicke
Unbehagen beim «darüber» sprechen
Lust Lust Lust
Fick Fick Fick
Schwanz Schwanz Schwanz
Votze Votze Votze

Abgeblockt, Gepanzert
der Moral wegen
man will ja keine Frauen benutzen
aber wohin mit meiner Lust

Kastration
nee, Onanieren
geduldig und sanft wichsen
mit phantastischen Bildern
Pornos in meinem Kopf

Schlechtes Gewissen
Warum eigentlich?
Gewalt, Täter, Opfer, Vergewaltigung
Ist nicht jede Tat Gewalt?!
Bin ich nicht gewalttätig, wenn ich meine Meinung sage?!
Bin ich nicht gewalttätig, wenn ich eine Frau kennen-
lernen will und sie anspreche?!

Anmache, Chauvi, Macho, Vergewaltiger
Wo ist denn nun die Grenze?
Bin ich nur Täter oder auch Opfer?
Tagtäglich werde ich vergewaltigt
auch von Frauen!
Und die Grenze!
Es ist ein Seiltanz, ein Spiel
Der, Die Andere nie nur Mittel

Was ist also mit den Pornos?
Ich denke, die Gewalt in mir,
die ich sehe, schmecke, fühle,
verliert ihre Gewalt.
Ich denke nicht nur, ich erlebe es
Und ich erlebe auch meine Opfer; da wo ich nicht Täter
sein muß (Liebe), und da wo ich nicht Täter sein darf
und vergewaltigt werde (fast überall außer der Liebe)
Es gehört beides zu mir
Lust und Schmerz
Opfer und Täter
Mann und Frau
Porno und Nicht-Porno

Hans-Curt Fleming
drei skizzen über sex-shops

1. bei beate u.

ich finde nicht
was ich
will
weil ich nicht
weiß
was ich
suche

2. die tür mit den langen fransen

gehe ich oder gehe ich nicht? gut fühle ich mich nicht in diesem wunsch, der da anklopft. ich überlege hin und her – nein, rauf und runter, gewissermaßen. im bauch das gefühl: ich will mir nackte frauen ansehen, wie sie's treiben. hemmungslos. auch im bauch, aber weiter oben: paß bloß auf, daß dich keiner sieht, so was haben nur alte männer nötig, verklemmte typen mit jägerhütchen und dicken bäuchen, so was ist ein zeichen dafür, daß was faul ist. im kopf: hol dir's nicht vom papier. so was ist frauenfeindlich, die werden da zur ware gemacht, entwürdigt. du stabilisierst deine unbefriedigende realität. dann wieder ganz unten im bauch: keine worte, nur ein warmes gefühl bis in die arme, wenn ich mir die bilder vorstelle, dicke frauen, besonders warm, auch das noch. dann wieder: kaum welche entsprechen meinen fantasien. entweder gucken sie blöde oder gequält. beides tötet meine lust wieder ab. dann klopft der wunsch wieder, noch weiter unten. entscheidung: ich lasse es drauf ankommen. ich fahr hin, und wenn ein parkplatz frei ist, geh ich. wenn keiner frei ist, dann hat das schicksal gesprochen. für heute.

ich biege ein in die straße, drei freie parkplätze. das schicksal spricht heute deutlich. ich muß nicht mal kurbeln, um das auto abzustellen. anhalten. unauffällig aussteigen, abschließen, tasche umhängen. schon steh ich auf dem gehweg. von vorn kommt mir eine schar schülerinnen entgegen. die sollen mich nicht durch so eine tür eintreten sehen. wenn ich in normalem tempo gehe, dann bin ich an der tür vorbei, bis die mädchen an mir vorbei sind. erster anlauf also danebengegangen. hinter mir zwei ältere frauen, von denen möchte ich auch nicht gesehen werden. der anlauf reicht bis zur bäckerei, eine straße weiter, umdrehen. nachdenkliches gesicht, als sei mir was eingefallen, weswegen ich wieder umkehren muß. von unten kommt mir ein mann entgegen. ich möchte schwören, daß der auch in den laden will. ein anderer kommt grad über die straße. auch so ein kandidat. ich habe da ein sicheres gefühl. ich kenne diese gewaltige unauffälligkeit. noch einer, geht an der tür vorbei, obwohl ich sicher war, daß er reingeht. jetzt ist der gehweg frei, frei von frauen, vor denen ich mich schämen würde. aber die ampel ist auf rot. autos stehen direkt vor der tür, und drin sitzen menschen, gukken rum, die sehen mich natürlich, wenn ich da reingehe. also noch mal vorbei. ich geh bis zum auto, fummle an der tür rum, öffne sie, nehme eine zeitung heraus, stecke sie in die tasche und starte von neuem. der mann, der vorhin an der tür vorüberging, ist umgekehrt und ich seh noch, wie er gerade eintritt. jetzt hab ich auch genug. sollen sie doch denken, was sie wollen. diese serpentinen vor der tür sind noch entwürdigender als das, was die leute von mir denken könnten. innerlich richte ich mich ein stückchen auf, die scheuklappen öffnen und straffen sich ein wenig. ich stehe dazu, daß ich da reingehe. fünfzehn parkplätze weit die straße rauf. ich nehme die kurve zur eingangstür, als beträte ich den bäckerladen. ich teile die langen plastikfransen, mit denen diese tür verhängt ist, wie die türen in italien. dann bin ich drin.

an der kasse sitzt eine frau.

aber ich bin darauf gefaßt. als ich sie zum erstenmal dort sitzen sah, bin ich auf dem absatz umgekehrt und war wieder draußen. als hätte ich versehentlich diesen laden betreten, wo ich doch ins autoersatzteilegeschäft von nebenan gewollt hätte. hinterher kam ich mir noch dümmer vor. diesmal weiß ich es also. ich gehe an ihr vorbei, wünsche mir, daß sie mich nicht sieht, aber sie blickt kurz auf. sie liest in einem romanheft, bestimmt keinem pornografischen. ich betrete den hinteren raum, die luft ist warm und ziemlich verbraucht. der raum ist voll von männern, die vor den regalen stehen und blättern. jeder schaut in sein heft. keiner schaut den andern an. jedenfalls nicht direkt. als ich meinem nebenmann ins heft schaue, wird er unruhig, dreht sich schnell fort. höflich macht man sich gegenseitig platz, damit jeder an jedes regal drankann. als ich einen anstoße, entschuldige ich mich. er erschrickt unmerklich, aber wir sind höflicher hier drin, auch wenn wir sonst wohl nicht so rücksichtsvoll sind. als sei da was auszugleichen. ein blick aus den augenwinkeln: was sind das für leute? neben mir brille, bart, mantel, vielleicht achtundzwanzig, aktentasche, student? ein rentner, tatsächlich mit jägerhütchen, drei männer wie aus dem mittleren management, anzüge, einer mit samsonite-köfferchen zwischen den füßen. einer im blaumann. ich. jeder für sich.

im vorderen raum redet einer mit der verkäuferin. nimmt einen karton voller sexfilme mit, er hat wohl ein nachtlokal zu beliefern. geschäftsmäßig werden die titel genannt: ficknick im walde, die sex-klinik, der lustige postbote, josefine mutzenbacher – habt ihr auch teil 3? und dann die zahlungsbedingungen: es wird nicht gekauft, sondern geliehen. dem ton nach könnten das brötchen sein, die der typ da bestellt und in seinem karton schichtet. sie wickeln ihr geschäft ab. uns können sie im auge behalten. im hinteren raum ist ein großer spiegel angebracht, damit keine ecke unbeobachtet bleibt. der spiegel hängt tief. als ich mit dem kopf dagegenstoße, gibt's einen dumpfen gong und ich erschrecke.

am homo-regal steht kein mann. es scheint auch hier noch normen zu geben, wo doch alle «perversitäten» ihr recht bekommen sollen und «für jeden etwas» da ist. sex mit frauen – ja, sex mit männern – nein. in den hetero-heften tun's zwar sehr oft die frauen miteinander, aber praktisch nie die männer. die fassen sich nicht mal an, wenn sie an der gleichen frau zugange sind, selbst in der orgie sind sie voneinander isoliert. alle homo-hefte liegen still und brav. vielleicht die angst, selbst ein objekt zu sein, als mann, wenn da so ein homo in den heften blättert und mich ansieht? meinen arsch taxiert, meine beine, meine schenkel, mein gesicht? ich nehme so ein heft, blättere darin. schwänze in ärschen, schwänze in mündern, schwänze in händen. wenig gesichter, höchstens köpfe. plötzlich wird mir deutlich, wie ungern ich mich auf meinen schwanz reduzieren ließe. so ungefähr müssen sich die frauen fühlen, wenn sie diese bilder von schwänzen in mösen, mündern, händen sehen. ich empfinde etwas von der brutalität, die in dieser beschränkung auf körperöffnungen liegt. und trotzdem suche ich mir ja auch solche bilder aus. obwohl ich nicht darin finde, was ich suche. ich suche ja gar nicht nur eine möse, oder einen isolierten busen. aber ich habe angst vor den schwierigkeiten, die entstehen, wenn ich es mit *ganzen* menschen zu tun habe. die hemmungslosigkeit ist auf dem papier. sie weckt meine sehnsucht und fängt sie ab.

wenn ich jetzt nicht rausgehe, dann werd ich verrückt. luft holen. kein heft gekauft, nur geblättert und geglotzt. genau die sorte kunden, die sie hier hassen. an der verkäuferin vorbei. auf die straße. als käm ich aus dem bäckerladen. das ist schwierig.

3. 60 dieser abschnitt war ursprünglich volle zwei seiten lang. ich wollte mich mehr oder weniger theoretisch mit dem problem «sex-shop» und pornografie auseinandersetzen. kerngedanke war: daß die pornografie es erleichtert, sexualität und liebe voneinander zu trennen. daß sie darauf angelegt ist, sexualität sogar ohne berührung, ohne kontakt zu ermöglichen. sex, ohne daß einem jemand zu nahe kommt. und alles kann beim alten bleiben.

als ich es aufgeschrieben hatte, war's papiern, abstrakt, aufgesetzt und eben theoretisch, als stände ich drüber.

das problem ist aber nicht theoretisch, sondern höchst praktisch. und drüber stehe ich gar nicht. erkenntnisse im kopf helfen dabei sehr wenig. inzwischen ist mir was anderes wichtig: daß sich nämlich noch mehr männer gedanken machen über ihr verhältnis zur pornografie. und zwar ganz persönliche, keine theoretischen.

* wissen eure frauen davon?
* könnt ihr dazu stehen?
* wollt ihr was daran verändern?
* wieviel geld laßt ihr dort?
* wann geht ihr in so einen laden?
* was ist es, das euch anzieht?
* fehlt euch was dabei? was?
* wie wirkt sich porno-konsum auf eure beziehung aus?
* werden eure sexuellen wünsche auf diesem weg entschärft?

Elmar Kraushaar
Einfach geiler

Schwule und heterosexuelle Pornografie

«Also, sie, eine amerikanische Hausfrau, sitzt in einem amerikanischen Wohnzimmer und telefoniert. Sie ruft nach einem Klempner. Schnitt. Es klingelt und sie öffnet die Tür. Der Klempner, ein großer Schwarzer, in engen Jeans und Muskelshirt, steht vor der Tür. Mit einem Kennerblick hat er die Situation erfaßt. Er führt sie zur Couch, öffnet ihre Bluse und holt seinen Schwanz – natürlich ein Riesending – aus der Hose: die Story beginnt.» Rolf, 42, und «schwul seit Kindesbeinen an» erzählt mir seinen Lieblingsfilm, seinen Lieblingsporno. Er kennt die Namen der Darsteller, die Herstellerfirma, und selbst die Verleihnummer hat er im Gedächtnis behalten. Pornografische Filme mit ausschließlich heterosexuellem Inhalt sind die heimliche Leidenschaft vom schwulen Rolf. Dafür gibt er jeden Monat eine ganze Menge Geld aus. Wieviel? Das will er lieber nicht nachrechnen. Vor allem besucht er die Filmkabinen, mit minimalem Platz für eine Person, pro Minute eine Mark und 8 Videoprogrammen zur Auswahl per Knopfdruck. «Na ja, und dann sitze ich dann so – ich weiß nicht, wie lange. Ich kann das nicht in Zeit, sondern nur in D-Mark sagen. Also, bis dann so zehn, fünfzehn Mark durch den Automaten gezogen sind.»

Rolf kennt jeden Laden in Berlin mit Film-, genauer gesagt Videokabinen, er kennt die unterschiedlichen Größen der Kabinen, die Qualität der Vorführgeräte, die Tage, an denen die Programme gewechselt werden. Und er kennt jene – meist sind es Rentner –, die nach jeder Kabinenbenutzung mit dem feuchten Lappen einmal kurz durchwischen. «Das sind scharfe Hunde. Die passen immer auf, daß man nicht zu zweit in eine Kabine geht.»

Hin und wieder besucht Rolf auch die Hinterzimmer der schwulen Pornoläden. Da werden Filme gezeigt, in einem Raum heterosexuelle, im anderen homosexuelle Pornos. Zwischen den Räumen liegt zumeist noch eine ‹Dunkelzone›, in der man sich den eigenen Porno macht, mit einem oder mehreren, die das gleiche wollen. Hier verkehren zumeist nur schwule Männer, und dennoch sind die homo- und die heterosexuelle Abteilung gleich gut ausgelastet. Es scheint neben Rolf noch viele schwule Männer mehr zu geben, die den Heteroporno mögen. In einer Studie, 1975 veröffentlicht im «British Journal of Psychiatry», gibt es gar Zahlen dazu: 45 % der untersuchten männlichen Homosexuellen reagierten auf die Darstellung des heterosexuellen Koitus in einem pornografischen Film «mit voller Erektion, aber nur 29 % auf die lesbischen Darbietungen und ‹nur› 55 % auf die männlichen homosexuellen Stimuli.» (Selg / Bauer, Pornografie, Bern, 1986. S. 80).

Und warum mag ein schwuler Mann mehr die heterosexuellen Pornofilme? Rolfs spontane Antwort ist kurz und deutlich: «Die sind geiler!»

Die Frau, die ich nicht begehre ...

Die Frau im Porno ist einfältig und blond oder schwarz, sie kann nicht reden, nur plappern und stöhnen, sie will nur ihn, wenn sie will, sie liegt mehr als sie steht, sie ist zügellos, ordinär und geil, sie ist Hausfrau und Lehrerin, Schwester und Nachbarin, Schülerin und Managerin, Sekretärin und Verkäuferin, sie trägt jedes Kostüm, weil sie es doch auszieht, sie ist nicht mehr sie, aber ein williges, gefügiges Es: so wollen es die Macher der Filme, so will es die Fantasie der Betrachter.

Rolf mag nicht die Frauen in den Filmen, ihr stierer Blick irritiert ihn, und eine solche Frau im wahren Leben würde ihn in die Flucht schlagen. Wenn sie ihre Geschlechtsteile zeigen, schaut er weg: «Das ist so praktisch in den Kabinen – ein Knopfdruck, und sie ist verschwunden.» Rolf hat noch nie mit einer Frau geschlafen, und er denkt auch nicht daran, es je zu versuchen. «Eine Frau im Bett, was sollte ich mit ihr anfangen? Um Gottes willen, nur das nicht!» Das ist die Angst vor der Frau, der Ekel vor der Fremdheit ihres Körpers, das Desinteresse an ihren Berührungen, der Horror vor ihrer Lust. Das ist die tiefsitzende Angst zu versagen, denn wo würde es deutlicher, daß er die ihm zugewiesene Rolle des Mannes nicht erfüllt, als im Bett einer Frau? Rolf macht sich keine Gedanken um die Frauen, sie sind ihm egal, und sie sind die ihm überlegenen Rivalinnen beim Kampf um jeden begehrten Mann. Im Film nimmt Rolf die Frauen in Kauf.

... und die ich selbst

so oft doch sein möchte

«Natürlich wäre ich gern eine Frau, das stelle ich mir oft vor, wenn ich diese Filme sehe.» Nur mit dem kleinen Finger schnippen, oder beiläufig einen Träger rutschen lassen, und schon sind die Männer bereit. So sind sie, die Frauen in den Filmen, und so wünscht es sich Rolf für sein eigenes Leben. «Wenn der Postbote klingelt, möchte ich einfach mal die Hosen fallen lassen. Das geht natürlich nicht. So was ist nur den Frauen gestattet.» In den Filmen bekommen diese Fantasien Leben, und Rolf wird zur unwiderstehlichen Frau, die noch jeden Mann verführt. «Das ist meine Lieblingsfantasie: ich werde von zwei Männern genommen, einer von vorn – natürlich habe ich dann auch ein Loch vorn – und einer von hinten. Das kann ich doch real nie erleben.» Nur in der fantasierten Rolle einer Frau scheint es dem homosexuellen Mann möglich, seine sexuelle Lust grenzenlos zu erleben, ungefährdet und ohne Strafe. Nur in seiner Fantasie ist diese Lust am richtigen Ort, gesellschaftlich akzeptiert und akzeptabel für jeden Mann, für alle Männer, die in der Realität seines Alltags begehrlich seinen Weg kreuzen und ihm doch so fern bleiben. Die Frau wird zur idealen Projektionsfläche seiner als minderwertig und abseitig erfahrenen und erlebten sexuellen Wünsche.

Aber die Frau in den Filmen bleibt für den homosexuellen Mann auch die Frau, und er ist – einmal – der richtige Mann. Nicht der Un-Mann, nicht der Versager, sondern der korrekte Kerl. Das, was er im realen Leben nie zu erleben wagt, wird auf der vorgestellten Leinwand für einen Moment zur Wirklichkeit. Er muß keine Angst mehr haben vor den Frauen, denn sie sind ihm gefügig und unterliegen ihm, wann und wo immer er will. Die Suggestion der pornografischen Bilder, einmal der richtige, begehrte Liebhaber zu sein, erspart ihm die gefährdende Erfahrung in der realen Begegnung mit der ihm fremden Frau.

Die Identifikation des schwulen Betrachters mit dem heterosexuellen Mann, der die Frauen niedermacht und bezwingt, erweckt eine Lust, die die Wirklichkeit nie bietet. Nur einmal, für die Dauer des kurzen Akts, gehört die stöckelige Tunte, der behelfsmäßige Mann zur großen Gemeinschaft der gemeinen, schlichten, alles beherrschenden Kerle. Da kann sich der Schwule draußen, vor der Kinotür, noch so anstrengen, er kann brav sein und sich verstecken, er kann aufmüpfig sein, stark und sich wehren, da draußen gehört er nie dazu. Nur drinnen, für einen kleinen Moment in der kleinen Kabine kann es ihm gelingen – mit aller Eindeutigkeit – im gelungenen Augenblick.

Die Männer sind alle geil ...

«Das Spannendste in jedem Film ist der Moment, wenn der Mann seine Hose öffnet und den Schwanz zeigt. Wie ist er? Ist er groß und dick, steif und lang, schlaff und breit?» Rolf bekommt glänzende Augen. Er hat einen erfahrenen Blick, und im Laufe der Jahre hat er viele auf der Leinwand kennengelernt. Einige kennt er mit Namen, und so manche erkennt er wieder, nur am Schwanz. Früher mochte er John Holmes, als der noch in skandinavischen Produktionen die Hauptrollen spielte. «Seitdem der in Amerika ist, ist er nur noch ein gefühlloser Rammler.» Sein Favorit ist ein blonder, sportlicher Typ aus Kopenhagen, mit schönem Schwanz, braungebranntem Körper und jungenhaftem Lachen.

Aber eigentlich sind ihm fast alle recht, Hauptsache sie sind heterosexuell. Das ist das Wichtigste. Schwule Männer dagegen sind ihm langweilig, deshalb schaut er bei schwulen Pornos fast nie hin. Da sind die Männer ihm zu nah, sie sind so wie er. Ihre Bewegungen erscheinen ihm stereotyp, ihre Griffe geübt und bekannt. Zu oft mußte er diese gekonnte Langeweile in der Realität schon überprüfen. Da gibt's kein Abenteuer, kein Geheimnis. Das ist bei heterosexuellen Männern ganz anders. So oft, wenn er am Tage durch die Straßen geht, zieht er sie aus, den Polizisten und den Bauarbeiter, den Oberschüler und den Familienvater. Mit seinen Blicken, und in den Filmen holt er alles nach: da zeigen sie ihm das, was sie auf der Straße verweigern. All diese normalen, gesunden, gestandenen Männer, im Film kann er sie alle haben, und wenn sie sich ausziehen, dann nur für ihn. Ihre Lust bleibt ihm immer ein Geheimnis, und das macht sie so begehrenswert, ohne Ende. Da steckt ein Versprechen drin, von Glück, Erfüllung und Befriedigung. Und dieses Versprechen lädt sich auf, jeden Tag aufs neue, denn nie muß es sich der realen Bewährung stellen, nie wird es eingelöst.

... und alle Idioten.

Der alltägliche Feind der homosexuellen Männer ist der heterosexuelle Mann. Der Hetero schlägt zu, beschimpft, verurteilt, äfft nach, reißt Witze, verhöhnt, verrät. Ohne Unterschied, in ihrer Verachtung stehen die Heterosexuellen zusammen wie ein Mann. Eine Frau, selbst wenn sie zuweilen den Schwulen ähnlich verdammt, handelt dabei dennoch nie wie ein Mann, diese Aufgabe steht ihr nicht zu.

«Haste den Hanseln in den Filmen mal ins Gesicht geschaut? Wenn sie ihre hektischen Flecken kriegen, oder wenn sie vor tumber Geilheit nur noch lallen? Wenn sie sinnlos ihre Augen schließen und gar nicht mehr mitkriegen, wie die Frau unter ihnen sie verachtet?» Rolf freut sich diebisch. In seiner kurzzeitigen Identifikation mit der Frau zahlt er den Männern all das zurück, was sie ihm im Laufe seines Lebens angetan haben. Er kann sie hassen und demütigen, verachten und zum dummgeilen Idioten degradieren. Dabei bleibt er geschützt, seine Rache gehört ihm allein und trifft sie alle. Die Herrscherposen der Männer in den Filmen stellt er auf den Kopf, und er hat sie alle in der Hand als Opfer ihrer saudummen Lust. «Jeder Heteroporno endet mit seinem Höhepunkt, der Mann spritzt ab. In diesem kurzen Moment sind sie sich alle gleich, sie haben keine Gewalt mehr über sich und zeigen sich ungeschützt. Da kannst du sie treffen.»

Die ganze Welt ein Porno

Die Sexualität hat für den homosexuellen Mann eine ungleich größere identitätsstiftende Bedeutung als für den heterosexuellen Mann. Bar jeglicher homosexueller Sozialität findet der Schwule im sexuellen Moment die eindeutigste Versicherung, dennoch zu sein. Sein alltäglicher Blick sexualisiert sich in einem Maße, wie es seiner Sicherheit bedarf. Natürlich ist die Wirklichkeit nicht in der Weise konstruiert, wie die Fantasie sie fordert. Nur im Porno besteht die Welt aus nichts anderem als Sexualität. Da ist die Küche und das Büro, der Lehrer und die Kellnerin, das Klassenzimmer und die Arztpraxis, die Hausfrau und der Postbote. Da wirbelt alles durcheinander, und jeder Ort und jede Person stehen bereit für die eine Inszenierung.

Der heterosexuelle Porno verwandelt die Welt so umfassend in eine Lasterhöhle, wie es der homosexuelle Porno nie leisten kann. Bei den Schwulen beschränkt sich das Szenario auf das bekannte Getto, und jede Überschreitung wirkt aufgesetzt und lächerlich. Oder haben Sie schon mal einen schwulen Handwerker erlebt? Der auch noch beim ersten Zeichen die Hosen fallen läßt? Vielleicht haben Sie auch noch nie einen heterosexuellen Handwerker erlebt, der gleiches tut, aber die Wahrscheinlichkeit dafür ist ungleich größer. Die Männer und Frauen in den Heteropornos sind glaubhafter – wenn's denn sein soll –, sie könnten wirklich sein, was sie vorgeben. Aber die schwulen Pornos, die bevölkert sind von geilen Polizisten, Soldaten, Bauarbeitern und Matrosen – lächerlich, ein Schwuler ist Tänzer oder Friseur, das war's dann schon. Und das weiß jeder schwule Betrachter.

«Wenn ich aus 'nem Heteroporno-Kino komme und durch die Straßen gehe, muß ich immer erst einmal sortieren: wo bin ich? Das passiert mir nach einem schwulen Porno nie.»

Der Schwanz – Das Größte

Im pornografischen Film dreht sich alles – in letzter Instanz – um den Penis. Da gibt es keinen Unterschied zwischen homo- und heterosexueller Pornografie. Auf ihn warten alle, die Akteure auf der Leinwand und die Betrachter davor. Er ist die Waffe, die jede und jeden bezwingt und besiegt, er bringt die Lust und das Vergnügen, die Befriedigung und das Ende. Er ist deutlichstes Zeichen der fantasierten Macht, um das herum sich alles gruppiert, dem alle gehorchen und sich unterwerfen. Im glänzenden, strahlenden Schwanz bewundert ein jeder Mann sich selbst, garantiert sich, daß nichts und niemand über seiner Herrschaft steht. Der Schwanz in der pornografischen Abbildung muß ideal sein: in Größe und Umfang, in Aussehen, Standhaftigkeit und Festigkeit. Und läßt auch mal der Gesichtsausdruck seines Trägers Zweifel an dessen Geisteszustand aufkommen, sei's drum – darauf kommt es wirklich nicht an.

In den Pornokinos, in den modernen Atrien der Phallusverehrung, könnten die Männer, alle, homo und hetero, in einer Reihe sitzen, Schulter an Schulter, und allen würde es gleichermaßen gefallen. Sie tun's natürlich nicht, da ist die Scham davor, und die Angst. Lieber sind sie wie die Kinder, kleine Jungs, die sich verstecken, einander nicht anschauen und einen roten Kopf kriegen.

Renata Bleck
Schmalspur-Sex

Sophia war siebzehn Jahre alt, als ich sie kennenlernte. Sie wurde von den Männern begehrt, was ihr nicht verborgen blieb. Ihr Verliebtsein war sehr kurzlebig, zu schnell störte sie sich an den auftauchenden Eigentümlichkeiten des jeweiligen Mannes.

Wie Frauen sich zu verhalten haben, lernte sie von ihren Freundinnen, aus Spielfilmen, Romanen und den Zeitschriften, die sie einmal in der Woche austrug. Durch diese Magazine wußte sie, daß eine Frau mit ihrem Körper viel erreichen kann.

Ich verlor Sophia aus den Augen, traf sie aber nach einigen Jahren wieder, als ich einen Film über ein Porno-Modell, das sich am Ende selbst tötete, ansah. Nach der Vorstellung gingen wir in ein Lokal, und während Sophia mir von ihren Gefühlen berichtete, betrachtete ich ihre verweinten Augen. Sophia hatte sich verändert. Im Alter von siebzehn Jahren trug sie gerne leuchtende grelle Farben, lachte viel und benahm sich manchmal keck. Doch nun wirkte sie sehr blaß und schmal.

Sie erzählte mir von dem Mißtrauen, das sie anderen Menschen, besonders Männern, gegenüber entwickelt hatte. Ihre Fröhlichkeit hatte sie verloren, sie schien besonders Menschen zu mißtrauen, die sich locker und ungezwungen gaben. Ich war erschreckt von dieser Veränderung, doch gleichzeitig wuchs mein Interesse an Sophias Geschichte.

Mit zwanzig hatte sich Sophia in einen Mann verliebt, der gegen jede Art von Unterdrückung war, die sexuelle Unterdrückung eingeschlossen. Die Monogamie war für ihn ein Schritt in Richtung Unfreiheit, die Liebesbeziehung zu zweit ein Anachronismus. Sophia schlief mit ihm, so oft er wollte, bis ihre Scheide schmerzte. Auch sie glaubte an sexuelle Erfüllung.

In seinem Bücherregal stand das gesamte Werk Henry Millers. In der unteren Ecke des Regals befanden sich einige Pornomagazine, für jeden sichtbar. Das fand er schon beinahe revolutionär.

Sophia ließ sich von ihm in aufreizenden Posen fotografieren, schwarzes Leder auf nackter Haut, dazu große Kinderaugen.

Irgendwann begann sie Fragen zu stellen. Mit wem er alles schliefe, wieso er Pornos benutze, ob er sie liebe, warum sie ihm nicht allein genüge.

Wenn er nicht da war, suchte sie nach den Fotos seiner Ex-Freundinnen, durchstöberte seine Schubladen und fand schließlich in einem Aktenordner versteckt, zwei Pornohefte. Gefesselte Körper, völlig rasiert. Bilder, die sie an Folterungen in Südamerika erinnerten, nur daß auf diesen Abbildungen kein Blut floß und es ausschließlich Frauen waren, die diese Tortur über sich ergehen lassen mußten.

Diese Fotos tauchten in ihr immer wieder auf, wenn er mit ihr ins Bett ging, wenn er über Emanzipation sprach, wenn sie sich stritten. Manchmal hatte sie Angst vor ihm, sobald sie die Nachttischlampe ausschaltete. Sie hoffte, er würde diese Pornos irgendwann nicht mehr nötig haben. Sie wartete.

Ihre Lust, mit ihm zu koitieren wurde immer geringer. Sie sprachen viel über Sexualität, Abhängigkeit, Forderungen, Einschränkungen, Macht und Liebe.

Sophia wurde zunehmend empfindlicher, ihre Lieblingsfarbe wurde dunkelblau. Er besuchte Peep-Shows und fühlte sich schlecht. Wenn Sophia ihn zur Rede stellte, reagierte er sprachlos. Ihre Lust auf Sexualität war inzwischen auf dem Tiefpunkt angelangt. Er nannte sie frigide. Sophia entschloß sich, nur noch mit ihm zu schlafen, wenn ihr danach war. Sie wollte herausfinden, ob sie ein eigenes Bedürfnis nach Sexualität hatte.

Sophia und ich trafen uns in den darauffolgenden Jahren häufiger. Im Laufe dieser Freundschaft wurde mir klar, daß Sophias Geschichte die Geschichte unzähliger Frauen ist.

Viele Leute gaben ihr den Rat, sich einen anderen Mann zu suchen. Eine Möglichkeit. Doch hätte es so viel verändert? Das Grundmuster der männlichen Sexualität ist in unserer Gesellschaft so stark präsent, daß es für Frauen nicht damit getan sein kann, «Bäumchen wechsel dich» zu spielen. Nicht ohne Grund sind es gerade Frauen, die Männern für ihr langweiliges und einfallsloses Sexualverhalten als Alibi dienen. Diese durchsichtige Taktik wird von den Männern gern gehandhabt, wenn es z. B. darum geht, feministische Theorien zu belächeln. Wozu sich die Finger schmutzig machen. Was die «Prüderie» der Frauen angeht, so findet sich schnell ein bedarfsgerechter Ersatz. Die Männer lassen sich nicht lumpen und bezahlen in bar oder mit Streicheleinheiten. Für Männer scheint das Ausleben *ihrer* sexuellen Vorstellungen eine fortschrittliche Tat zu sein, Pornos ein Beweis für sexuelle Freiheit, was immer das ist. Sex, das letzte, große Abenteuer. Doch sie bekommen nur ein Stückchen Zucker, damit sie ruhig sind.

Vor lauter Orgasmus-Fixiertheit wird nicht nach rechts oder links gesehen. Eine eigenständige, freie, sexuelle Entwicklung muß bei einem derartigen Verhalten auf der Strecke bleiben. Doch leider ist davon in heterosexuellen Beziehungen auch die Sexualität einer Frau betroffen. Nur mit sehr viel Kraftaufwand, Durchsetzungsvermögen und Eigenliebe besteht für sie die Möglichkeit, eigene Wege in der Sexualität zu gehen, denn es sieht noch lange nicht danach aus, als hätten die Männer von sich aus, von ihrem reduzierten Verhalten die Nase voll.

Wenn ich mir die ständig wiederkehrenden Muster in den Romanen, auch von namhaften männlichen Autoren, in Filmen, in Bühnenstücken, in Magazinen und Pornos ansehe, fällt mir folgendes Bild ein: An einem Fließband stehen Männer. Sie machen ständig denselben Handgriff. Sie singen immer wieder im Takt: Das macht Spaß!

Matthias T. J. Grimme

... ganz normal
zwei Stimmen in meinem Kopf

Fragend: Ich verstehe dich nicht. Wie kannst du Pornografie kaufen, wenn du weißt, daß sie frauenverachtend ist?

Ehrlich: Warum soll ich mir so viele nutzlose Gedanken machen? Ich mag einfach diese Bilder ansehen. Es macht mich geil, erregt mich. Andere Vergnügungen gönne ich mir auch, ohne mir immer dies und das zu überlegen. Ich benutze Pornos zum Wichsen, schließlich sind sie dafür gemacht.

Vorwurfsvoll: Hast du einmal die Gesichter der Frauen genau betrachtet? Spürst du nicht, wie gewalttätig das ist, was es für die Frauen bedeuten muß, sich so nackt dargestellt zu sehen?

Naiv: Meinst du die Modelle? Die verdienen ehrliches Geld, vielleicht haben sie sogar Spaß daran, sich nackt zu zeigen. Sicher besser als den ganzen Tag in einer Fabrik zu schuften und für wenig Geld die immer gleichen Tätigkeiten zu verrichten.

Ärgerlich: Ich rede nicht von den Modellen, ich spreche von den Frauen allgemein. Aber wenn du mit solchen Argumenten wie «viel Geld verdienen» oder «Spaß» kommst, dann machst du mich wütend. Auch du weißt ganz genau, daß gerade in Zeiten wirtschaftlicher Rezession manche Frauen solche Fotos, als letzte Möglichkeit zum Geldverdienen sehen. Ich finde es fadenscheinig, sich damit zu rechtfertigen, daß die Frauen an so etwas Spaß haben. Überlege doch mal, würdest du gerne vor einem weiblichen Kamera-Team bei laufender Kamera, nach Anweisung einer fremden Frau, Sexakrobatik betreiben wollen?

Lachend: Weiß ich nicht. Früher glaubte ich, daß mir das Spaß machen könnte. Inzwischen bin ich unsicher, ob ich bei so vielen Zuschauern überhaupt einen steifen Schwanz bekommen würde.

Ernst: Viele Frauen machen solche Filme nur, weil sie Geld für Drogen benötigen, das ist genauso wie in der Prostitution.

Irritiert: Woher willst du das wissen, du kannst mir viel erzählen.

Besserwisserisch: Das habe ich vor kurzem gelesen. Doch um noch einmal auf die Gefühle von Frauen zurückzukommen, manche Frauen sagen: Pornografie ist die Theorie, Vergewaltigung die Praxis.

Unsicher, etwas traurig: Von mir kann ich guten Gewissens sagen, daß ich kein Vergewaltiger bin, es auch nicht sein will. – Aber wenn ich so nachdenke, vielleicht hat es doch etwas mit Gewalt zu tun. Als ich in der Pubertät war, hätte ich gerne mit einem der vielen Mädchen um mich herum geschlafen, aber die wollten nie. Sie erlaubten mir zwar, ihre Hand zu halten, aber sie gaben mir nie das, was ich mir so sehnlich wünschte. Sie taten so, als wäre ich für das, was sie unter ihren Röcken und Blusen verbargen, nicht gut genug. Vielleicht genossen sie auch nur ihre Macht, die sie durch ihre Verweigerung über mich hatten. Ich mußte mich abstrampeln, mußte sie umwerben, ihnen Komplimente und Geschenke machen, mußte versuchen, ihnen zu imponieren, den Supermann spielen, und sie saßen da, lächelten unschuldig, genossen die Schau und sagten «Nein». Mit der Zeit wurde ich immer unsicherer und gleichzeitig wütender. Ich wünschte mir Geld, Macht und Stärke, um sie bestrafen und demütigen zu können. Natürlich passierte das nie. Auch heute bekomme ich oft nicht das, was ich will, aber jetzt kann ich mir Pornos kaufen. Das entschädigt mich für die Verweigerung. Sicher ist es ein bißchen Rache, wenn ich die Mädchen in den Pornos betrachte, die Schenkel gespreizt, die Möse deutlich sichtbar, alles zeigend, was mir andere verweigern.

Mit erhobenem Zeigefinger: Das ist eine wirklich kranke Einstellung, völlig unreif und pubertär. Du spielst immer noch das alte Spiel. Bist du denn jetzt nicht weiter mit deiner Entwicklung? Du bist doch schon lange nicht mehr der kleine frustrierte Junge.

Trotzig: Ich weiß selber, daß das nicht sonderlich erwachsen ist. Eigentlich hat mein Ärger auf Mädchen, die mich abblitzen lassen, etwas mit den Erfahrungen zu tun, die ich als kleines Kind mit meiner Mutter gemacht habe. Die gab mir auch nicht alles, was ich mir von ihr wünschte, ließ mich hängen in meiner Abhängigkeit von ihr, spielte ihre Macht aus. Das «Nein» der Mädchen riß und reißt immer noch die alte Wunde auf, die mir das «Nein» meiner Mutter geschlagen hat.

Von oben herab: Wie melodramatisch! Soll das eine Entschuldigung sein? Wenn keiner die Verantwortung für das, was er macht, übernehmen will, wer muß dann herhalten, die Mütter. Das scheint das einfachste. Mütter können sich nicht wehren, wenn ihnen die Schuld an allem Bösen in der Welt zugeschoben wird. Das ist doch alles etwas zu einfach. Glaubst du wirklich, daß nicht die Männer an Pornografie schuld sind, sondern die Mütter? Das ist doch ein fauler Witz.

Schmollend: Jetzt wirst du schon wieder moralisch!

Enttäuscht: Noch so ein plumpes Argument, erst die Mütter und jetzt die Moral. Ich hielt dich für ein bißchen weiter.

Ehrlich bemüht: Du mißverstehst mich. Ich will nicht behaupten, Mütter seien schuld an Pornos, ich bin nur um eine Erklärung bemüht, daß meine negativen Erfahrungen mit Frauen einer von mehreren Gründen ist, der Pornos für mich so wichtig macht.

Lauernd: Du redest doch immer von sexueller Emanzipation, verstehst du darunter, Pornografie zu benutzen?

Überheblich: Natürlich haben Pornos auch etwas mit sexueller Emanzipation zu tun. Wenn ich masturbiere, bin ich unabhängig, bin auf keinen anderen Menschen angewiesen.

Ironisch: Was hat Masturbation damit zu tun, daß du Pornografie benutzt? Kannst du dir deine sexuellen Fantasien nicht ohne eine derartige Krücke machen?

Belehrend: Sicher kann ich das, aber manchmal ist es mit Pornos einfacher. Ich kann mir ein Magazin holen, und die Bilder vertreiben die anderen, sonst störenden Gedanken. Für mich haben Pornos etwas mit freiem Sex zu tun. Sie erschließen neue Möglichkeiten. Vieles von dem, was mich in meiner Sexualität behindert, ist durch meine christliche, sexfeindliche Erziehung entstanden, sie machen ...

Triumphierend: Schon wieder, das ist typisch für dich. Du hast immer noch nicht begriffen, daß sexuelle Freiheit nur ein Männertrick ist, mit dem Männer glauben, Frauen leichter ins Bett zu bekommen. Mit deiner freien Sexualität versuchen die Männer den Frauen zu vermitteln, daß die einzige Art «frei» zu sein bedeutet, sich wie ein Mann zu verhalten, genauso fixiert auf das Genital und den Orgasmus. Pornografie macht diese Botschaft nur noch klarer: je dicker der Penis, je mehr Ejakulat, je akrobatischer die Stellungen, um so freier ist man. Pornografie normiert die Welt nach männlichem Modell. Männliche Wünsche und Lüste werden einseitig vermittelt ohne Interesse dafür, ob Frauen das genauso sehen. Frauen haben immer geil zu sein, die Beine gespreizt, jederzeit bereit für den Mann. Frauen (und auch Männer, du ausgenommen), die andere Bedürfnisse haben als die gezeigten, sind unnormal, sind die eigentlich Perversen. Pornografie zementiert so immer neu den Mythos von Mann, der immer kann, der immer nur das «eine» will. Die Botschaft lautet: die einzige erlaubte Art und Weise von Sexualität hat so zu sein, wie die patriarchale Welt es bestimmt.

Schulterzuckend: So schlimm ist das doch nicht. Die meisten guten Romane, die von Männern geschrieben sind, ob nun von Henry Miller, Norman Mailer, Grass und Böll oder die südamerikanischen Literaten stellen die männliche Sichtweise dar, eben weil sie Männer sind. Und nicht nur in der Literatur, sondern auch im Kino, in der bildenden Kunst, in der gesamten Kultur ist es so. Das dort gezeigte normale Verhältnis in der Sexualität läuft doch auch nach dem Schema: der Mann macht und die Frau läßt es machen. Die gesamte Kunst ist patriarchalisch geprägt, aber warum regst du dich nicht darüber auf, sondern nur über Pornos?

Überheblich: Erstens ist Pornografie das Medium, welches diese Botschaft am deutlichsten bringt, zweitens können wir ihr am wenigsten ausweichen. Sie zwingt sich dir im Vorbeigehen auf, auch wenn du nicht ins Kino gehst oder ein Buch liest. Du brauchst nur mal die Auslage eines Zeitschriften-Kiosks zu sehen.

Erklärend: Aber es ist doch besser, Bilder von nackten Frauen anzusehen, als Bilder von Politikern oder Massakern. Schließlich mag ich nicht alle Pornos. Am tollsten finde ich, wenn in den Magazinen auch die Frauen mal die Initiative ergreifen, weil sie das in meiner Realität kaum tun, ich also immer gezwungen bin, den ersten Schritt zu machen. In den Pornos haben auch Frauen ein Recht auf ihren Orgasmus und auf angstfreie Sexualität. Da wird deutlich, daß das nicht so einfach geht, wie viele Männer glauben: einfach nur den Pimmel in die

Frau reinstecken, und dann kommt ihr Orgasmus automatisch. Männer müssen sich auch anstrengen, wenn sie mit einer Frau vögeln. Das ist für mich das Emanzipatorische an den Pornos.

Mit gespielter Ernsthaftigkeit: Du hast wirklich ein seltsames Verhältnis zur Emanzipation. Du glaubst wohl, die Beziehungen zwischen den Menschen würden besser, wenn jeder jede richtig gut zum Orgasmus bringen würde (und umgekehrt). Das macht die Sexualität zwar technisch erfolgreicher, aber ob das befriedigend ist, wage ich zu bezweifeln. Toll, jetzt erfahren endlich alle Männer, daß sie hier ein bißchen saugen müssen, dort etwas reiben, da ein wenig rubbeln, und schon klappt es mit dem weiblichen Orgasmus.

Beharrend: Ich finde jedenfalls, daß die Frauen in vielen Pornos nicht nur als Objekte dargestellt werden, sondern daß ihnen auch ihre eigene Lust zugebilligt wird.

Gereizt: Doch, in erster Linie sind sie Objekte. Du starrst ihre Fotos an, und dir ist es egal, ob ihre Geilheit geschauspielert ist oder ob sie sich dabei ekeln. Die Frauen als Mensch sind dir egal, wichtig ist dir nur, ob dir ihre Brüste gefallen oder ob du ihren Hintern aufregend findest.

Wütend: Na und? Das ist doch natürlich. Du willst mich sowieso nicht verstehen.

Den Ärger mühsam verbergend: Verständnis oder nicht, du übersiehst völlig, daß du von der Pornografie konditioniert wirst. Du siehst Frauen nur, wie sie Männer aufgeilen, sogar die beliebten lesbischen und Masturbations-Szenen sind nur Männerfantasien. Pornografie ist eine Wiederholung des ewig gleichen. Wenn du eins gesehen hast, kennst du alles. Daß es dir nicht langweilig wird ...

Ehrlich um Verständnis bemüht: So einfach ist das nicht, schließlich gibt es Entwicklungen. Neulich habe ich festgestellt, daß mich die Männer in den normalen Filmen stören, darum finde ich augenblicklich nur Pornos mit Frauen allein interessant. Männer sind oft auch sehr häßlich, da geht es wohl eher um das «Stehvermögen».

Schnippisch: Und so kannst du dir besser vorstellen, wie du es mit den Frauen machst, wo du doch so schön bist.

Immer noch bemüht: Nein, ich stelle mir nichts vor. Ich betrachte die Bilder und finde das erregend. Einfach so, aber das kannst du sowieso nicht kapieren.

Väterlich: Ich finde alle pornografischen Bilder langweilig und verlogen. Sie gaukeln sexuelle Freiheit und erotisches Vergnügen vor, aber eigentlich geht es darum, den Männern das Geld aus der Tasche zu ziehen, damit andere einen guten Profit damit machen. Männer besitzen die Produktionsmittel, sie kon-

trollieren die Herstellung, den Vertrieb und die Auswahl der Modelle, und man merkt, daß diese Männer Frauen verachten.

Einlenkend: Natürlich hast du recht. Auch ich lehne es ab, daß mit Pornos Geld verdient wird.

Ungeduldig: Du mißverstehst mich. Mir geht es nicht nur um den Wirtschaftsfaktor Pornografie-Industrie, sondern darum, daß diese Industrie von Männern beherrscht wird, die Frauen und sicher auch Männer nur als für pornografische Filme verwertbares Fleisch sehen können.

Beruhigend: Ich weiß was du meinst, wenn ich mir ein Heft kaufe, dann sehe ich daran nichts Schlimmes, aber bei der Vorstellung, daß auf der ganzen Welt Millionen von Männern solche Hefte kaufen, wird mir komisch. Doch wenn die Männer den dicksten Gewinn einkassieren, so verdienen auch die Modelle nicht schlecht, ich habe gehört, daß sie zum Teil 1000 Mark am Tag bekommen. Und das mit den alles beherrschenden Männern stimmt auch nicht, der *Playboy* hat eine weibliche Leitung, und außerdem gibt es doch Beate Uhse. Dennoch gebe ich dir recht, diese Machtgeschichten sind ziemlich ekelhaft.

Nachhakend: Aber du gehst los und kaufst dir seelenruhig ein neues Sex-Heft. Wo bleibt da dein Ekel?

Beleidigt: Du hast kein Verständnis, bist verklemmt und puritanisch. Vielleicht hast du sogar Angst vor nackten Frauen. Ich finde nackte Frauen eben aufregend, egal wo ich sie sehe, ich muß einfach hinsehen. Das ist für mich das Normalste von der Welt. Anderen Männern geht es genauso und sicher vielen Frauen auch, ob sie das nun zugeben oder nicht. Beim Anblick einer nackten Frau bekomme ich Lust aufs Vögeln, aber oft ist das unpassend. Dafür gibt es eben die Magazine und Filme, dort bekomme ich all das, was ich sonst nicht so in aller Deutlichkeit sehen kann.

Wütend: Aber Frauen wollen nicht so automatisch angeglotzt werden. Du kommst mir vor wie ein Roboter. Du siehst eine nackte Brust und bekommst den starren Blick, du siehst eine nackte Scheide und schon hast du einen steifen Penis. Es ist, als würde es in dir einen Knopf geben, der bei Betätigung immer dasselbe Programm ablaufen läßt. Und Objekt dieses Programms sind Frauen, denn du siehst nicht die Frau als Einzelwesen mit individuellen Vorlieben und Interessen, sondern nur als eine Komposition aus Haaren, Brüsten, Schenkeln und Haut.

Schuldbewußt, aber später abwehrend: Ich sehe die Frauen wirklich nicht nur als Objekte, ich sehe sie auch als Person, nehme sie als ganze

Menschen wahr. Aber parallel läuft eben dieses Programm ab, ich kann nichts dafür, es ist antrainiert. Nur finde ich das nicht so problematisch wie du. Du machst aus mir gleich einen Roboter, ein frauenfeindliches Monster. Dabei geht es wirklich nur darum, daß ich gern nackte Frauen betrachte. Das hat auch nicht immer etwas mit Sex zu tun, oft ist es einfach ein Augenschmaus, etwas, was ich lieber sehe als anderes. Vielleicht hast du ganz einfach Angst davor, Sex als Freude, als Vergnügen zu sehen, du mußt das immer in irgendwelchen politischen Zusammenhängen sehen. Das kommt mir auch zwanghaft vor bei dir. Pornos tragen wenigstens dazu bei, daß Sex entmystifiziert wird. Sex ist inzwischen etwas Normales, und auch das, was vor einigen Jahren noch als pervers galt, wirkt heute normal.

Geduldig, später lauernd: Aber das hat nur dazu geführt, daß in der Pornografie die Darstellung von sexueller Gewalt zugenommen hat. Pornografie ist ja so angelegt, daß sie nie das hält, was sie verspricht, sie erzeugt immer wieder Lust auf etwas Neues, etwas noch Aufregenderes. Vorhin hast du zugegeben, daß für dich durch die Entwicklung von neuen Vorlieben die Pornografie immer wieder neu interessant wird. Aber die Tendenz zu immer etwas Neuem führt dich vielleicht irgendwann dazu, nur noch Abbildungen mit den härtesten Praktiken interessant zu finden. Vielleicht machen dich dann nur noch Bilder von Vergewaltigungen und Folterungen geil. In den USA gibt es inzwischen ja auch sogenannte SNUFF-Filme, wo die Frauen während der Filmaufnahmen wirklich zu Tode gequält werden, das folgt aus diesem «immer etwas Neues».

Siegessicher: Auch wenn ich das schlimm finde, so denke ich doch, daß es besser ist, Bilder mit Perversitäten zu betrachten, als sie selber auszuüben. Abgesehen davor, mich ekeln Gewalt-Pornos an.

Ärgerlich, lauter werdend: Aber die Modelle sind doch auch lebendige Menschen, die, auch wenn sie nicht umgebracht werden, dabei ziemlich kaputtgehen. Außerdem wirken diese Bilder als Anreiz, Dinge zu machen, die man vorher noch nicht kannte, das hast du doch selbst behauptet, wenn auch in dem Zusammenhang, daß Männer lernen, sich auch um den Orgasmus von Frauen zu kümmern.

Besänftigend: Du verdrehst alles. Ich bin nicht so pervers, wie du mich darstellst.

Ich finde, du mußt das auseinanderhalten, einmal die normalen Pornos und andererseits die sadistischen Sachen. Außerdem gibt es noch einen Grund, warum ich normale Pornos gut finde: im Gegensatz zu früher braucht man heute nicht mehr soviel Geld zu bezahlen, um ein schönes, nacktes Mädchen betrachten zu können. Das war früher Privileg der Reichen.

Enttäuscht: Du wirkst immer unglaubwürdiger. Du tust so, als würde Pornografie etwas sein, was völlig harmlos ist, außerdem noch emanzipatorisch, demokratisch und sexuell beglückend. Mich wundert dabei nur, warum die Geschichten in deinen Magazinen so oft typische Machtbeziehungen zeigen ‹Kunde und Kellnerin, Chef und Sekretärin›, oder warum sie so oft in totalen Institutionen wie Gefängnis, Krankenhäusern, Pensionaten oder beim Militär spielen. Das hat für mich ganz eindeutig etwas mit einer Zementierung der vorhandenen Machtstrukturen zu tun. Und wenn die Opfer das auch noch beglückend finden, ist das nur noch schlimmer.

Wütend drohend: Ich streite das auch nicht ab, aber ich kann auch nichts dagegen unternehmen. Nackte Frauen sind eben aufgeilend, und wenn ich sie nicht in der Natur sehen kann, kaufe ich mir eben Bilder von ihnen. Und du bauschst das so auf, damit ich ein schlechtes Gewissen bekomme. Aber du kannst dir dein Gerede schenken, von dir laß ich mir das nicht vermiesen. Sogar mit schlechtem Gewissen werde ich Pornos geil finden. Basta!

Warnend: Vielleicht diesmal noch ...

Siegfried Essmann
Sex-Shop

Dort,
wo die angeblich alten Männer stehen,
die,
aus welchen Gründen
auch immer,
nicht mehr können,
angeblich;
dort
steh auch ich,
stehst auch du,
obwohl –
wir noch können,
angeblich!

David Knispel-Kiwus
Nach-Vollziehung der Ereignisse:

Irgend ein Hans sitzt in seim Zimmer, allein. –: aus dem Gerät röhrts:
Dark Raider hat das Versteck des Milenium Circum entdeckt: unauf-
haltsam nähert er sich Luke Skywalker und seinen treuen Freunden.
Wie wird dieses aufregende Abenteuer für unseren Helden ausgehen?:
Das kann jeder selbst entscheiden: Aktionsfiguren & Raumfahrzeuge
von Star-Wars! – – –

«Knack» schaltet er den Fernseher aus, nimmt das Heft in die Hand und
blättert & gafft aufs Papier mit den Nymphn (: nackte Weiber!). –: Die
Gedanken-Gefühle schweifen.–.–.–.

Vielleicht hat er mal, früher, ein kleines Schwesterchen gehabt?: Und
war die Kleinste-&-Jüngste-von-allen (und einzige Schwester: mit sieben Brüdern: – !), s lag bei ihnen ja auch irgendwie in der Familie: er-
selbst war auch nich gerade groß gewesen. – – –. S war alles so schwierig . . .: Aber is ja jetzt vorbei: läuft heut alles anders: besser . . . (früher-
mal hatte er seine Schwester auch-vergewaltigt (: alle taten das (: sogar
der Vater hat's mit ihr gemacht!), aber eigentlich war sie seine Schwester: immer gewesen! (Die andern warn alle früher aus dem Haus: er: der
Jüngste-von-den-sieben . . . (und dann arbeitslos.).-)– – –.: hat ja auch
früher-mal ganz gut ausgesehn!: sie.) . . . die!: dabei hats ihr doch auch
Spaß gemacht!, muß: kann garnich anders sein. Und überhaupt . . .: Das
s schon sólang her, daß es fast nich mehr wahr is, aber sie . . . als er
neulichmal abends angerufen hat: hält ihm die alten Geschichten immer-
noch vor . . .: versuchte doch wirklich, ihm irgendeine Schuld aufzula-
den: und er müßt sichs mal überlegen,: ob er noch normal sei: weil er sich
nicht vorstellen konnt, daß die Vergangenheit für sie ebm nich abgeschlossen is (und meint: er häb ihr Leben versaut . . . –? (die-Andern
auch, natürlich!)): die ist ja nich mehr ganz sauber im Kopf! (Er hat das ja
schon früh gemerkt: als sie sich absichtlich mit Zigaretten verbrannt hat,
und die Arme mit Rasierklingen zerschnitten, und so: is doch n Fall fürs
Irrenhaus! Und dann nachts m Bruder die Ohren vollheulen! . . .) (vor
paar Wochn hat sie dann den absoluten Hammer gebracht: Da hat sie das
ganze Familienleben im Radio ausgebreitet: natürlich alles aus ihrer
Sicht: und ihn hat zum Beispiel keiner gefragt! Und die habm ihr alles
geglaubt! . . .? (Und was die alles erzählt hat!: da konnt man ja direkt
meinen: sie hätts mit Ungeheurn zu tun gehabt . . .).).
Und er hats ihr gesagt: Man muß die Vergangenheit auch mal ruhen
lassen!: «Is doch déin Pech, wenn du inner Familie geborn bist, wo nur
lauter Jungs sin, und du die einzige Schwester: kann îch doch nix dafür!»
Und außerdem isdas ja garnich sówas besonderes: Alle machen das!
Und im lui is gestandn: Inzest, das letzte Tabuh: Wenn der Vater mit
der Tochter. Der Inzest-Paragraph droht bei Beischlaf zwischen Verwandten mit Freiheitsstrafen bis zu drei Jahren: Mán, müßten dá aber
viele Leute ins Gefängnis!: Inzest: n olles Kirchenwort! Aber er pfeift
auf die Ta-buhs: S heißt doch immer: Sexuelle Revolution! . . . Mann
sollte einfach mehr Freiheiten habm, bei der Liebe!). S Leben ist halt
nich einfach!, aber am Ende geht's dóch immer gut . . .: es is ja auch jetzt
vorbei!).

Erstmal, in ein paar Minuten, überfliegt er die Seiten-alle, dann wird er gründlicher (: und sucht sich die Frau nach seinem Geschmack: die-vielleicht, mit den dicken Titten, oder eher sone Asiatin?, oder der blonde Engel? (: ob blond, ob schwarz, ob braun: ich liebe alle Fraun!).).

Und die Schwester: hilfloses Kind-Thier, abhängiges-ohnmächtiges Wesen: auf die Mutter konnte sie nich rechnen: die war auch hilf-los, vor dem Phänomen: und hatte Angst! (womöglich war sie sogar direkt ein bißchen froh, daß ihr Mann dann wenigstens sie-selbst in Ruhe ließ (ihr isses ja auch nich viel besser gegangen (: 8 Kinder ...–!), und jeder ist sich selbst der Nächste!)). Die beim Jugendamt konntn auch keine Hilfe sein: sie wußte das von ner Freundin, ders ähnlich gegangen war: die glauben einer kleinen Tochter einfach kein Wort (Und die Methode scheint ja auch recht wirksam zu sein: die kommen wenigstens später nich wieder (Ihre Freundin ist auch nie mehr hin gegangen: lieber hat sie sich umgebracht.).) :und nacher wird alles nur nóch-schlimmer ... (Zur Polizei –: sind ja auch alles Männer! ...). Und wénn sie eim glauben: was hilfts? Díe helfen eim auf jeden Fall nich: dann muß der Vater halt ne Strafe zahln und das Geld reicht nur nóch-weniger aus ...; und dann die Vorwürfe von Allen (Mutter: ‹Wo doch Papi só-schwer arbeitet! ...›, und die Tanten, Omas & Opas und alles-die: ‹Diese Schande› (und meinen natürlich mehr díe Schande, die durch die Anzeige entsteht ...).),: man soll ja auch nich die Hand erheben, gegen Vater und Mutter: heißts: Ehren soll man die. So gings dann immer weiter ...
: Mittlerweile hörten die Regelblutungen schon garnichmehr auf, alles tat weh: und dann hat sie angefangen, sich-selbst weh zu tun: und schnitt sich auch-mal die Pulsadern auf. Und hatte 1 Haß (aber nich mal gegen die Brüder: sich-selbst haßte sie: daß sie so schwach war, und daß es garnix brachte, wenn sie schrie: die einzigen, dies hörten, waren die Nachbarn, die sowisso schon alle wußten, daß sie da-oben nich ganz normal war.) Am schlimmsten war ihr jüngster Bruder: der is só klein gewesen, alle Mädchen waren größer als er: er hat halt einfach keine Freundin gefunden. Und Arbeit hatte er auch keine. Und sie war auch immer zuhause. (jetzt ja nich mehr: jetzt ist sie die meiste Zeit in Krankenhäusern. Und es kommt sie auch keiner besuchen – gottseidank! Und arbeiten kann sie auch nich, aber só-eine will ja sowieso keiner habm. Und daß sie in zehn Jahren nich mehr lebt, is ganz sicher: S is jetzt halt alles vorbei ... (: als sie aber gehört hat, daß die-vom

Radio da ne Sendung drüber machen wolln, is sie trotzdem mal hin
gegangen und hat ihre ganze Geschichte erzählt. (Danach war sie dann
ganz fertig; aber irgendwie wars doch richtig: Wenn da nie einer was
davon erzählt, dann glaubts doch auch nie einer.). Und sie sagte: «Ich
lief um mein Leben, aber wás-für-ein Leben?: jahrelange Mißhand-
lung . . .»). Mit Männern will sie ních mehr soviel zu tun habm.) Häuser für só Frauen & Mädchen gibts ja bisjetz noch nich!

: und man hat sie schön in der Gewalt: da, auf dem Papier: Er gafft sie
an, stundenlang; küßt sie, wo man echte Frauen nicht küßt; er wird
immer geiler, greift sich in die Hose . . .:
Und die Gefühle schweifen . . .

Zwei Männer allein auf der Mitte der Straße.
Beide mit Revolvern bewaffnet
hochgewachsen und kräftig.
Es ist Mittag
Die Sonne sengt
Die sauberen Revolver blitzen
Weit-weg flimmert der Horizont.
Die Stadt scheint wie ausgestorben.
Es geht um eine ernste Sache.
Die Männer gehen langsam aufeinander zu
An den Schuhen die Sporen klimpern
Sand knirscht unter den Sohlen
Endlich bleiben sie zwanzig Schritt voneinander stehen
Keiner verzieht die Miene.
So stehen sie: Stunde um Stunde, und lauern
Über den Gipfeln steigen Rauchzeichen in den Himmel
Beide warten auf den richtigen Augenblick
Die Sonne geht unter.
Die Leute stehen hinter den Fenstern, warten
und wagen sich nicht von der Stelle:
Sie fühlen die Entscheidung nahen.
Die Luft ist zum Schneiden.
Kein Windchen bläst.
Über die Berggränder steigt langsam der Vollmond.
Fern heulen Cojoten
Grillen zirpen.

Ein doppelt-lauter Schuß kracht und hallt lange nach.
Auch Wayne, der Kämpfer für das Recht, liegt auf dem Boden
Blitzschnell hatte er sich unter dem Schuß
Zur Seite geworfen.
Shortleg wird von seinen Kumpanen fortgeschleift.
Und verließen die Stadt noch vor Sonnenaufgang.
Die Farmer dankten Wayne, und nachdem er mit ihnen auf ihre Befrei-
ung getrunken hatte, ging er in sein Hotelzimmer, nahm das Heft zur
Hand und blätterte darin . . .
Er hatte einen schweren Tag vor sich.
. . . er stöhnt; brüllt die Frau an; hängt sie auf, an der Wand; knüllt & zer-
reißt sie . . . (: ins Feuer damit!).
Im Fernsehn kommt jetzt ein Spielfilm . . .

Zu diesem Text könnte & müßte ich eigentlich eine Erklärung geben, die den
hier möglichen Rahmen sprengen würde (z. B. müßte gesagt werden, wie dieser Text zu lesen ist, wie viele Frauen dieses Problem auf die eine oder andere
Art haben, wie groß das ganze Ausmaß der Zerstörungen ist, welche Verhee-
rungen Sigmund Freud da angerichtet hat. Genauer müßte gesagt werden, wie
es só-einer, inzwischen erwachsenen, Frau heute, Jahre danach, geht.: . . .), daher hier nur soviel:
Diese erfundene Geschichte ist wirklich geschehen. Das ist belegbar. Was nicht
belegbar ist, sind Einzelheiten: Ob es diesen Bruder gibt, kann ich nicht sagen,
aber die Schwester gibt es tatsächlich: Sie heißt Beate (übrigens ein Name, der
hier ein wirklicher Fehlgriff ist: er kommt aus dem Lateinischen: beatus, -a,
-um: begütert, reich, fruchtbar, herrlich; innerlich glücklich, glückselig; beglückend . . .:!: Da hatten die Eltern aber einst gute Vorsätze!), und sie hat wirklich im Radio ihre Geschichte erzählt (wenn's auch nicht ganz genau die selbe
ist, wie hier im Text)!
Was mich an den Pornos stört, ist: daß sie als Überdruckventil herhalten müssen (ein Problem der Sexualität allgemein: sie geht in aller Heimlichkeit vor
sich). Sie müssen die Menschen von ihren wirklichen Problemen ablenken,
und von der Möglichkeit, politisch zu handeln. Fotos von nackten Menschen
(Frauen & Männern!) sind ja noch keine Pornografie: der Umgang mit ihnen
und die christliche Un-Moral machen sie erst dazu.
Solange niemand politisch handelt, wird man sich mit gestörter Sexualität und
Vergewaltigungen abfinden müssen: Schöne Worte und Moral helfen da
nicht.
In diesem Gesellschaftsspiel hat der gute Sigmund, nach dessen Lehren sich
noch heute alle richten, eine schlechte Rolle gespielt.
Er hat noch im letzten Jahrhundert ein Buch geschrieben, worin er berichtete,

was er bei Unterhaltungen mit Frauen und Mädchen erfahren hat: fast alle waren schon auf die eine oder andere Art vergewaltigt worden (: Auch die Hand auf dem Po ist, wenn man sie da nicht haben will, eine Vergewaltigung!). Viele von ihnen waren in ihrer Kindheit vom Vater oder anderen Verwandten ‹zum Geschlechtsverkehr gezwungen› worden … Nach starken Protesten der Öffentlichkeit (die zwar sprachlich feminin, tatsächlich aber ein Mann ist), ließ sich der entnervte Freud-lose Mann dann dazu hinreißen, in seinem nächsten Buch zu erklären: das alles sei gar nicht wahr, die Mädchen hätten sich lediglich an ihre Fantasiegebilde erinnert, Wunschvorstellungen, die bereits als Halluzination wirken. Kinder haben ja eine sehr starke Fantasie, und wenn sie ihren Papi lieben, und der liebt nur Mammi: – –: da gehn sie dann zur Polizei, wo die Lage von den umsichtigen Beamten allerdings sofort richtig eingeschätzt wird (und es ist ihre Pflicht, Situationen richtig einzuschätzen). Sie bringen die Tochter nach Hause zurück, machen ihr vielleicht ein paar Vorhaltungen, übergeben sie ihrem Pappi, der sie sofort freudestrahlend in die Arme schließt.
Für wie blöd hält man die Kinder eigentlich?
Die Beamten jedenfalls sind so blöd (wenigstens die meisten): sie richten sich natürlich nach den néueren Erkenntnissen des großen Meisters, sogar wenn sie Frauen sind (!!).
«Eltern, die ihre Kinder schlagen, waren früher selbst Kinder, die von ihren Eltern geschlagen wurden» höre ich's aus dem Radio. Was nicht gesagt wird: Männer, die Frauen vergewaltigen, sind selbst vergewaltigt. (So wie der kaputte Hans möcht ich jedenfalls áuch-nicht leben). Die Ohnmacht des einzelnen in einer oft unmenschlich wirkenden Maschinerie ist niederschmetternd, das Fehlen von Fluchtmöglichkeiten macht den Zoo-Löwen erst rasend, dann stumpfsinnig: Der Mensch ist natürlich ein Mann (binnich ja auch): was Frauen in so 'ner Situation machen, weiß ich nicht: das müßt mal 'ne Fráu durchdenken & aufschreiben! stürzt sich auf jede Möglichkeit Frau, um seine Agression raus zu lassen. Und der Dumme ist die Schwester. Punkt.

Frank Mühlich
Sex

Sonntag, die Straßen sind leer. Einige Schwarze stehen vor dem Eingang einer Bar. Zwei Dealer tauschen eine Schachtel Zigaretten. Neon flammt auf. Ein Taxi hält, das Schlagen der Wagentür. Eine verdreckte Nutte steht an einer Hauswand. Ein Typ beginnt sie anzuquatschen. Sie schaut ins Nichts. Er überquert die Straße und geht langsamer. Nervös schaut er sich um. Sonnenuntergang, frühe Dunkelheit. Die Schwarzen bewegen ihre Körper zu der lauten Musik eines Autoradios. New Ghetto. Bankhochhäuser am grauen Himmel. Autoscheinwerfer durchleuchten die beginnende Nacht. Seine Finger berühren einige Geldstücke. DAS IST DIE SEX-GÖTTIN. Sündige Bewegungen auf Zelluloid. Zwei Mädchen gehen vorbei. Er schaut sich unsicher um und geht dann mit schnellen Schritten hinein. Hinter dem Vorhang helles Licht. Männer stehen vor Glasvitrinen. Pornos, nacktes Fleisch. Collection d'amour. Rosarote Schamlippen. Wilde Begierden, 90 Minuten lang. Er schaut in die noch offene Kabine, geht hinein, schließt die Tür. Closed. Der Geruch nach Urin. Er öffnet seine Hose, lautes Stöhnen aus der Nebenkabine. Du machst mich geil! Komm! Er greift sich zwischen die Schenkel. Der Raum ist eng, die Decke vergittert, Musik dringt durch die dünnen Holzwände. Ein Spiegel reflektiert das Bild eines Fernsehers. Wortfetzen. Seine Augen gewöhnen sich an die Dunkelheit. Er streift mit einem Fuß seine Schuhe ab und zieht ein Bein an um an die Tastatur zu kommen. Er öffnet weiter seine Hose, zieht den Gürtel beiseite. Seine Bewegungen werden schneller. Er hört das Stöhnen. Es wird jetzt heftiger.
Nicht so schnell mit der Zunge. Du machst mich ganz wild. Küss mich! Das erste Geldstück fällt. Küss mich! Leck mich! Die ersten zittrigen Filmbilder. Zwölf Programme. Er drückt mit dem Zeh gegen die Tastatur. Die Digitaluhr zeigt blutrote Ziffern. Der Atem des Geldes. Sekunden der Geilheit. Ein nacktes Mädchen geht durchs Wohnzimmer, er starrt auf die flimmrigen Bilder, schaut die Bewegungen dieser nackten Frau. Die Frau geht jetzt ins Bad, schaut ihren Körper an, ihre vollen Brüste, dein Blick auf diesem nackten braungebrannten Frauenkörper. Das Telefon klingelt. Zack! Ein Auto fährt über den Highway in die Nacht. Das wird eine Party! Weiber, nichts als Weiber.

Und alle sind sie geil ... Zack! Zack! Zwei Mädchen in Nazi-Uniformen stecken sich ihre Zungen in den Mund. Sie umarmen sich, berühren sich und werden dabei immer wilder. Das Anschlagen einer Kabinentür! Wildes Gestöhne. Zwischen seinen Schenkeln bleibt es ruhig. Nur langsam bewegt er sich. Er sucht seine Frau, seinen Körper. Alles soll ganz langsam gehen. Das nächste Programm! Zack! Vier Paare liegen auf dem Boden. Sie saufen und ficken. Er beißt ihr in den Hals, ein lautes Lachen. Keuchen. Sie dreht sich als erste um und geht vierbeinig in Stellung. Großaufnahme! Zwei Geschlechtsteile rammeln sich wund! Zack! Der Highway! Zack! Zwei wabbelnde Brüste! Zack! Der Highway endet am Meer. Es ist ruhig. Nur wenig Wellen. Das Schlagen einer Wagentür, ihr seid ja pünktlich! Die geile Nadine wartet schon! Zack! Ein Hotelzimmer, ein Mann im dunkelblauen Anzug. Er telefoniert und öffnet seine Hose, spielt an seinem Ding. Zack! Eine behaarte Votze! Zack! Sie öffnet die Bluse der Uniform, zwei schöne Brüste werden sichtbar, ihre Zunge beginnt mit den ersten Küssen. Zack! Einige nackte Mädchen rennen zum Meer. Er schaut ihren Körpern nach. Die Bilder sind unscharf, zittrig. Zack! Eine Frau kommt in den Raum und setzt sich lässig auf das zerwühlte Bett, sie nimmt einen Schluck aus dem Glas und fängt an sich zu streicheln. Sie wird wilder. Er spürt sein warmes Fleisch. Ein Mann kommt in den Raum, küßt die Frau auf den Mund und kniet sich zu ihr, tastet gierig ihren Körper ab.

Langes Küssen zwischen ihren Schenkeln. Sie spreizt keuchend ihre Schenkel. Ihr Oberkörper, ihre Arme legen sich entspannt zurück. Jetzt wird ihr dunkelhaariges Geschlecht sichtbar. Großaufnahme. Tiefschwarzes Schamhaar und sein steifer Penis. Du geile Wildkatze! Ich werd's dir zeigen! Zack! Mach endlich! Zack! Geile Sau, du! Zack! Hitlers Zunge in Großaufnahme! Der Führer ist geil! Komm, wir lassen uns ficken! Zack! Küsse mich, sei ganz lieb, nimm ihn in den Mund! Zack! Das Erwachen! Neue Geldstücke fallen. Keuchen, Stöhnen aus der Nebenkabine. Schritte. Er holt aus seiner Manteltasche eine Flasche. Er trinkt hastig und spürt die Wärme, die durch seinen Körper fließt, sein Schädel pocht wie der Motor einer Maschine. Angst. Angst, Schritte, das Rütteln an der Tür! Er zuckt zusammen, zieht die Hose hoch. Verdammte Tür! Los, zieh dich aus, ich will mit dir spielen. Du bist das geilste Weib! Zack! Ziffern leuchten, er winkelt sein Bein an, er will alles sehen. Er schaut dem Mädchen zu, wie sich die Träger über ihrer Brust lösen, die Geräusche der Schwimmhalle.

Mach nicht so lange. Mutter, ich bin gleich fertig. Jetzt will ich dich küssen, dich lecken, dich ficken. Wo bist du? Welcher Mann darf dich ficken? Ich will eine Frau! Zack! Zwei Männer küssen sich, ihre geöffneten Lippen, ihre kräftigen Körper umarmen sich. Sie liegen eng beieinander. Verdammte Liebe! Nacktes Fleisch! Lesbische Lippen! Rasierte Evas! Zack! Gummi und Leder! Zärtlichkeit! Er greift sich zwischen die Schenkel, seine Bewegungen werden schneller, er spürt sein Fleisch, dieses vertraute Fleisch. Die Frau liegt auf dem Rücken, gleitet vom Bett, dunkel leuchtet es zwischen ihren Schenkeln, er greift nach ihr, hat sie, greift und umarmt, hält sie fest und dringt tief in ihren Körper ... Du legst dich breitbeinig in die Ewigkeit meines Gehirns. Er bewegt sich gleichmäßiger. Er schaut den Bildern zu. Diese Körper! Er spürt seine harte Schwellung. Ihre Gesichter sind so rein. Nichts wird zurückbleiben. Wildes Gefiche, keine Narben. Keine Wunden. Kein Makel. Kein Zeichen. Sie sind frei. Ficken alles. Gott will Liebe. Zwei Bistrotische berühren sich in der Rue de Seine. Massage gefällig! Zwei Mädchen lutschen an einer Eichel. Ekel! Diese Einsamkeit. Diese einsamen Körper. Sie lächelt in die Kamera. Erlösung. Der Samen fliegt ihr ins Gesicht und läuft langsam über ihre Lippen.
Er muß lachen. Er fühlt sich stark. Die Bilder ficken noch immer miteinander. Endloses Spiel. Penis sucht Vagina. Er schaut in den Spiegel und streicht sich durchs Haar. Wortfetzen. Er öffnet die Tür, geht hinaus. Die Müdigkeit der Beine. Frische Luft, Augen schauen dich an. Keine Narben, keine Zeichen! Alles ohne Spuren! Er hatte sich einen runtergeholt. Alle wissen es. Schnell geht er über die Straße, es fängt zu regnen an.

Wolfgang Nitschke
Peep-Show

Ja. Immer noch betrete ich diese Läden wie ein Tourist aus
Montana. Ich bin nur neugierig; die Hände habe ich gern
in den Hosentaschen; die Dame hinter der Kasse ist miß-
trauisch.

Ja. Ich bin geil.
In der Kabine liegen Papiertaschentücher bereit, der Boden ist glitschig. Ich bin schlecht. Meine Frau fällt mir erst
hinterher wieder ein. 8 Markstücke . . . 6 Markstücke . . .
Es gibt Tage, da bleibe ich hungrig, da werfe ich in diesen
verfluchten Automaten *Alles*.

«Mach' sie fertig!»
Ob ich mich schäme? Natürlich. In die Kabinentrenn-
wand hat einer ein Loch gebohrt – Das Drama hat sogar
einen doppelten Boden.
NOCH DREI MARK – KOMM ZUM SCHLUSS –
NOCH ZWEI MARK – Ja. In der Fußgängerzone die
Verfolger abschütteln. Eine Zigarette anstecken.
«Wo warst du?» Meine Frau steht mit dem Kinderwagen
vor C & A. «Kaffee trinken», sage ich. Sie hat sich extra
für mich Lippenstift gekauft, extra für mich, daß ich nicht
lache . . .
Nein. Ich kann nicht aufhören.

Volker Löntz
Pornografie

Natürliches Ich-Sein oder Ausdruck
unerfüllter Sexualität

Als ich begonnen habe, mir Gedanken zu machen, was Pornografie in meinem Leben bedeutet, welchen Raum sie eingenommen hat in meinem Sexualleben und wie sie eingewirkt hat – vielleicht sogar auf meine Gesamt-Entwicklung, ist mir bewußt geworden, daß sie mich begleitet hat, seit dem Erwachen meiner Sexualität bis heute. Einige Bilder habe ich noch deutlich vor mir, die den Beginn meiner Sexualität verkörpern:

Eine ganz frühe Erinnerung sieht mich im Alter von fünf Jahren mit einem Nachbarsmädchen, wie wir unsere Genitalien betrachten. Als wir ein anderes Mal auf einem Klo erwischt wurden, bin ich davongejagt worden. Jahre später, mit etwa vierzehn Jahren, hörte ich, das dieses Mädchen Situationen herbeigeführt hatte, um Jungen sexuell anzusprechen. Das hat meine Fantasie ungemein beflügelt.

Ein anderes Bild: Ein Gespräch mit Schulkameraden darüber, wie Kinder gemacht werden, wie sie in den Leib der Frau kommen. Es war ein geheimes Gespräch auf dem Schulflur, zusammengesteckte Köpfe, und wir wußten, wir sprechen über etwas «Schweinisches». Ich wollte, ich wäre anders an dieses Thema herangeführt worden.

Ein weiteres Bild ist, daß ich ein Mädchen unverhofft geküßt habe und sie mir dafür eine Ohrfeige gab. Vorausgegangen waren Gespräche mit anderen Jungen, was man alles mit Mädchen anstellen könne, daß es ein Mädchen gab, das sich mit Jungen zurückzog, nackt auszog und anfassen ließ, wenn nicht noch mehr.

Einmal fanden zwei Freunde und ich auf dem Schulweg ein Amateurfoto, es zeigte ein Paar sehr deutlich beim Geschlechtsakt. Das war ein Schatz für uns. Wir versteckten es in einem Mauerloch und geilten uns heimlich daran auf.

Ich glaube, diese Erinnerungen liegen vor dem Zeitpunkt, als ich mit elf Jahren begonnen habe zu onanieren – zunächst das Entdecken eines kaum beachteten Körperteils und das Empfinden eines unbekannten, schönen Gefühls. Doch schnell war auch die Verbindung da zur sexuellen Fantasie.

Einem Freund erzählte ich von diesen Gefühlen. Wir machten es dann einmal gemeinsam.

Als reizvoll habe ich es empfunden, auf öffentlichen Klos die eindeutig-primitiven Zeichnungen anzusehen und die «Kontaktanzeigen» zu lesen. Manchmal habe ich versucht herauszubekommen, ob so ein Kontakt wirklich zustande kam. Selbstangefertigte Zeichnungen dieser Art – sehr einfach und unwissend, aber auf das «Dreieck» kam es an – fand mein Vater. Ebenso die Sammlung von Fotos, die Akt-Gemälde zeigten, wie etwa die «Nackte Maja». Mit Wut und Unverständnis vermittelte er mir, «abgrundtief schlecht» zu sein.

Später entdeckten Freunde und ich einen Buchladen, dessen Inhaber unter dem Ladentisch die «Blauen Hefte» handelte. Ich erinnere nicht mehr, ob diese Pornos schon den Geschlechtsakt so deutlich darstellten wie heute.

Seitdem ich onanierte, verstärkte sich immer mehr der Wunsch, mit Mädchen auch sexuell umzugehen. Aber Gelegenheit dazu fand ich nicht, bis ich sechzehn Jahre alt war. Doch die Fantasie konnte ich weiter schüren: ich verbrachte viele Nachmittage im elterlichen Tabak- und Zeitschriftengeschäft, wo mir Hefte mit Pin-up-Girls (keine Pornos im heutigen Sinn – aber vor 25 Jahren?!!) und sämtliche Zeitschriften zugänglich waren. Hier fand ich Gelegenheit, mich aufzuklären, was durch meine Eltern nie stattgefunden hat. Mein Vater hatte die o. g. Bilder, die er bei mir gefunden hatte, als Anlaß genommen, mir mitzuteilen, daß ich ja wohl alles wissen würde! Ich habe schon damals die Situation als erbärmlich empfunden. Die Boulevard-Blätter begannen damals, Serien wie den «Kolle-Report» zu veröffentlichen. Diese Dinge las ich und wurde einerseits recht gut informiert, andererseits schürten sie meine unerfüllten Wünsche, die durch entsprechende Abbildungen noch angeheizt wurden, und weckten ein Leistungsdenken auf sexuellem Gebiet in mir, welches ich heute erst langsam abbauen kann. Immer wieder hatte ich Gelegenheit, Zeitschriften mit diesen Berichten zu lesen: während meiner Bundeswehrzeit und auch in den Betrieben, wo ich arbeitete. Sie dienten mir als Onanier-Vorlage, und ich habe sie häufig «benutzt», bis ich vor einigen Jahren dieses Verhalten immer mehr als abstoßend empfand und diese Art Konsum stark eingeschränkt habe. Aber auch heute noch übt diese Art Lektüre einen Reiz auf mich aus. Nur die Intensität ist geringer, es regt sich nur noch selten etwas dabei.

Denn im allgemeinen beobachte ich bei mir, daß es mir immer schwerer fällt, mich mit sexuellen Fantasien, die vergangene Erlebnisse beinhalten, oder auch mit Bildern zu stimulieren. Am ehesten erregen mich Wunschvorstellungen. Und hier entdeckte ich eine Regel: Wenn ich eine konkrete Frau in meine Sex-Fantasien mit einbezog, passierte mit ihr nichts in der Wirklichkeit – bislang.

Im übrigen habe ich mir nur selten die genannten Zeitschriften und Pornos selbst gekauft. Pornos habe ich mir entweder ausgeliehen oder in Porno-Shops betrachtet. Romane habe ich mir öfters gekauft, die mir dann auch als Onanier-Vorlage dienten. Aufgefallen ist mir, daß Kollegen, von denen ich die Pornos auslieh, diese wohl mit Interesse betrachteten, aber sich eher belustigt gaben. Ich weiß nicht, wie weit ihnen dies als Schutz diente und in wieweit sie Pornos in gleicher Weise wie ich benutzten. Doch die – vielleicht eingebildete – Diskrepanz hat dazu beigetragen, daß ich mein Verhalten negativ bewertet habe.

Die erste Frau, deren Brüste ich bewußt sah, war meine Schwägerin. Als Fünfjähriger hat mich dieser Anblick ungemein fasziniert, und ich habe diese Frau meine ganze Jugend hindurch begehrt. Mit zwölf Jahren habe ich ein Loch in die Wand vom Klo gebohrt, um sie dort zu beobachten, und ich habe ihre benutzten Schlüpfer berochen. Als ich einmal ein benutztes Präservativ fand, hat auch das meine Fantasie sehr angeregt. Mit vierzehn Jahren habe ich mich einmal ernsthaft verliebt. Heute glaube ich, daß dieses Mädchen sexuellen Kontakten nicht abgeneigt war, damals habe ich das nicht erkannt. Im Gegenteil, alles was mehr war als Küssen, war undenkbar für mich. Denn ich war in ein anständiges Mädchen verliebt – so wie meine Mutter und meine Schwester es waren – und mit so einem Mädchen macht man «so etwas» nicht! Diese Einstellung hatte ich für lange Jahre, und ob ich heute ganz frei davon bin, mag ich nicht endgültig beurteilen.

Den ersten Verkehr hatte ich sechzehnjährig mit einer Prostituierten in Paris. Dieses frustrierende Erlebnis hat mein sexuelles Verhalten dann ebenso geprägt wie die vorehelichen Jahre mit meiner ersten Frau. Ich respektierte ihren Wunsch – gezwungenermaßen –, Geschlechtsverkehr erst in der Ehe zu vollziehen. Andererseits hatten wir über vier Jahre häufiges Petting, das auch orale Praktiken mit einschloß. Ich befand mich unter ständiger Spannung, da der Wunsch nach Verkehr nicht zu unterdrücken war. So suchte ich von Zeit zu Zeit immer wieder Prostituierte auf. Als dann die zwei Jahre in der Ehe zeigten, daß das Sex-Leben mit meiner Frau total unbefriedigend blieb, war ich längst gefangen in Sex-Fantasien und Vorstellungen, die geprägt waren von sexuellem Leistungsbewußtsein, Umgang mit Prostituierten, Besuchen von Strip- und Porno-Shows. Normalen Striptease wollte ich längst nicht mehr sehen: eine Show wurde erst gut durch Geschlechtsverkehr auf der Bühne, geöffnete Frauen-Schenkel, eindringende Gegenstände. Und ich onanierte und onanierte. Die Anonymität in Porno-Kinos erlaubte mir schließlich, während des Erlebens zu onanieren. Aber damit setzte die Ernüchterung noch während des Konsums ein, ähnlich wie ich nach dem Besuch einer Prostituierten, bis auf wenige Ausnahmen, ausschließlich Frustrationen erlebte. Bis ich meine zweite Frau kennenlernte, war ich erfüllt von sexuellen Wahn- und Leistungsvorstellungen, die es mir wohl auch unmöglich machten, unvorbelastete, freie Beziehungen zu Frauen aufzubauen. Und so war auch in dieser Ehe nach einiger Zeit von Ausgeglichenheit, in der auch mein Porno-Konsum sich beruhigte, der sexuelle Frust vorgezeichnet. Dann entwickelte sich ein «Porno-Boom» bei mir, insbesondere für Peep-Shows und Kino. Doch mit der Zeit setzte erneut ein Wandel ein: Während ich mich bisher nur schlecht fühlte, «Verbotenes» tat, unanständig war, begann ich langsam damit, nach außen zuzugeben, daß ich Porno-User war, und zwar gerne, daß ich genoß. Ich bekannte mich dazu, habe aber bis heute nicht das ganz tief in mir verwurzelte Gefühl verloren, Schlechtes zu tun. Mir wäre auch heute noch wohler, wenn mich diese zeitweiligen Zwänge nicht «belasten» würden. Ich würde sehr gern meine Sexualität ganz in einer Partnerschaft ausleben können.

Eine weitere Veränderung zeigte sich dadurch, daß ich das «Material» mit anderen Augen ansah: Bilder erregten mich nur noch, wenn ich die Darstellung als «ästhetisch» empfand. In Filmen und Peep-Shows verlor die sexuelle Handlung an Reiz, die Frau, der Mensch trat in den Vordergrund. Mir wurde bewußt, was dort mit den Frauen geschieht, und daß in Filmen und besonders auf der Bühne jeder Ausdruck von Zärtlichkeit unterdrückt ist. Die Frauen begannen mir leid zu tun, und dieses Bewußtsein, verbunden mit dem Frust- und Leere-Gefühl hinterher, verhalf mir dazu, immer häufiger auf den Konsum zu verzichten. In Peep-Shows ging ich nur noch, um eine Frau nach meinem Schönheits-Ideal zu suchen. Wenn ich eine fand, betrachtete ich die Frau: ihr Gesicht, den ebenmäßigen Körper, die subjektiven Vorzüge. Wurde mir die sexuelle Situation bewußt, verließ ich die Kabine. Onaniert habe ich hier nie. Schließlich habe ich mich nur noch informiert, wenn ein neuer Laden aufgemacht hatte, was wurde hier geboten, welcher neue Kitzel war dort? Dann war mein Interesse erloschen.

Ich erinnere den Besuch in einer Solo-Kabine: mit Entsetzen sah ich die vollgespritzte Trenn-Scheibe, den glitschigen Boden, die Papiertücher. Die Frau auf der anderen Seite erklärte mir, was hier gewöhnlich geschah. Ich sagte ihr, daß es mir leid täte, daß ich sie hübsch und nett fände und bin gegangen. Ich hatte das Gefühl, zu ihr nett sein zu müssen, etwas wiedergutmachen zu müssen. Diese Art von «passivem» Konsum ist immer seltener geworden, entstand aber immer aus einer «Hochspannung». Heute glaube ich, daß sich diese Gelegenheiten fast nur noch in «beziehungslosen Zeiten» ergeben werden. Denn nachdem ich erlebt hatte, daß es Frauen gab, die gern mit mir geschlafen haben, und wie wunderbar Sexualität sein kann, wenn sie aus gegenseitigem Vertrauen und Verstehen, aus liebender Harmonie entsteht, habe ich andere Erfahrungen nicht mehr entbehrt. Einmal suchte ich zur Kompensation eine Prostituierte auf, weil die Beziehung nicht mehr harmonisch war, andererseits weil mir orale Praktiken versagt blieben.

Inzwischen wieder ohne feste Beziehung, gehe ich nur selten zu Prostituierten: Entspannung – Autostrich ohne Umstände – oraler Verkehr – ex und hopp. Aber auch andere Wünsche bewegen mich: Sehnsucht nach einem weichen, warmen Körper; der Wunsch, Zärtlichkeit geben zu können, die Hoffnung, daß diese angenommen und damit freiwillig und ehrlich erwidert wird – was kaum geschieht. Bisweilen fühle ich auch den Wunsch in mir, so einer Frau soviel Wärme geben zu können, daß sie sich in mich verliebt. Das Wissen, daß es keine Erfüllung gibt in der käuflichen Liebe, Hoffnung auf eine gute Partnerschaft, finanzielle Erwägungen und auch die Angst vor Aids halten mich derzeit ab – aber wie lange?

Jörg Böckem
Bekenntnis

An manchen Tagen sehe ich die Frauen
mehr mit dem Schwanz als mit den Augen.
Besonders an diesen Tagen wünsche ich mir,
das ganze Spiel wäre einfacher.

Holger Lindemann
Wonach ich mich sehne

Ein Plädoyer für die Sinnlichkeit

1 Ich sitze an meinem Schreibtisch und denke an Pornografie. Ich sitze
an meinem Schreibtisch und assoziiere dralle Brüste, triefende,
gespreizte Mösen, mächtige, ellenlange Rammpfähle. Hemmungslose,
unersättliche Geilheit wahllos direkt aufs Genitale getrieben.
Nein, das ist es nicht, wonach ich mich sehne.

2 1968, als die Studenten das revolutionäre Potential der Sexualität
entdeckten, kam der kleine Holger zur Schule. Noch bevor die
Schüler Rechnen, Schreiben und Lesen lernten, mußten sie Stillsitzen
lernen, die Hände vor sich gefaltet auf dem Tisch, der Blick nach vorn
gerichtet. Ein vernünftiger Mensch muß sich still halten können.
Holger wurde von Peter immer Pfaffe genannt, weil sein Vater Pastor
war. Ein Pfaffe war wohl für ihn der Inbegriff für einen Weichling, den
Holger ihm auch immer bestätigt hat, weil er sich nicht wehrte, wenn
Peter und seine Freunde ihn verprügelten. Seine Mutter meinte nämlich, daß es klüger sei, nicht zurückzuschlagen. Irgendwann, es war
wohl in der dritten Klasse, konnte Holger endlich beweisen, daß er

doch ein ganzer Kerl war. Er versprach Peter, eine nackte Frau zu malen und sie ihm zum Nachmittagsunterricht mitzubringen. Stolz, aber heimlich, zog er dann die Zeichnung aus der Mappe. Das hatte Peter ihm nicht zugetraut! Die anderen Kinder waren still und bastelten, sie wußten nichts von Holgers verstecktem Triumph. Plötzlich lachte Peter laut auf, die anderen guckten, die Lehrerin mischte sich ein: «Wer hat das gemalt?» Holger errötete, er wußte nicht, wo er sich verbergen sollte. Peter deutete auf ihn. Die Lehrerin schüttelte den Kopf. Nein, ausgerechnet von Holger hätte sie das nicht erwartet. Sie zerriß die Zeichnung und schmiß sie weg.

Woher wußte Holger überhaupt, wie eine nackte Frau aussah? Er hatte seine Mutter nie unbekleidet gesehen, und seine jüngere Schwester war noch ein kleines Mädchen. Wahrscheinlich hat er es sich erfragt. Kinder sind eben fleißige Sexualforscher. Auch wenn Sexualität etwas Schlechtes ist. Und das war sie damals. Ein Blick der Mutter genügte, und schon war Holgers kleine Hand nicht mehr «da» unten zwischen den Beinen. Nur einmal war er so selbstvergessen am Spielen, daß sie es aussprechen mußte: «Da faßt man nicht hin!» Diese unaussprechliche Gegend des Körpers war tabu. Es gab ein «Kopfhandtuch» für alles bis zum Bauch und ein «Fußhandtuch» für den schmutzigen Teil darunter. Und schmutzig war der wirklich! Als Kleinkind hatte sich Holger nie unter der Vorhaut gewaschen. Tabu. «Da faßt man nicht hin».

Doch, gerade von Holger mußte man so etwas erwarten. Der drangsalierte Trieb mußte sich irgendwie befreien.

Holgers Familie war inzwischen umgezogen. Sie hatten jetzt ein schönes, großes Haus. Holger und sein Bruder brauchten sich kein Zimmer mehr zu teilen, und es gab sogar einen großen Boden, der völlig unbenutzt leerstand. Hier bauten die drei Kinder bald eine Kaufmannsstadt. Der Bruder war schon mitten in der Pubertät, und so fiel es ihm auch als erstes auf, daß in dieser Kaufmannsstadt noch ein «Fummel Shop» fehlte. Die Brüder machten sich also daran, aus Zeltplanen eine heimelige, himmelbettartige Ecke herzurichten. Der Boden wurde mit Luftmatratzen und Wolldecken schön weich gepolstert. Und damit es auch ein richtiger «Fummel Shop» wurde, brachten sie viele Bilder nackter Frauen an der Zeltplane an. In diesen «Fummel Shop» versuchten sie nun die Freundinnen der Schwester zu locken, manchmal sogar mit Erfolg. Schon bald fiel es auf, daß sie für die Mädchen noch Bilder von nackten Männern benötigten. Nur, woher diese Bilder bekommen?

Anfang der Siebziger waren nackte Frauen in Illustrierten durchaus keine Seltenheit mehr, aber nackte Männer? Sie mußten also eine Schwulenzeitung kaufen. Da Holger demnächst auf Klassenreise gehen sollte, wurde kurzerhand beschlossen, daß er sich von dem Reisetaschengeld so ein Heft kaufen sollte.

Die Klassenreise ging nach Sylt. Holger war inzwischen in der sechsten Klasse eines reinen Jungengymnasiums, gerade zwölf Jahre alt geworden und das, was man einen Frühentwickler nennt, natürlich nur im körperlichen Sinne. Davon wußte er allerdings noch nichts. Holger teilte sich mit neun weiteren Schülern das größte Zimmer. Dieses Zimmer wurde bald der Mittelpunkt, tagsüber wurde um Pfennige gepokert, abends gab es eine Striptease-Show. Thomas schien Lust daran zu haben, sich zu zeigen. Und Holger und die anderen fanden das Zuschauen auch ganz amüsant. Bald wurde auch bei den anderen der Wunsch geweckt, sich zu zeigen, was dann mehr oder minder verklemmt ablief. Niemand konnte Thomas die Schau stehlen, bis Holger seinen ersten Auftritt hatte. Das war allerdings nicht auf sein besonderes Talent zurückzuführen, sondern, wie die anderen bald entdeckten, darauf, daß er den «Größten» hatte. Ihm selbst war das bis dahin noch gar nicht aufgefallen. Sein Schwanz war zwar noch völlig unbehaart, aber doch schon richtig ausgewachsen. Er wurde die Attraktion der Reise. Ein Teil der Schüler war abends immer tanzen bei den Mädchen einer anderen Schule, die im selben Schullandheim untergebracht waren, der andere Teil kam zur Striptease-Show. Schon bald hatte das Sich-Zeigen für Holger seinen Reiz verloren. Nun hatten aber noch nicht alle sein «Ding» gesehen. Es gab also fast jeden Abend wieder welche, jetzt meist aus anderen Zimmern, die ihn bedrängten, wieder eine Show abzuziehen. Als das nicht klappte, wurde gewartet, bis er sich ausziehen mußte, um ins Bett zu gehen. Einen Abend hatte sich Holger deshalb schon so früh seinen Nachtanzug angezogen, daß die anderen zu spät kamen. So kam es, daß einige versuchten, ihn gewaltsam auszuziehen. Es entstand ein Kampf um Millimeter. Holger zog die Hose hoch, die anderen runter. Das kitzelte sehr erregend am Schwanz, der bald steif war und sich so unter dem Gummiband der Nachthose verkeilte, daß sie sich nicht mehr herunterziehen ließ. Die anderen gaben auf. Das war eine ganz neue Erfahrung, Holger wurde begehrt, die anderen Jungen waren geil auf ihn, nicht nur er war ein sexuelles Wesen.

Holger saß in der Westerländer Bahnhofshalle, den Blick auf den Kiosk gerichtet. Die ältere Verkäuferin hatte ihn längst bemerkt, vielleicht beobachtete sie ihn sogar? Holger stand auf, ging auf den Kiosk zu, sah sich die ausgehängten Illustrierten an. In einer entlegenen Ecke hingen auch die Schwulenzeitungen. Noch traute er sich nicht. Er dachte an die anderen. Der Klassenlehrer hatte angeordnet, daß die Schüler nur in Gruppen nach Westerland gehen durften. So war auch Holger mit anderen dorthin gekommen, und es war ihm nicht gelungen, sie irgendwann loszuwerden. Er hätte fast unverrichteterdinge ins Schullandheim zurückkehren müssen. Nun mußte er sehen, daß die anderen ohne ihn gingen, was sie aber nicht wollten. Holger sah keine andere Möglichkeit als zu gestehen, was er sich noch kaufen wollte. Erst dann endlich haben sich die anderen allein auf den Rückweg gemacht.

Holger legte das Geld bereit, sah sich nochmal um, nahm allen verschämten Mut zusammen: «Eine ‹him› bitte». Die Verkäuferin starrte ihn entsetzt an, wurde dann aber doch mütterlich fürsorglich: «Ja, was willst du denn damit?» Holger wurde rot, blickte sich erschrocken und hilfesuchend um. «Verschenken», murmelte er hastig. Überraschenderweise gab sich die Verkäuferin damit zufrieden. Holger bezahlte und ließ seine Schande schnell unter der Jacke verschwinden. Auf dem Weg nach Wenningstedt zum Schullandheim konnte er seine innere Unruhe abreagieren.

«Stimmt das?» – «Sag mal, hast du dir wirklich 'ne Schwulenzeitung gekauft?» Das war der Empfang durch die Mitschüler. «Ja und?» trotzte Holger und zog sich hastig die Jacke aus, weil er dringend auf Toilette mußte. Die Zeitschrift kam zum Vorschein, Holger verschwand auf dem Örtchen. Als er wieder das Zimmer betrat, umringte eine riesige Traube das Heft, man begutachtete Schwänze und Posen, es schien zu amüsieren. Holger selbst hatte noch keinen Blick darein geworfen.

Doch schon bald zerrissen sie sich das Maul über ihn. Am vorlautesten die, die sich als erste voll geiler Neugierde auf das Magazin gestürzt hatten. Holger wußte jetzt, was ein «Schwuler» ist. Aber mit spielerischem Vergnügen, mit sinnlichem Verlangen, mit Beschauen und Zeigen hatte das für die anderen scheinbar nichts zu tun. Nur Holger konnte das nicht trennen.

Kurze Zeit später bekam Holger seinen ersten Erguß, danach schnell Schambehaarung und Stimmbruch. Er war mit zwölf ein kleiner

Mann unter Kindern. Sexualität war jetzt Privatsache, machte als solche natürlich ihre Schwierigkeiten, aber sie bedurfte keiner sexuellen Darstellungen mehr, um sich Geltung zu verschaffen. Holgers Fantasien waren reich genug. Außerdem gab es im häuslichen und schulischen Bereich so viele Schwierigkeiten, daß die Sexualität keine zusätzlichen mehr machen durfte. Erst als sich all das einigermaßen entspannt und Holger die neunte Klasse wiederholt hatte, wurde das Thema wieder wichtig.

Dieses Mal ging es aber nicht von Holger aus, sondern von den anderen. Sie hatten zuerst ihre Sexualität entdeckt, wahrscheinlich jeder für sich. Gemeinsam entdeckten sie nun Pornos. Eine Gruppe hatte von einer Radtour nach Dänemark stapelweise Pornohefte mitgebracht. Die Pornos erzeugten das Gefühl der Zusammengehörigkeit: wir sind potente Männer voll Saft und Kraft. Pornos als Mannbarkeitsritual in aufgeklärter westlicher Hochkultur. Die neue Klasse schien doch wesentlich unkomplizierter und toleranter zu sein. Doch Zusammengehörigkeitsgefühl braucht Außenseiter.

Rolf hatte in einem Pornoheft eine Kurzgeschichte entdeckt. Ein Hetero-Mann ließ sich, weil gerade keine Frau zugegen war, von einem schwulen Mann verführen. Genüßlich trug Rolf alle Einzelheiten des Analverkehrs vor. Es wurde still im Klassenraum, alles lauschte angeregt dem geilen Vortrag. Holger fühlte sich unbehaglich. Die werden doch nicht alle plötzlich schwul geworden sein? Als Rolf geendigt hatte, löste sich die erotische Spannung in erhabenes Gelächter auf. Das ging in Hohngelächter über. Rolf durchfuhr ein wohliger Schauer aus lustvollem Ekel und moralischer Verurteilung. Normalität triumphierte wieder einmal über das Besondere, dessen Reiz zwar erfahren, das aber nicht zugelassen wurde.

Als diese gemeinsame Porno-Phase zu Ende ging, gab es noch so etwas wie ein öffentliches Credo. Der Klassenraum wurde rundherum mit Bildern nackter Frauen geschmückt. Das hatte sich herumgesprochen, und die Schüler der Unterstufe kamen zuhauf, um sich diese Sensation nicht entgehen zu lassen. Einen halben Schultag konnte die pralle Sinnlichkeit gegen den tristen Lernalltag bestehen. Dann sorgte ein Lehrer dafür, daß die Bildchen entfernt wurden. Die heilige Unschuld der Kinder durfte nicht gefährdet werden. Pornos hatten doch noch den Reiz des Verbotenen ...

... und den galt es auch noch auszukosten, so lange man noch minderjährig war. Holger besuchte mit seinem Bruder und einem Bekannten das Pam-Kino. Es gab den Klamauk-Porno «Kasimir der Kuckuckskleber». Dieser Gerichtsvollzieher kümmerte sich ausschließlich um Frauen, die heimlich Schulden gemacht haben, die es nun zu begleichen galt. Er verpfändete keine Farbfernsehgeräte und keine chinesischen Vasen: Nach einem Probe-Fick zierte ein Kuckuck die Frauenpopos. Die Frau als Pfand für die männlichen Gläubiger. Die Schulden wurden dann in einer wüsten Orgie abgetragen. Doch am Schluß mußten alle vor Gericht, weil einem eifersüchtigen Ehemann Kasimirs Methoden gar nicht gefielen. Natürlich konnte die Richterin (!) nicht urteilen, bevor sie sich persönlich von Kasimirs Methoden überzeugt hatte. So wurde dann auch im Gerichtssaal eine wüste Orgie abgezogen, der Ehemann verschwand beleidigt.

Die Triebe hatten den Rechtsstaat außer Kraft gesetzt. Der Porno als männliche Utopie der Geilheit, ein Fest übernatürlicher Lebenslust, indem er die völlige Beliebigkeit der Sexualpartner und ständige Potenz propagierte. Doch war er dabei auch wieder unfreiwillig komisch. So wollte eine Zeugin der Richterin glaubhaft machen, daß «er» Kasimir immer steht, wobei sie ihm an die Hose ging und einen Schlappschwanz hervorholte. Ein unfreiwilliger Sieg männlicher Lebensrealität gegen sexuelle Leistungsnormen hatte sich eingeschlichen. Dennoch hatte Kasimir natürlich immer einen Ständer, wenn es darauf ankam.

Direkt im Anschluß an diesen Film waren Holger, sein Bruder und der Bekannte noch in den Kellerkinos eines Sex-Shops. Im ersten Kino gab es Spezialfilme. Dahinter verbargen sich unterbelichtete Stummfilmchen, die mit fürchterlicher Unterhaltungsmusik unterlegt waren. Die Figuren funktionierten wie Maschinen in gleichförmigen Bewegungen. Der Vorgang begann mit dem Herunterziehen der Hosen und endete damit, daß der Kolben aus der Öffnung gezogen wurde und das weiße Flüssigprodukt freigab. Auf Grund der schlechten Ausleuchtung konnte man kaum etwas erkennen, aber Gesichter, an denen man so etwas wie Lust oder gar Befriedigung hätte ablesen können, wurden sowieso nicht gezeigt. Im zweiten Kino gab es ausreichend belichtete Tonfilme von je etwa zwanzig Minuten Länge. Propagiert wurden immerwährende Geilheit und Verachtung des Alterns, gezeigt wurden dabei unter anderem zwei junge Frauen, die mit kindskopfgroßen Kerzen onanierten. Im dritten Kinoraum wurden schwule Pornos gezeigt. Dort verweilten die drei aber nur eine Minute. Holger konnte gerade zwei Männer erkennen, die sich gegenseitig die Schwänze lutschten

Dann gab der Bekannte mit dem Wörtchen «igitt» das Zeichen zum Aufbruch. Wenn Frauen Schwänze lutschten, war das natürlich nicht «igitt». So hat Holger nie einen schwulen Porno gesehen.

3 Ich mag sie, die Bilder von nackten Frauen und Männern. Nicht alle, aber doch viele sehe ich mir gerne an. Ich mag die Modelle, die eine gewisse Ausstrahlung haben, die in ihrer ganzen Körperlichkeit auch Persönlichkeit sind. Ich mag die Bilder, die meine Sinne und Triebe subtil ansprechen, die mir auch die Möglichkeit lassen, eigene Fantasien zu entwickeln. Dazu brauchen die Modelle nicht einmal nackt sein. Es ist manchmal besonders erregend, sie vor dem geistigen Auge auszuziehen. Ich stelle mir vor, wie sich meine Augen in immer intimere Bereiche vortasten, wie meine Hände beim Streicheln mich erregen und Erregung spüren. Weiter geht meine Fantasie nicht. Danach bin ich nur noch Trieb, selbstvergessen ohne Bewußtsein und Fantasie. Wenn ich mit jemandem schlafe und mich dabei nicht selbst vergessen kann, ist irgend etwas falsch, ich werde auch nicht richtig befriedigt.

Ich mag sie nicht, die Bilder, die besondere Sexmerkmale hervorkehren. Ich mag sie nicht, die verrenkten Frauenkörper, die Busen und Po rausstrecken, die durch Absatzschuhe verlängerten Beine, die knallroten Münder, die verlogen verlangenden Augen. Ich mag sie nicht, die muskelbepackten Kerle, die harten Gesichter, die prallen Riesenschwänze. Ich bin kein Schlachter, der ganze Objekte in Brust und Bein, in Herz und Hirn zerlegt.

Ich will nicht behaupten, daß mich Hard-Core-Pornos nicht erregen. Natürlich überträgt sich die gespielte oder echte Erregung der Modelle auf den Voyeur. Natürlich reagiert der Zuschauer auf die grob sexuellen Reize, wenn sie nicht allzu entmenschlicht dargestellt sind und der Betrachter noch nicht völlig abgestumpft ist. Natürlich ist insofern der Hard-Core erregender als die schlichte Nacktfotografie.

Aber ich mag den harten Porno trotzdem nicht. Seine Darstellung fängt erst da an, wo meine Fantasie längst aufhört. Ich betrachte andere in einem Zustand, wo ich mich selbst nicht mehr beobachte, weil ich mich vergesse. Ich kann als Betrachter nie dieselbe Befriedigung erreichen, auch nicht, wenn ich onaniere. Und ich weiß, daß ich Beobachter bin. Wenn es zwei oder mehrere auf der Leinwand treiben, dann kommunizieren die miteinander, ich bleibe außen vor. Ich kann nicht einmal gedanklich einsteigen und mitmachen, weil auf der Leinwand das geschieht, was der Regisseur anordnet und nicht, was meine Fantasie sich wünscht. Wenn ich aber ein Nacktfoto ansehe, dann kann ich mir die Kommunikation erträumen. Dann kann ich alle Sehnsüchte in das Modell projizieren, meine Wünsche nach Zärtlichkeit und Geilheit, nach Geborgenheit und Befriedigung. Wenn mir das Modell sympathisch ist, kann ich mich binden, und sei es nur für einen Augenblick.

Deshalb mag ich sie nicht, die Hard-Core-Pornos, weil sie keine Menschen zeigen, sondern Genitalien, die miteinander funktionieren. Sie sind beliebig austauschbar, genau wie ich austauschbar bin, wenn ich nicht richtig funktioniere. Fast jeder Arbeitslose kann die Arbeit machen, die mich ernährt. All das Funktionieren reduziert mich. All das Funktionieren hat so viel mit Arbeit und Leistung zu tun und so wenig mit Sinnlichkeit. Sinnlichkeit, das heißt mit Augen, Ohren, Nase, Mund und Haut den anderen erfahren, erleben, erregen, erlieben. Das ist es, wonach ich mich sehne.

Nacktfotos lassen mich aus diesen Tagträumen fliehen – und halten mich so am Funktionieren.

Matthias T. J. Grimme
«I can't get no satisfaction»

Interview mit dem Porno-User H.,

einem typischen Durchschnitts-Mann,

der jetzt 30 Jahre alt ist

Du hast gesagt, du bist süchtig auf Pornografie, wie kommst du darauf?
H: Ich weiß nicht, ob du den Alkoholfragebogen kennst, an Hand dessen man feststellen kann, ob man Alkoholiker ist, akut oder chronisch oder nur gefährdet. Diesen Fragebogen habe ich für mich ausgefüllt, nur statt Alkohol Pornos gesetzt, danach war ich voll in der akuten Suchtphase, seitdem bezeichne ich mich als Pornosüchtigen.
Und wie hat das alles begonnen?
H: Eigentlich ganz unverfänglich. Ich bin katholisch erzogen worden, so mit Sünde, Heiligen usw. Mit fünf Jahren habe ich angefangen, mich mit manchen Märtyrern zu identifizieren. Da hat mir besonders der hl. Sebastian gefallen, der war immer halbnackt an einen Pfahl gefesselt und von Pfeilen durchbohrt dargestellt. Ich habe gern die Bilder von ihm betrachtet, ich fand sie im Lexikon, Gemälde berühmter Künstler. Dann entdeckte ich beim Durchstöbern des elterlichen Bücherregals ein medizinisches Buch mit den Fotos nackter und halbnackter Frauen beim Sonnenbaden, Tanzen und beim Kneippguß. Die Bilder faszinierten mich, nicht zuletzt deswegen, weil niemand ahnte, daß ich sie betrachtete.
Später blätterte ich in einem Paris-Führer, wobei ich auf die Bilder barbusiger Revue-Mädchen stieß. Zufällig kam meine Mutter dazu. Sie nahm mir das Buch aus der Hand und riß die Seiten mit diesen Bildern raus. Ich war schockiert, hatte man mir doch beigebracht, daß Bücher nicht einmal Eselsohren zu bekommen hatten.
Irgendwann in dieser Zeit begann ich zu onanieren, jede Nacht vor dem Einschlafen, manchmal auch tagsüber, wenn niemand zu Hause war, an Hand des Medizinbuches. Das Wichsen wurde bald sowohl zum Einschlafritual, als auch das Allheilmittel gegen Unruhe und Bauchgrimmen.

Ich muß so elf oder zwölf Jahre alt gewesen sein, als ich mal mit meinen Eltern zu Besuch bei Verwandten war. Ich entdeckte in einem Nebenzimmer einen Akt-Bild-Band, den ich heimlich, mit hochrotem Kopf durchblätterte, ohne ihn wirklich genießen zu können. Tagelang mußte ich an diese Bilder denken.

Später, ich war mitten in der Pubertät, fing ich an, wenn ich bei meiner Großmutter zu Besuch war, sie durch das Schlüsselloch zu beobachten, sobald sie im Bad war oder sich für die Nacht auszog. Ich kann mich noch ganz genau an meine Aufregung, mein bis zum Hals klopfendes Herz erinnern und an meine Angst, durch meine lauten Atemzüge irgendein verräterisches Geräusch zu machen.

Aber das ist doch alles eher typisch für die Erziehung zu Beginn der sechziger Jahre.

H: Das mag schon sein, aber bei mir wuchs es sich zu einer Art Manie aus. Ich begann Aktfotos zu sammeln, die *Konkret* versuchte gerade ihre linken Inhalte mit nackten Mädchen besser an den Mann zu bringen. Später habe ich mir dann «Das närrische Wochenend» gekauft, eine Faschingsausgabe mit vielen Oben-ohne-Bildern. Ich legte mir ein Quart-Heft an, in das ich die besten ausgeschnittenen Bilder klebte, das fiel zwischen meinen Schulsachen nicht auf.

Wie bist du denn mit deinem Katholizismus klargekommen, hattest du da nicht immer das Gefühl, sündig zu sein?

H: Nein, eigentlich nicht, das Onanieren war so etwas Schönes, Spannendes, täglich neu, daß das keine Sünde sein konnte, zur Sicherheit habe ich es aber doch immer gebeichtet, und nach der Absolution war ja wieder alles gut.

Bist du denn aufgeklärt worden und von wem?

H: Meine Mutter hat nur etwas erzählt, von «wenn Mama und Papa sich lieben, dann kommt nach neun Monaten ein Kind», ansonsten habe ich Andeutungen in der Schule aufgeschnappt, und ich hatte auch noch das medizinische Buch. Ich wußte also in etwa, wie das ging. In der Schule hatten wir nur den üblichen Biologie-Unterricht mit Bienen und Blüten.

Meinst du, daß das mit dazu beigetragen hat, daß dieser Bereich für dich so viel Interesse gewonnen hat?

H: Ich glaube, das war nicht so ausschlaggebend, ich denke eher, daß einfach der Spaß, den ich bei der ganzen Sache gehabt habe, der eigentliche treibende Motor gewesen ist. Ich war zu dieser Zeit noch sehr gläubig und machte mir viele Gedanken, träumte auch viel rum, in meinem Zeugnis stand immer, daß ich noch zu verspielt bin, ich war in der Schule «der Spinner», aber ich hatte ja *mein* Spiel. Als in der Schule mal ein Akt-Foto rumgereicht wurde, hat mich das nicht sonderlich beeindruckt, ich stellte nur mit Verblüffung fest, daß die Frau auf dem Bild keine Schamhaare hatte, die waren wohl wegretuschiert.

Wie hast du das eigentlich vor deinen Eltern geheimhalten können, oder bist du auch mal erwischt worden?

H: Meine Eltern haben manchmal etwas gesagt, von wegen regelmäßig kalt duschen, Sport treiben und so, aber erwischt haben sie mich nie. Ich hatte auch eine Methode für mich entdeckt, mit der ich das Sperma zurückhalten konnte, indem ich meine Faust im richtigen Augenblick fest um den Schwanz schloß. Mein Bruder war da viel dusseliger. Er schmiß die gebrauchten Tempotücher immer hinters Bett, und irgendwann hat er sich auch mal direkt von unserer Mutter erwischen lassen. Aber die hat da ganz cool reagiert.

Wann hast du denn deine erste Freundin kennengelernt?

H: Das war so mit fünfzehn, aber mit sechzehn habe ich das erste Mal mit einem Mädchen geschlafen. Zu der Zeit hatte ich auch schon den ersten richtigen Porno gesehen, mein Bruder hatte ein paar Hefte aus Dänemark mitgebracht, die er mir geschenkt hat. Ich weiß noch, daß es in der einen Geschichte um Sex beim Militär ging, es gab ein Bild mit einer Frau, der ein Gewehrlauf in die Scheide gesteckt wurde, und das Bild eines gefangenen Mannes, dem eine Zigarette auf dem Pimmel ausgedrückt wurde. Die Bilder haben mich gleichzeitig abgestoßen und erregt.

Hat das Zusammen-Sein mit einem Mädchen denn etwas an deinem Umgang mit Pornografie geändert?

Nein, nicht daß ich mich entsinne. Zu dieser Zeit war ich wohl schon konditioniert auf Bilder von nackten Frauen. Es war so, als gäbe es auf der einen Seite die Beziehungssexualität und davon abgekoppelt die ganzen Mechanismen, die sich im Zusammenhang mit dem Onanieren herausgebildet hatten. Gleichzeitig war diese Zeit auch so sexualisiert für mich, ich konnte jeden Tag mehrmals wichsen, auch an Tagen, an denen ich mit meiner damaligen Freundin zusammen geschlafen hatte. Es war eigentlich immer ein chronisches Loch in mir, welches nur für kurze Zeit mit dem Griff an den Schwanz gestopft werden konnte.

Wie hat sich das denn auf deinen Alltag ausgewirkt?

H: Ich hatte den ganzen Tag nur Sex im Kopf. Nicht nur in der Schule war ich eher still und verträumt, auch wenn sich da langsam etwas zu ändern begann. Aber gleichzeitig bestand mein Alltag, da wo es eben ging, aus Blicken auf Frauen, in Frauengesichter, auf Beine, Brüste, Hintern. Das Begehren wurde um so stärker, je weniger ich das bekam, was ich mir in meiner Gier wünschte. Ich träumte davon, ein ganzes Leben im Bett verbringen zu können, vögelnd, lutschend, schmusend, es wäre mir nicht langweilig geworden. Nach der Trennung von B. wurden meine unerfüllten Sehnsüchte noch größer. Gleichzeitig erinnere ich mich, daß ich Schwierigkeiten bekam mit meiner Spontaneität. Ich kam mir vor, wie ein Schauspieler. Der kurze Augenblick des Orgasmus gab mir die einzige Möglichkeit, mich einige Sekunden lang ganz direkt zu erfahren.

Hat dich dieser Zustand bedrückt, oder hattest du dir darüber noch keine Gedanken gemacht?

H: Ich habe mich zwar oft unglücklich und leer gefühlt, habe das aber mit anderen Dingen in Verbindung gebracht. Ich war politisch sehr engagiert, und die Zustände, die ich verändern wollte, waren es, die ich als Grund für mein Leiden sah. Gleichzeitig lernte ich zu dieser Zeit andere Männer kennen, die Pornos benutzten, auch ganz offen. Ich hatte angefangen zu arbeiten und tauschte mit meinen Kollegen die Heftchen. Irgendwann fing es damit an, daß ich begann, die Heftchen nach Gebrauch zu zerreißen und in den Müll zu werfen, was mir ein zusätzliches Gefühl von Befriedigung gab, auch wenn ich oft einige Stunden später loszog und alles wieder aus dem Müll fischte, um kurz darauf die vorherige Situation zu wiederholen.

Gab es niemals Veränderungen, wenn du mit einer Frau zusammen warst? Ich könnte mir vorstellen, daß, wenn du ein befriedigendes sexuelles Verhältnis zu einer Frau gehabt hättest, für dich die Pornos an Wichtigkeit abgenommen hätten.

H: Natürlich gab es Veränderungen, aber die waren nur minimal, ich sah das wirklich als etwas Getrenntes. Ich habe oft, nachdem ich total rumgevögelt hatte und die Frau weg war, gleich darauf meine Pornos rausgeholt und mir noch einen Abgang verschafft. Inzwischen versuchte ich mich auch von der Heimlichtuerei zu emanzipieren. Ich stellte die Pornos in mein Bücherregal neben die Literatur. In dieser Zeit war Henry Miller mein Lieblingsschriftsteller. Ich träumte oft, daß ich so leben wollte wie er. Auch wenn mir das nur ansatzweise glückte, so kam ich mir doch oft vor wie er.

Wurde das nicht langweilig, wenn du immer wieder die gleichen Pornos be-

trachtet hast? Ich habe immer das Gefühl gehabt, wenn man ein paar von den Dingern gesehen hat, dann kennt man alle.

H: Ja, manchmal war es so, daß mich die Bilder zu langweilen begannen. Aber dann habe ich mir etwas Neues gekauft. Ich habe mal einen Pornofilm mit Analverkehr gesehen. Zuerst habe ich mich total davor geekelt, aber gleichzeitig hat das meine Phantasie ganz intensiv beschäftigt, und nachdem ich den Film ein zweites Mal gesehen hatte, habe ich begonnen, mir nur noch Anal-Sex-Pornos zu kaufen. Schlagartig hatten die «normalen» Pornos ihren Reiz verloren. Da war sowieso eine «Entwicklung» festzustellen, denn in der Zeit davor fand ich Pornos mit weiblicher Selbstbefriedigung am interessantesten.

Wie haben denn deine Freunde reagiert, wenn sie die Pornos im Bücherregal sahen, haben die Frauen, die du kennengelernt hast, nichts dazu gesagt?

H: Die meisten haben es nicht bemerkt oder haben wenigstens so getan, als würden sie nichts sehen. Ich habe sie auch nicht rausgeholt und ihnen ganz bewußt gezeigt.

Du hast am Anfang erzählt, daß du katholisch gewesen seist. Hast du nie Schwierigkeiten mit deinem Glauben gehabt?

H: Ach, mit dem ganzen Kram hatte ich schon mit achtzehn Jahren abgeschlossen, bin auch ausgetreten, weil mir das alles so verlogen vorkam. Sexualität war vielleicht für mich so eine Art Religionsersatz. Der Griff an meinen Penis war für mich mein Gottesdienst, der Orgasmus die Messe. Abgesehen von den negativen Gefühlen, die ich manchmal nach dem Wichsen mit Pornoheften hatte, wie Ärger, Ekel, Langeweile, habe ich mich sonst nach einem Orgasmus immer gut gefühlt. Vielleicht hatte der Sex für mich auch die Funktion, den Alltag erträglicher zu machen. Was mich im nachhinein wundert, daß mich die Frauen, die von meinen Pornos wußten, nie deswegen angemacht haben. Die haben das immer akzeptiert. Ich hatte zwar eine Zeitlang den Beinamen «Porno-H.», aber das war für mich eher etwas Bewunderndes, ein Kompliment. Erst mit 23 traf ich auf eine Frau, die mich dazu zwang, mich mit meiner Promiskuität und meinen Pornos auseinanderzusetzen. Sie hat mich gefragt, warum ich das brauche, was mir eigentlich an den Pornos liegt, warum ich glaube, das nicht bei ihr zu bekommen? Zuerst habe ich natürlich auf totale Abwehr geschaltet, so nach dem Motto, «ich bin nun mal so», aber irgendwann kam so ein Prozeß in Gang, wo ich begann, ein schlechtes Gewissen zu bekommen, wenn ich Pornos benutzte. Irgendwann bin ich dann mit ihr in einen Film gegangen, der dokumentarisch zeigte, wie Pornofilme produziert werden, welche Verlogenheit und Menschenverachtung eigentlich darin steckt. Das hat mich total fertiggemacht, mir war schlecht, und ich schwor mir, daß von jetzt an nie mehr Pornos vor meine Augen kommen sollten. Bis zu diesem Zeitpunkt hatte ich mir über die Menschen, die auf diesen Bildern abgebildet waren, keine Gedanken gemacht, hatte sogar überlegt, daß es vielleicht ganz interessant sein könnte, selber mal in so einem Film mitzuwirken. Jedenfalls zerriß ich die letzten noch verbliebenen Pornohefte und erwog Anschläge, wie sie damals ab und zu bei Demos gegen Porno-Shops verübt wurden, wenn diese zufällig an einer Demoroute lagen.

Ein Vierteljahr ging das gut, aber dann fraß sich der Gedanke in meinen Kopf, doch nur noch ein letztes, allerletztes Mal in einen Shop zu gehen und mir ein Heft zu kaufen. Und dieses allerletzte Mal findet nun schon seit Jahren statt.

Du berichtest so locker über diese ganze Entwicklung, ich meine auch ein bißchen Stolz herauszuhören. Leidest du wirklich unter deinem «Porno-Shop-geh-Zwang» oder ist das nur ein neues Spiel?

H: Das ist eine gute Frage. Ich bin mir unsicher. Natürlich ist es für das eigene Selbstbewußtsein nicht gerade förderlich, festzustellen, daß sich so ein Entschluß auch nach Jahren noch nicht hat endgültig umsetzen lassen. Es scheint doch etwas so Einfaches zu sein, aber es klappt nicht. Irgendwann packt es mich wieder, meist dann, wenn ich zufällig beim Vorbeigehen an einem Kiosk, oder an einem Kino, Bilder von nackten Frauen gesehen habe. Dann werde ich ganz nervös, mein Herz schlägt bis zum Hals, meine Blase und mein Darm werden unruhig, ich bekomme kalte Finger, irgendwann habe ich mal gedacht, daß ich mal einen Herzinfarkt deswegen bekommen könnte, auch wenn ich danach wieder darüber lachen mußte. Oft ging es mir auch so, daß aus lauter innerem Strafbedürfnis hinterher Kopfschmerz, Magenschmerz oder gar eine Erkältung über mich kamen.

Du lebst immer noch mit M. zusammen, die damals den Ausschlag dazu gab, daß du begannst, dich unwohl mit deinem Porno-Konsum zu fühlen. Kann es nicht sein, daß du aus Angst vor ihrer Ablehnung lieber selber krank wurdest?

H: Nein, das glaube ich nicht, ich vermute vielmehr, daß die ganze Erregung, die Vorlust, der eigentlich spannende Moment an der ganzen Geschichte war. Es ging um Heimlichkeit, Unabhängigkeit von M., manchmal sogar mit der Tendenz, wenn ich mich über sie ärgerte, daß ich mir dann sagte, «okay, hast selber schuld, M., zur Strafe mache ich jetzt das, was du überhaupt nicht gut findest, ich gehe jetzt in einen Porno-Shop». Darüber habe ich mit ihr natürlich nicht gesprochen.

Hat sie denn nie etwas gemerkt von deinen heimlichen Süchten?

H: Nein, von allein hätte sie nichts gemerkt, aber mir war es irgendwann wichtig, ihr zu erzählen, daß ich trotz aller guten Vorsätze immer noch Pornos benutze. Vielleicht hoffte ich, daß wenn sie nicht sauer darüber wäre, ich damit ein bißchen besser dastehen würde.

Wie hat M. darauf reagiert?

H: Sie war ziemlich betroffen. Als ich ihr dann noch erzählte, daß ich auch schon ein paarmal in der Peep-Show war, da ist sie regelrecht ausgerastet, hat nach mir getreten und gesagt, daß ich sie anekeln würde. Das hat mich damals total fertiggemacht. Ich konnte auch verstehen, daß sie Angst davor hatte, daß ich sie mit denselben Augen beim Ausziehen beobachten könnte, wie ich in der Peep-Show gucke. Sie hatte Angst, unter meinem Blick genauso zum Objekt zu werden.

Und wie ist das weitergegangen?

H: Ich habe M. versprochen, nicht mehr in die Peep-Show zu gehen und das auch gehalten, auch wenn es mir manchmal schwergefallen ist. Peep-Show, das war auch so etwas, wo zuerst der Ekel überwog, wo ich total schockiert war, daß ich von der Frau auf der Drehscheibe gesehen werden kann, daß ich auch die anderen Männer, die an die Scheibe gedrückten Gesichter, sehen kann. Aber gleichzeitig war da auch wieder ein Reiz dabei. Etwas Unerklärliches, vielleicht weil es neu war, vielleicht weil die Situation auch so pervers war. Ich habe eigentlich nie Geilheit in dieser Situation gespürt, das war immer etwas anderes. Aber genau erklären kann ich das nicht.

Pornobenutzer gehen ja im allgemeinen allein in die betreffenden Einrichtungen, so wie ich dich verstanden habe, du auch. Hast du nie Angst gehabt, daß dich jemand sehen könnte, der dich kennt?

H: Eigentlich gab es die Angst nur ganz früher, später kam ich mir schon fast wie ein professioneller Porno-Benutzer vor, der über die unsicheren Touristen, die auch mal gucken wollen, innerlich schmunzelt. Aber ich habe ein paarmal so komische Situationen erlebt, wo mir doch klarwurde, daß es mir schon sehr wichtig ist, allein zu sein und nicht gesehen zu werden. Einmal habe ich einen Nachbarn in einem Porno-Shop gesehen, bin ohne zu grüßen ganz schnell raus, hoffend, daß er mich nicht gesehen hat. Ein anderes Mal habe ich Freunde getroffen, die Verwandten St. Pauli zeigten, das war mir auch unangenehm, aber ich habe gesagt, daß ich gerade von einem Freund käme, der ganz in der Nähe wohnt. Das Schlimmste, was mir passiert ist, war, als ich mal in einer Peep-Show war: ich schmeiße mein Geld in den Automaten, die Klappe geht hoch, und ich bemerke, daß ich die Frau auf der Drehbühne kenne, merke auch, daß sie mich erkennt und mir freundlich zunickt. Ich bin gleich rausgerannt, habe richtig Angst bekommen, auch wenn ich mich noch wochenlang mit dem Vorfall beschäftigt habe. Dieselbe Frau habe ich dann irgendwann mal unterwegs mit M. auf einem Flohmarkt gesehen. Mir ging es total schlecht, mir wurde heiß und kalt, und M. verstand gar nicht, warum ich so plötzlich nach Hause wollte.

Was, denkst du, ist im Augenblick das Wichtigste am Thema Pornografie für dich?

H: Ich glaube, mir ist inzwischen klargeworden, daß dieser ganze Porno-Kram nur scheinbar etwas Sexuelles für mich ist, daß es eigentlich um etwas anderes geht, Pornos nur ein Vehikel für dieses andere sind. Ich habe immer wieder gespürt, daß ich auf der Suche bin, nach dem besonderen Kick. Von normalen Aktfotos, über Normal-Pornos, Anal-Sex, Peep-Show bis hin zu Sado-Pornos. Jedesmal erst Ekel, und dann der Kick des Neuen, das andere, Vorherige wurde uninteressant, verlor jeglichen Reiz, nur noch das Neue konnte die Geilheit auslösen. Aber irgendwann spürte ich, daß das, was ich *eigentlich* suchte, nicht da war. Es gab nichts mehr, was mich wirklich reizte, nichts mehr, was Gefühle in meiner Hose auslöste, auch die wildesten Orgien fingen an, mich zu langweilen. Gleichzeitig stellte eine Entwicklung in meiner Zweiersexualität mich unter noch größeren Druck, endlich mit den Pornos aufzuhören. Ich merkte, daß mir im Bett mit M. meine Pornobilder dazwischenkamen, daß sie mich behinderten. Bisher hatte die Trennung perfekt funktioniert. Aber mit einemmal ging das nicht mehr. Ich begann mich davor zu fürchten, impotent zu werden. In dieser Zeit nahm auch die Porno-Shop-Rennerei ab. Es fiel mir nicht mehr ganz so schwer, einen Bogen um die entsprechenden Gegenden zu machen ...

Im Augenblick, wobei dieser Augenblick jetzt schon einige Jahre dauert, gehe ich zwar noch ab und zu in einen Porno-Shop, aber ich gebe schon lange kein Geld mehr aus. Ich blättere nur ein bißchen rum, und dann gehe ich wieder. Das hat schon zu einigen Anmachen seitens der Verkäufer geführt. Aus dem einen Laden bin ich richtig rausgeschmissen worden, habe dort Hausverbot.

Schon wieder habe ich das Gefühl, daß du eigentlich ziemlich stolz darauf bist, ein «Porno-Profi» zu sein. Nach dem was du gesagt hast, ist mir völlig unklar, warum du es so schwer findest, einfach mit den Pornos aufzuhören.

H: Das mit dem Stolz ist richtig, irgendwie stehe ich zu meiner Sucht, auch wenn es natürlich immer blöde ist, eine Sucht zu haben, weil einem dadurch immer wieder vor Augen geführt wird, wie wenig Kraft man wirklich zur Veränderung hat. Inzwischen denke ich, daß der ganze Pornokram, der in der aktuellen Betrachtungssituation im allgemeinen Langeweile in mir auslöst, dennoch zu einem wichtigen Bestandteil meines Lebens geworden ist. Eine schlechte Angewohnheit wie das Rauchen oder wie das laute Rülpsen. Ein Bestandteil meiner Sexualität vielleicht, etwas, was meine Art zu sehen sozialisiert hat. Auch wenn keiner es gesehen hat, ich sehe ihn sofort, den Porno-Shop irgendwo auf einer Reise. Meine Augen stolpern automatisch über sexuelle Begriffe, Bilder von nackten Frauen. Ich kann diese Dinge nicht übersehen, sie rücken sich selber reflexmäßig in den Vordergrund. Ich muß mich willentlich steuern, um diesen Reflex, beispielsweise vor einem Zeitungs-Kiosk, außer Kraft zu setzen, ganz bewußt wegsehen.

Aber es hat sich in der letzten Zeit einiges geändert. Ich habe lange vermutet, daß der eigentliche Reiz besonders durch das Übertreten von Verboten, durch das Sichschuldigfühlen ausgelöst wurde. Inzwischen hat sich meine Situation dahingehend entkrampft, daß ich keine psychosomatischen Symptome mehr habe, wenn ich doch noch in einen Shop gehe. Ich habe begonnen, das als einen Teil meiner Persönlichkeit zu akzeptieren. Auch die vereinzelten Gespräche mit M. über dieses Thema haben die Situation von ihrer Seite her entkrampft. Ich weiß zwar, daß sie das alles immer noch nicht so recht verstehen kann, daß sie mich aber mit diesem Fehler mehr oder weniger akzeptiert. Wenn ich ihr von meinen Übertretungen erzähle, ist es ein bißchen so, als würde sie mir die Absolution erteilen, einfach nur dadurch, daß sie mir zuhört.

Was denkst du eigentlich über die Pornoindustrie?

H: Manchmal denke ich, die tun so, als würden sie alles darstellen, was sich die Fantasie ausmalen kann, aber das stimmt nicht, es gibt eben noch andere Dinge, die man visuell nicht umsetzen kann, die nichts mit irgendwelchen Praktiken zu tun haben. Da ist zum Beispiel das Ganzheitserlebnis, oder wenn man mit seiner Partnerin Dinge macht, die man aus Pornos kennt. Da merkt man dann, daß Pornos etwas sind, was die Fantasie normiert, in Bahnen lenkt, die dann in der Realität ganz anders sind, wenn man einem anderen Menschen gegenüber steht. Eigentlich ist Pornografie etwas, was dazu dient, eine Wunschprojektionsfläche zu installieren, welche davon ablenken soll, daß es um etwas ganz anderes geht, nämlich um die Lust, um Freiheit (auch sexuelle), um die Erfahrung von Grenzsituationen. Vielleicht ist es sogar so, daß der eine auf Berge klettert und der andere sich Pornos kauft, nur um nicht mit sich und seiner Durchschnittlichkeit konfrontiert zu sein.

Sabine Winter
Elsa – oder ist Sex gleich Porno?

4 × 4 Meter und täglich eine Stunde Hofgang, das ist die einzige körperliche Tätigkeit. Geistig bewegt sich nichts. Ich sitze in meiner Zelle und warte auf den Prozeß. In zehn Tagen ist es soweit, und Elsa hat gute Chancen, wird gesagt.
Harte Schritte, leises Schlüsselgeklimper. Eiserne Geräusche des Schlosses. Meine kaltschnäuzige Wachfrau steht in der geöffneten Tür, winkt mich zu sich, packt meinen Arm und sagt grinsend: «Komm Elsa, deine Anwältin ist wieder da!»
Wir haben uns schon kennengelernt. Was sie wohl heute von mir will? Bestimmt will sie heute «DAS MOTIV», das Wort hab ich hier gelernt, is doch klar!?
In dem kahlen, vergitterten Besucherraum wartet sie schon. Eine hübsche Frau, die mich, die Elsa, verteidigen will. Ich muß gestehen, daß ich nicht gerade eine Schönheit bin, eher ein bißchen unförmig. Wir begrüßen uns, sie lächelt und sagt, um mich gut verteidigen zu können, müsse sie die ganze Geschichte hören. Denke, daß ich ihr trauen kann.
«Bitte, erzähl mir genau, wie es passiert ist.»
«Den Grund?»
«Ja»

«SEX!»

Erstaunt und fragend schaut sie mich an.

«Soll ich ganz von vorn anfangen?»

«Ja.»

«Weißt du, ich hatte einen guten Mann ...»

«Elsa, von Anfang an, bitte.»

«Kann die Wachfrau rausgehen?»

Sie geht, läßt aber die Tür einen Spalt weit offen.

«Also von vorn!

Geboren bin ich in einem katholischen Dorf. Meine Eltern waren arm, und wir acht Geschwister mußten viel und schwer arbeiten. Mit Schule war da nicht viel drin. Aufgewachsen sind wir mit Verboten und Lügen. Liebe, Sex und mein Körper waren total fremd und weit weg, wie Gott im Himmel. Die Kinder kamen vom Storch, is doch klar oder!

Mit zehn Jahren wurde ich dem Nachbarssohn versprochen. Na, und mit sechzehn Jahren, der Nachbarssohn war schon recht stattlich, wurde geheiratet. Alle waren glücklich, denn meine Familie hatte einen Esser weniger, und meine neue Familie hatte lebenslänglich (leise lächelt Elsa) eine Haushälterin für sich und den Sohn gefunden.

So wurde gefeiert, und ich dachte, er ist bestimmt ein guter Mann. Wie es Sitte war, wartete ich, mit dem allerschönsten, feinen Nachthemd bekleidet, zitternd vor Kälte und Aufregung, in unserem Ehebett auf ihn. Doch er kam nicht, und ich nickte wohl ein. Na, früh morgens, da torkelte mein stinkbesoffener, frischgebackener Ehemann ins Zimmer, nicht mehr fähig, sich auszuziehen. Er plumste ins Bett, glotzte mich an, grabschte mit seinen Fingern an meinem Körper herum und schlief ein. Da lag er, schnarchend wie ein Holzfäller. Sollte das die Hochzeitsnacht sein?

Doch die Liebe kam, und wir hatten eine schöne Zeit. Eine Zeit, in der ich erfahren konnte, was es heißt, sich zu lieben, zusammen zu schlafen, Sex zu machen. Dann bekam ich ein Kind. Es kamen zwei harte und lange Winter, die unser ganzes erspartes Geld verbrauchten. Die Arbeit wurde von Jahr zu Jahr schwerer, und die Erträge immer kärglicher, so daß wir uns entschlossen, in die große Stadt zu ziehen, damit mein Mann dort besser bezahlte Arbeit suchen konnte.

O Gott, noch nie hatte ich so eine große, ja riesige Stadt gesehn. Kannst du dir vorstellen, wie das ist, plötzlich in so einer Stadt zu wohnen, in der Steinwüste, wenn man vom Land kommt?

Wir fanden eine alte Wohnung mit drei Zimmern im – wie ich erst später erfahren habe – Armeleuteviertel, und mein Mann bekam sogar Arbeit. Wir richteten uns ein, so gut es eben ging, und alles lief glatt, bis mein Mann eines Abends nicht nach Hause kam. Ich machte mir große Sorgen, doch spät in der Nacht kam er stockbesoffen heim. Ich fragte ihn, wo er gewesen sei; er schaute mich an wie ein Tier. Wortlos zog er sich vor meinen Augen aus, riß mir die Decke weg und mein Nachthemd hoch und dann, stell dir vor, nahm er seinen Schwanz in die eine Hand, fingerte mit der anderen an mir herum und wichste los wie der Teufel. Ich habe geschrien, hör auf, doch er riß mir den Mund auf, steckte sein Riesending rein, und ich mußte schlucken, schlucken, schlucken. Dann brach er zusammen, über mir und schlief ein. Ich habe die ganze Nacht geweint.

Am nächsten Morgen konnte er mir vor Scham nicht in die Augen sehen. Kleinmütig, leise bat er um Verzeihung und ob er wohl das kleine Kämmerlein für sich haben könnte. Dort richtete er sich ein, doch erfuhr ich nicht, was er dort machte, denn er ließ niemanden hinein und trug den Schlüssel immer bei sich.

Ich war wieder schwanger und bekam in den Jahren sieben Kinder. Die Wohnung wurde viel zu klein für uns, und das Geld war auch immer knapp. Mein Mann konnte das alles nicht ertragen. Wenn er mal früh nach Hause kam, hat er sich so über die Kinder geärgert, daß er sie dauernd geschlagen hat. Meistens aber kam er spät und schloß sich in seiner Kammer ein und hörte laut Musik. Trotzdem hörte ich manchmal, wie er stöhnte und schrie, ein paarmal glaubte ich Peitschenknallen zu vernehmen.

Ich mußte unbedingt in dieses Zimmer, egal, was dabei rauskam.» Während ich so erzählte, bekam die Anwältin immer größere, traurigere Augen.

«Schau nicht so traurig, er war doch ein guter Mann, nie hat er die Familie im Stich gelassen.»

«O, Elsa, was hat er dir denn noch alles angetan?»

«Alle Kinder hat er aus dem Haus gejagt, alle. Er hat sie angeschrien und geschlagen, ließ kein gutes Haar an ihnen, bis sogar mein Jüngster von zu Hause weglief. Und trotzdem, nach Jahren wußten wir immer noch nicht, welches Geheimnis er in seinem Zimmer bewahrte.»

«Hat er dir auch Gewalt angetan?»

«Natürlich!» – ich konnte die Frage nicht verstehen.

«Was hat er mit dir gemacht?»

«Ich habe schon gesagt, er hat immer getrunken und wurde jähzornig. Alle meine Kinder, bis auf das erste, hat er mir mit Gewalt gemacht. Aber es waren meine, aus meinem Bauch, und ich habe sie alle sehr lieb.

Mein zweites kam, ja stell dir vor, da hat er mich einfach genommen, auf den Bauch geworfen und seinen Schwanz in mein Po-Loch gesteckt. Du glaubst nicht, wie weh das getan hat. Ich habe geschrien, geweint und mich festgekrallt, doch er lachte nur und stöhnte und bohrte wie verrückt in mich, bis ich ohnmächtig wurde.

Am nächsten Morgen hatte ich überall höllische Schmerzen, vorne und hinten. Und als ich schwanger wurde, konnte ich mir das nicht erklären. Aber mein Mann kam nach Hause, lachte mich aus und fragte scheinheilig, war doch schön neulich, was? Da hab ich dich noch ordentlich durchgebumst.»

«Aber Elsa, du warst doch ohnmächtig!?»

«Ja, aber das hat ihn nicht gestört.

Na, beim nächsten Mal, da kam er schon am Vormittag von der Arbeit zurück. Er rief, ich solle ins Badezimmer kommen. Eine Decke lag in der Badewanne, an der Brause hing ein Seil, und über der Wanne war ein großer Haken in die Decke geschlagen.

Was hast du vor? fragte ich ihn. Er antwortete nur, das wirst du schon sehn, Frau, wir wollen etwas probieren. Zack, er schnappte meine Hände, drehte sie auf den Rücken und fesselte mich. Schon war ich dem Tier ausgeliefert. Er riß mir die Kleider vom Leib, nackt mußte ich in die Wanne steigen. Dann band er meine Füße und hing das Seil an den Haken. Ich schwor ihm Rache, doch das scherte ihn nicht. Er stellte das Radio an, drehte die Dusche auf, schwang sich auf mich und ackerte los, wie ein Gaul. Dabei machte er Geräusche, Töne, so etwas hatte ich noch nie gehört. Ja, dann zog er sich Handschuhe an, ich mußte sein ekeliges rot-blaues Ding in den Mund nehmen und lutschen, während er wie wahnsinnig an meinem Kitzler rumrubbelte, von Gefühl keine Spur und ...»

«Genug, genug, ich hab genug gehört, es ist gut, Elsa! Erzähle jetzt, wie es passiert ist, ja.»

Die arme Frau konnte das alles nicht fassen, und so erzähle ich nur, was sie hören will. Na, alles muß sie ja auch nicht wissen.

Weißt du, eines Tages fand ich zufällig den Schlüssel. Er hatte ihn in seiner alten Hose vergessen. Die Stunde der Rache war gekommen. Die Kinder waren sowieso alle weggelaufen: endlich konnte ich sein

Geheimnis lüften. Ich schloß auf, schaltete Licht an. ROT. Langsam erst konnte ich erkennen und dachte, mich trifft der Schlag. Ein Wichs-Zimmer. Rechts hatte er einen kleinen Tresen gebaut, darüber ein Regal voll mit Flaschen. An der Stirnseite ein rosa Sofa mit vielen Kissen. Stell dir vor, alle Kissen hatten Busenbilder, Busen in jeder Form und Größe. Die Wände waren mit Nacktbildern tapeziert. Männer, Frauen, ganze Gruppen, ja sogar Kinder in allen möglichen und unmöglichen Stellungen.

Hier fand ich alles, was er mir angetan hat, wieder. Oft schon bin ich an Sex-Shops vorbeigelaufen, aber hier war die Sammlung komplett, das kannst du glauben.

An den Wänden hingen Peitschen und Lederriemen, Netzstrümpfe und Keuschheitsgürtel, ja und Sackhalter in allen Formen und Farben.

Am Boden verstreut lagen Porno-Bücher und Comics, Sex-Zeitungen, Fotos von Mädchen, Pillen und Präser, ach und noch mehr von dem Zeug. Überall entdeckte ich Sperma-Flecken und unterm Sofa sogar eine Gummi-Frau.

Ich konnte nicht glauben, was ich sah, taumelte wieder hinaus, schloß sorgfältig ab und steckte den Schlüssel in die Hose zurück.

Ich, die Elsa, legte mich ins Bett und wartete.

Um Mitternacht kam er nach Hause, holte zuerst den Schlüssel und verschwand wieder. Stundenlang war nichts von ihm zu hören.

Plötzlich stand er in der Tür, nackt, mit 'ner langen Peitsche in der Hand. Wieder hatte er diesen merkwürdigen Blick, wankte hin und her und stotterte – Elsa, jetzt werd ich dich aber . . ., wums, krachte ins Bett. Da lag er, ekelerregend, stinkend und schnarchend, die Peitschenschnüre um die Hand gewickelt. Ich weinte und dachte, mein Mann ist krank, ich muß ihn erlösen. Und schon, es ging sehr schnell, hab ich ihm die Schnüre weggenommen und ihn erwürgt. Na, er hat nicht mal geröchelt. Dann bin ich aufgestanden und hab das Zimmer verwüstet. Frei – Elsa war frei.

Als meine Tochter zu Besuch kam und sah, was passiert war, rief sie die Polizei an. Na, jetzt bin ich eine Woche hier und wer weiß wie lange noch.»

Wortlos steht meine Frau Anwalt auf, packt ihre Sachen zusammen. Traurig schaut sie mich an, nimmt mich in die Arme, mich, die Elsa, küßt schüchtern meine Wange.

«Laß man, Elsa, wir kriegen das schon hin!»

Ihre Schritte verhallen in Richtung Freiheit.

Klaus Krüger
Sulima Francois

Woher Deine Lenden, Sulima Francois? Die winkligen Flure, matte, abgewetzte Schlaeuche, in denen plump das rote Licht steht. Woher Deine Lenden, Sulima? Es knarren Maennerbeine die Stiegen empor, schwaenzeln in tote Korridore, druecken sich aneinander vorbei, herausquellen die Wissenden, hineinhecheln die Durstenden, im dritten Stock gaehnt ein Tuerrahmen nach innen, eine geschminkte Hand mit spitzen Naegeln spielt mit dem Holz, mein Vordermann geht daran vorbei, schaut nach rechts, versucht den Flur um die Ecke, kehrt zurueck, wieder streichen unsere Blicke an der jeweils naechsten Wand entlang. Geh an Dir vorbei, Sulima Francois, koste Dein Laecheln, schmeck die Frucht der Kokosnuss, die von Deinen Lippen blitzt, geh trotzdem weiter, werf einen schnellen Blick in den Gang wie mein Vorgaenger, kehr gleich um zu Dir, koste erneut Dein Laecheln, bau mich auf vor Dir, willst Du rein, Deine Frage, die tief in der Kehle kratzt, ein rauchiges Singen durchweht auch mich, weisse Struempfe, ueber den fraulichsten Stellen liegt der Hauch eines Schleiers, ich trete ein.
Laestig die Prozedur des Entkleidens in dem violetten Licht, das alle weissen Kleidungsstuecke geheimnisvoll fluoreszieren laesst, meine Unterhose ist nicht geheimnisumwittert, aber frisch, was Dich sicher nur am Rande interessiert. Du waescht Dich zwischen den Beinen, naja, liegst jetzt auf dem Bett.
Auf meinen Schwanz stuerzt Du Dich, beginnst behutsam zu kratzen mit den langen, den roten Fingernaegeln, die fahren rauf, fahren runter, umspielen gekonnt, ein wenig mechanisch auch meinen Sack, ein kleiner Griff zum Gummi, schwupp sitzt der stramm, schon stuelpen sich Deine vollen Lippen ueber meinen Gnadenspender, das machst Du nicht lange so Sulima Francois, zuck ich schon, halthalt, ein schneller Griff zur Vaseline, komm Bumsen, fuer den Fuenfziger darf ich mir was wuenschen, na vielleicht von hinten. Du kniest Dich auf, Brust und Gesicht tief im Bett, Dein schlanker Hintern steil mir entgegen, da will ich rein, da dring ich ein, da bin ich drin, die Stoesse peitschen Dich wuchtig, wieder spuer ich's kommen, halt nichts mehr zurück, lass es explodieren aus meinen zittrigen Lenden so heiss so heiss.
Es kriechen hervor unter dem Bett zwei Hunde, die wollen nicht ge-

streichelt werden; ich rechne es ihnen hoch an. Ich darf meinen Schwanz noch waschen, versuch mich in drei Saetzen uebers Wetter, waehrend ich in die Kleider steige. Auf Wiedersehen Sulima Francois, Dein Name haette mich interessiert.

Norbert Tefelski
nur die liebe läßt uns leben

zscherny reichts. ein abgedrehter wasserlasserhahn sein gehäng, ein aufgedrehter abgeordneter vorm aug. zuende der porno vom band, ergeilt ihn die büntliche tagsdebatte nimmermehr, sein eigner zensor betätigt er den sensor; das farbige schwarzweißbild kriecht zurück in die vernetzung, die benetzte hose verschließt das selten stolze holz. erneut in vertrauter agonie klappt wieder den kassett er in die uhsenhülle *Heißes Hexenhula In Hawaii*. beim eingliedern der videotie ins regal schlendert der neurotische nachbar von oben durch sein gehirn. bücher besorgt sich der, bücher!, wer weiß woher. zscherny hatte längst die tarnung durchschaut: nicht alle buchformate passen in videoboxen, haha!& peinlichpeinlich!
schlierend&sabbernd schlurft er zum schrank; weitergedacht, assoziiert, geöffnet die tür, ins innen gestiert. und – da schau hin – die aktuellen *Mösen Des Monats*, vierfarben, fleischpapierner leporellogenuß, zum aufklappen gewiß, beinah zum reinstecken, doch das pubertier ist tot. die extrascharfe version für dreißig-mehr-mark muß herhalten, bringt interessantere konsistenzen ins u-leibspiel: zscherny nimmt das klistier vom klavier einfüllet die hausmixtur *bier, glyzerin&kamillentee*. dann reißt er sich den arsch auf.
voller donner&doria vollzieht er den akt därmlicher läuterung und scheißt der gespielin ins aufgeblasene o-maul. entstöpselt sodann sitzt sie alsbald in der badewanne.
zur müdigkeit gelangweilt sieht er, erdwärts, den bodenbelag. alles da unten ist bloß und lediglich schwerkräftig versklavt, vom nabel hinauf ein gestärktes hemd, ganz römischer kaiser sänftet er dem spiegel zu.

vor allem ins gesicht glotzt er sich vor allem anderen. grummelnd zerrt er lochsynchron vergrützte popel aus der nase, um sie auf die ebene bildwiedergabe zu kleben.

eine sachlich-verknöcherte rundfunkmöseratorin warnt vor AIDSgefahren und autofahren bei glitsche. und überhaupt wären *nur* verkehrende gefährdet. also, freunde, alles in vaseline. im anschluß neutral nölt ein nasser eunuch *Im Schritt Die Klit Hält Dich Fit*. schluffige synthies schnoddern die rhyth-musierte schmiere dazu, die feist blökende finnische birkenborkenflöte hört zscherny schon beinah nicht mehr, im reflexten silberwiderschein vergleicht er seine erker, nille & nase, in der legende aprioristisch-priapistischer größenspekulation.

linkerhand wiegend den vaginalen gummiklotz vibriert ihm nichts. was bleibt noch, heute, mit unddreißig erfahrungsbekleckerten jahren? mutlos denkt wehmütig er an zschocky, die's ihrerzeit gescheit gebracht hatte. nach jedem bluemoviebesuch für neue durch-schnittlichkeiten gespreizt, wars ihm grad so recht inmitten gewesen.

wohinaus, wiehinein seid ihr getröpfelt, zeiten der ruch-& anspruchslosigkeiten? frauen leiblichen geschlechts, die sich in abwesenheit moralischer sozialisationsknüttel handelsübliche koitalkassetten einschoben gab es, gibt es, schrappten, schlabbern & schrubben weiter; anrüchig-einschlägige sesselmulden mit gedeckzwang füllen sich verstärkt mit schwanzfreiem fleische, doch zscherny zschluchzt und zscherrt sich heftzschig am zschaft. arme zschau!

wo, fragt er sich, während eine klassisch-öd geformte träne seiner schweißdrüse 123c entflutscht, wo also dummeln die echten, die wahren genüsse des klebens herum? 6 zu 3 (oder zu ∞) hat seine nonsensuale schleife erreicht, zurückgewonnen die bedeutung. bar-jeglichen bibberns des besonderen.

was bleibt? mümmelt er massierend. omas im koma im krankenhaus? Kinder im winter im kinoklo? ziegen im liegen im rieselfeld? scheiße— praktiziert & verdaut; die haut heilt die striemen kaum; strangulationen im lederkostüm, killerkondom und faust im gedärm, voller lärm, voller saft, lautlos geknebelt – er schaffts nicht mehr.

gebrochenen wollens, zielgestört, entschraubt er ein plastikrund, chamois, wohl weiß ehemals und läßt zwei schräubchen stürzen, zscherny knüpft die verbindung (*mein sein, sei mein*); zwei drähte im löchlein fickt er das stromnetz.

Matthias T. J. Grimme
Hard-Care

Gerade hat Ute die Wohnung verlassen, ist zur Arbeit gegangen. Zur Sicherheit warte ich noch eine U-Bahn ab. Mein Zug fährt 9 Uhr 18. Alles durchkalkuliert, spätestens 17 Uhr 45 werde ich wieder zu Hause sein, eine ¼ Stunde früher als Ute. Timing, wie ein Manager.

Dennoch: Unsicherheiten, Kribbeln im Nacken, suchender Blick über den U-Bahn-Steig. «Es könnte sein, daß ...» Die Bahn fährt ein. Blick auf die Uhr neben dem Richtungsanzeiger, «Zeitvergleich».

Frierende Hände, kalte Füße, Herzklopfen, dauernder Harndrang, flaues Gefühl im Magen.

Ein Buch zur Ablenkung, Science fiction, 321 Seiten. Genug für fünf Stunden Zugfahrt?

Das Buch aufschlagen, «habe ich genug Geld dabei?», tasten nach der Gesäßtasche, 100 DM in kleinen Scheinen. Keine Dänen-Kronen, aber die nehmen deutsches Geld. Sicher? Notfalls an der Grenze tauschen.

Wenn Ute etwas ahnen würde ... Jetzt schon Angst vor dem Erröten, bei der unvermeidbaren, abendlichen Lüge. «Was hast du heute den ganzen Tag ohne mich gemacht?»

Verschlossenes Gesicht machen, unbegründete Verstimmung vortäuschen, unwirsch antworten, Kopfschmerzen vorschützen.

Große, schwere Brüste.

Dunkles Schamdreieck zwischen gespreizten Beinen.

Feuchtglänzende Schamlippen.

Schwarzer Gummipenis, vom Gewicht des Körpers tief in die Scheide gestoßen.

Konzentrationsunfähig, das Buch sinken lassen, Blick aus dem Fenster, «erst zwei Stationen». Menschen hinter Bildzeitungsbarrieren, keiner beachtet den anderen, eingekapselt. «Niemand kann mir etwas ansehen», wieder Druck im Darm, «Einbildung».

Mein Spiegelbild in der Scheibe, Alltagsgesicht. Erneuter Versuch zu lesen. «Der Zeitreisende». Auf Seite 7 merken, daß nur die Augen über die Zeilen streifen. Zurückblättern zur ersten Seite.

Hauptbahnhof, zielstrebige Menschen. Eilig, träge, kofferschleppend, wartend. Blick streift: halblange dunkle Lederjacke, blonder Pagenkopf, Jeans. Erschrecken. «Ute? – Nein sie kann es nicht sein, geht anders, aber . . .» Blutrauschen im Ohr. «Kann man so jung einen Herzinfarkt bekommen?» Gedanken, die nur oberflächlich berühren.

Die Fahrkarte ist wichtiger, noch zwanzig Minuten bis zur Abfahrt. Die Frau vor mir am Schalter, will sie ein Ticket oder mit dem Angestellten scherzen? «Mein Zug fährt gleich», gereizter Tonfall. Böser Blick der Frau, entschuldigendes Lächeln in Richtung Schalterfenster.

«Eine 2. Klasse Rückfahrkarte nach Flensburg. Gibt es Verbilligungen, wenn ich am selben Tag zurückfahre?»

«Nein! Das macht 56 DM», der Automat surrt, spuckt eine Karte aus.

Drei Zwanzig-Mark-Scheine in die Drehschublade, «fast sechs Stunden Arbeit», kurzes Bedauern. «Von welchem Gleis fährt der Zug um 9.18 Uhr?»

«Weiß ich nicht, da müssen Sie an der Zuginformation fragen.»

9.15 Uhr. Kein Gepäck zu tragen, beweglich. «Information – Abfahrt der Fernzüge.»

«9.18 Uhr – Flensburg – Gleis 11.»

Der Zug steht da, ich suche ein leeres Abteil, Raucher. Angst vor Nähe noch deutlicher, will keine Stimmen, keine Unterhaltung.

«In Richtung Flensburg bitte einsteigen, der Zug fährt gleich ab – Pfiff.»

Die Frau war nackt.

Große Brüste, gespreizte Schenkel, feuchtglänzende Scham. Gefesselte Hände über dem Kopf.

Schwarzer Nylonstrumpf über das Gesicht gezogen.

Gepfählt von einem schwarzen Gummipenis.

Zwang!

Zigarette zittert zwischen den Fingern. Blick aus dem Fenster. Häuser, Autos, grauer Frühlingshimmel mit schnellziehenden Wolken. Schon wieder regnet es, froh, die Regenhose mitgenommen zu haben.

Der Zug erhöht die Geschwindigkeit. Im Abteil ist es kühl. Heizung aufdrehen, bis zum Anschlag.

Schuldbewußte Gedanken, Ute würde sich vor mir ekeln. «Aber sie weiß es nicht, kann es nicht einmal ahnen.»

Kann noch umkehren, die Reise abbrechen. Doch jetzt wird das Begonnene zu Ende geführt. Gestern noch unsicher, aber ich plante schon seit Wochen die Abfahrtszeit. Sie durfte nichts merken, keine Veränderung an mir wahrnehmen.

Wieder lesen, an etwas Unverfängliches denken. «Du hast noch viel Zeit, laß es auf dich zukommen», sich ablenken. Normalität, wie bei anderen Reisen. Äußerlich kein Unterschied.

«Die Fahrkarte bitte!» – «Danke, weiter gute Fahrt!» Ein freundlicher Schaffner, Gesten, die sich wiederholen. Die Reise umgeben von einem Netz aus Bekanntem, Gewohntem, aus Sicherheit. Dann Unruhe, «Ich kann doch gesehen worden sein, auch wenn ich niemanden erkannt habe.» Risiko, Unsicherheitsfaktoren. Blutdrucksteigernd. Nach der Wahrscheinlichkeitsrechnung ist alles möglich. Keine Angst, nur das Bedürfnis, sich eine gute Ausrede einfallen zu lassen. Nicht lügen, nur einen Teil der Wahrheit verschweigen, wie damals, als die Eltern so manches nicht wissen durften.

Immer wieder das gleiche Bild. Verlorener Seelenfriede. «Was macht diese Faszination aus, was läßt mich immer wieder daran denken?» immer wieder schiebt sich dieses Bild in meine Vorstellungen, drängt sich auf, schiebt sich zwischen mich und die Realität. In der Menschenmenge, bei Zärtlichkeiten mit Ute (mit negativen Folgen für die Lust), beim morgendlichen Aufwachen. Verhext? Begriffe aus der Zeit des Religionsunterrichts: «Du sollst nicht unkeusch sein, in Gedanken, Worten und Werken», «Wenn dich dein Auge zur Sünde verführt, reiß es heraus!» Ich studiere im «Zugbegleiter» die Ankunftszeiten, blicke auf die Uhr. «Knapp zwei Stunden bis Flensburg, dann noch eine weitere Stunde, vielleicht auch weniger . . .» Wartehaltung, nutzlose Zeit, Stunden, die vergehen sollen, die nicht gebraucht werden, nur vom eigentlichen Ziel trennen. Nicht jetzt leben, sondern auf einen bestimmten Augenblick hin. Der große Augenblick, die ersehnte Situation, die erlösende Handlung, die Befreiung.

Wieder der Roman, «Spielen Sie nicht mit dem Feldsensor herum, sonst kriegen Sie Ärger mit der Zeitzone . . .»

In Neumünster steigt ein Ehepaar ein, «ist hier noch etwas frei?» Nikken und aus dem Fenster starren. Ich höre Zeitungsrascheln, kurzer Blick, «Vergewaltigt, irres Sexmonster schlägt wieder zu», das Übliche.

Gefesselte Hände.
Verborgenes Gesicht.
Brüste.
Gummipenis in eine Scheide gestoßen.

Übelkeit, saurer Geschmack im Mund. «Bin ich auch ein Irrer, ein Wahnsinniger, ein Sexmonster?»
Erinnerung an ein Gespräch mit einem Sexualwissenschaftler, «alle Männer haben manchmal sadistische Phantasien, das ist ganz normal ...» Trost? Beunruhigend!
Träge verstreicht die Zeit. «Weiterlesen!»
Der Himmel hat sich verdunkelt, hinter den nassen Scheiben ist die vorbeiflitzende Landschaft kaum zu erkennen. Die Gegenwart der anderen Menschen ist unüberhörbar, zuviel Nähe, «das Abteil wechseln?»
Bleibe sitzen, versuche mich in mein Buch zu vertiefen, mich von der Geschichte fesseln zu lassen, «... sonst kriegen Sie Ärger mit der Zeitzone ...», Zeit schinden. Unruhe im Magen, mögliches Hungergefühl, etwas essen, Schokolade. Das klebrige Zeug schmeckt nicht, zieht in den Zähnen, «muß mal wieder zum Zahnarzt.»
«Hast du das schon gelesen?» – «Was?» – «Na mit der Frau, erst gewinnt sie die Million im Lotto, und zwei Tage später stirbt sie.» – «Ist sie ermordet worden?»
«Nö, ich meine die Erben, schade, daß wir nicht mit der verwandt waren.»
Ekel vor den Menschen, diesen Leuten mir gegenüber. Spießig, gefangen in ihrer kleinen vermieften Welt, sich gegenseitig bestätigend in der Illusion, die ihnen die Zeitung gibt. Sie sind normal, die anderen sind die Kranken, sind ihre Opfer.
Für sie sind Sucht, Gier, Exzeß Fremdwörter, über die sie begierig in ihrer Zeitung stolpern. «Bin ich arrogant, weil ich mich besser fühle.» Unwesentliche Überlegungen. Die 4. oder 5. Zigarette innerhalb einer Stunde. Egal, morgen wird wieder weniger geraucht. Auch eine Sucht, aber nichts, was verborgen werden muß. Etwas Normales. «Rauchen gefährdet ihre Gesundheit», wer hört schon darauf?
«Der Zug sollte sich beeilen, trödelt herum, warum hält er auf freier Strecke?» Bald werde ich da sein, am Ziel meiner Sehn-Sucht. Phantasiebilder werden sich in reale Bilder verwandeln, klarer, deutlicher,

offensichtlicher werden. – Ich starre in mein Buch, voll mit belanglosen Worten, bedeutungslos für mich. Zeitschinderei.

Fast nackte Frau.
Große Brüste.
Weit gespreizte Schenkel.
Feuchte Schamlippen.
Gefesselte Hände.
Schwarzer Gummipenis.

«Kiel Hauptbahnhof, Kiel Hauptbahnhof – Sie haben Anschluß an den Zug ...»
Wieder allein im Abteil, Berufsverkehr vorbei, keine Urlaubszeit. Durch den Spalt zwischen Bahnsteigüberdachung und Waggon fallen einzelne Tropfen. Noch eine knappe Stunde. Ein paar Seiten lesen, Schokolade essen, rauchen. Gedanken festhalten.
Der tiefe Himmel draußen, «Noldehimmel», flaches Land, Kühe im Regen, das Hinterteil in den Wind gedreht, Frühlingsgrün. Manchmal huscht ein Ort vorbei, Schranken, hinter denen Autos warten. Gesichter als vorbeiziehende konturlose helle Flecken. Einschläferndes Rattern der Stahlräder. Zustand wie in Trance, keine Müdigkeit. Anschein von Irrealität, Traum. So oft vorweggenommen, ausgemalt, im Geiste vollzogen.
Pochendes Herz, kühl-feuchte Finger. Warm ist mir immer noch nicht. Den Rollkragen hochziehen, sich in die Jacke kuscheln, Hand in der Tasche.
Eckernförde, «nächste Station», hoffen auf einen Bus. Vorher nicht richtig bedacht, nicht darauf geachtet. Aber es muß eine Verbindung geben.
«– Und wenn geschlossen ist? –»
Die Unruhe verstärkt sich, Tasten nach dem Personalausweis in der Jackentasche.
Etwas lesen, ein letztes Mal auf die Zugtoilette, nachher fehlt vermutlich die Zeit.
Buch einpacken, Umhängetasche schließen. Kleines Gepäck. Noch ein letzter Blick, nichts im Abteil vergessen.
Angst vor dem Entdecktwerden. «Keiner kennt mich hier!» Flensburg, Busbahnhof. «Wo fährt der Bus zur Grenze?» – «Der steht dahinten.»

«Einmal zur dänischen Grenze.»

«Bitteschön, einmal Krusa, 3 Mark 20.» Der Busfahrer blickt mich an. Sieht man mir mein eigentliches Ziel an? Ich setze mich ganz nach hinten. Hoffe, daß der Bus gleich abfährt. Der Regen hat aufgehört, aber die Scheiben sind beschlagen, auf dem abgewischten Fenster bilden sich gleich wieder neue Tröpfchen.

Spannung drückt die Magenwände zusammen, läßt Säure hochsteigen, «zu viel Schokolade gegessen».

Neben mich setzt sich, mit großer Einkaufstasche auf dem Schoß, eine ältere Frau. Kante berührt mein Knie. Zusammenzucken.

«Entschuldigung der Herr», freundliches Nicken.

Gemurmelte Antwort.

«Lächerlich, was ich hier mache, der Bus nach Krusa. Rausgeworfenes Geld, verlorene Zeit, kindisches Verhalten. Zum Glück erfährt es niemand.»

Der Bus fährt. Freue mich auf mein Ziel, wie auf das Ende eines unerträglichen Zustandes, Erlösung.

Menschen drängen sich im Bus, kommen mir nahe, steigen wieder aus. Die Stadt verlassen, Landstraße, irgendwo da vorn muß die Grenze sein. Blick auf die Landkarte, extra für diese Reise gekauft und verborgen gehalten. «Gleich ist es soweit!»

«Endstation, Krusa Grenze.»

«Wo fährt der Bus in Richtung Flensburg ab?»

«Da hinten, andere Seite ...»

Erneut hat es begonnen zu regnen, leichter Wind treibt Tropfen gegen die Haut. Regenhose anziehen.

Grenzhäuschen, schwarz-rot-gold, «Bundesrepublik Deutschland». Kein richtiger Fußgängerübergang.

Der deutsche Grenzer winkt mich weiter. «Dänemark». Weitergehen! Zwei dänische Beamte unterhalten sich mit einem Lastkraftwagen-Fahrer. Ihnen zunicken.

Dänemark: geschlossene Hot-Dog-Buden, Wechselstuben, ein ‹Kobmand›. Kein Mensch zu sehen. Weiter!

Hauptstraße, Regen, bergauf. Ein Auto fährt vorbei. Angst, angesprochen zu werden, «Kann ich Sie mitnehmen», Wechsel auf die andere Straßenseite.

Versuche die Gedanken der Leute zu erraten, die mich hier gehen sehen. «Da hinten, beim Denkmal, an der Kreuzung, die Leuchtreklame ... vielleicht ... ja ...»

Blick auf die Uhr, Zeit genug, keine Hetze. Jetzt ist mir heiß, schwitze unter der Regenhose, in der hochgeschlossenen Lederjacke.

Tür ist verschlossen. Gegenüber noch ein Laden. «Vielleicht nur in der Saison geöffnet?» Ein Auto fährt vorbei, fast übersehen.

«Åben», Schild in der Tür. Bin der einzige Kunde. Der Inhaber blickt kurz von seiner Zeitung hoch, nickt mir zu. Herzklopfen. «Am Ziel!» Ich sehe mich um. Enttäuschung, nur das Übliche, das Allzubekannte in den Regalen. Deswegen bin ich nicht hergekommen.

«Farwel».

Weiter die Straße hinauf, mindestens ein Kilometer bis zurück zur Grenze. Da hinten, noch ein Laden.

Endlich gefunden. Erlösung. Der Bann ist gebrochen.

Ich blättere durch die Seiten, sauge die Bilder in mich ein. – Es passiert nichts, läßt mich kalt. Die geile Fantasie ist verschwunden. Nur ein billiges Heft, nichts besonderes. Der Kauf-Akt verliert an Wichtigkeit. Bräuchte es nicht mehr zu kaufen, aber vielleicht lebt der «Fluch» hinterher wieder auf?

«Aber deswegen bin ich doch gekommen!» Ich behalte das Heft in der Hand. Vielleicht noch etwas anderes?

Schließlich, die Hefte sind hier viel billiger. Damit es sich wenigstens in dieser Hinsicht lohnt. – Lohnt?

Ich fühle mich traurig, schalen Geschmack im Mund. Leere, Absturz. Auch das kenne ich schon: die Ruhelosigkeit, die Gier, die Aufregung vorher – das Zerbrechen der Erregung, die Hohlheit danach.

Das Heft bezahlen, in die Tasche stecken, verstecken. Immer noch Regen. Eine Querstraße weiter, noch ein Geschäft, «das letzte . . .»

Lust, ganz plötzlich, in das Heft schauen wollen. Als hätte jemand einen Schalter betätigt. «Nein, nicht hier». Im nächsten Laden, nichts Besonderes, wahllos zwei Hefte kaufen. So tun, als wäre das etwas Alltägliches.

Auf dem Rückweg halt machen an einem Park. Hinter den Büschen verschwinden, pinkeln. – Nur kurz in das Heft sehen. Befriedigung erzwingen, Fantasiebilder mit realen Bildern verstärken. Zwischen den Büschen stehen, versteckt im Regen. Schritte auf dem Kies, hinter mir. Hastig die Regenhose hochziehen, das Heft zurück in die Tasche gleiten lassen. «Geduld!» Warten bis zum Bahnhofs-Klo oder besser noch, bis zur Zugtoilette. Diesmal ohne Herzklopfen. Trauer mischt sich in das Bedürfnis. Sich lächerlich, schmutzig, schuldig fühlen. Schwäche. Aber das gehört alles zum Spiel, ist Bestandteil der Faszination. An der Grenze, Angst vor dem Zoll, davor zu verunglücken, gefunden zu werden mit diesen Heften. «Guck mal, so ein Schwein!» Gefahr der Bloßstellung, der Verurteilung. Wieder pochendes Herz, zitternde Hände, aber nicht aus Erregung, sondern aus Furcht vor einer möglichen Taschenkontrolle. «Man sieht es mir an, daß ich etwas zu verbergen habe.» So tun, als wäre nichts Besonderes. Noch eine Zigarette. Unbefangen weitergehen, Sicherheit vortäuschen. «Durchgang für Fußgänger», keiner hält mich an.

Noch an der Bushaltestelle spüre ich die innere Anspannung. In zehn Minuten kommt der nächste Bus. Sich in das Wartehäuschen setzen. Jemand kommt, setzt sich neben mich. Ich stehe auf, schaue bewußt weg, will nicht, daß unsere Blicke sich kreuzen.

Der Bus kommt, einsteigen, anderer Fahrer (derselbe wäre mir unangenehm gewesen).

Einige Stationen weiter füllt sich der Bus. Hauptsächlich Jugendliche. Eine Schule? Es ist laut, zu laut. Angestrengt blicke ich in mein Buch. Wunsch auszusteigen, der Enge zu entfliehen, oder zuschlagen. Wut.

Etwas essen, einen Apfel, sich ablenken.

«Vielleicht schaffe ich den früheren Zug.»

Es klappt perfekt, noch fünf Minuten, dann fährt der Zug zurück nach Hamburg. Wieder allein im Abteil, warten auf die Abfahrt.

Der Zug setzt sich in Bewegung. Ich stehe auf, warte nicht die Fahrkartenkontrolle ab. Auf der Toilette packe ich die Hefte aus, blättere sie durch. Sie sind im Regen feucht geworden.

Ich öffne meine Hose, hole den schlaffen Penis heraus, beginne ihn zu reiben, mit der anderen Hand blättere ich weiter. Pflichtübung, lustlos. Der Samen tropft in das kleine Waschbecken.

Ich halte die Hefte in der Hand. Fremdkörper in meinem Leben. Verständnislosigkeit. «Was hat mich an ihnen gereizt?» Schon Hunderte von Malen habe ich diese Situation erlebt, immer noch nichts gelernt. Wieder nehme ich mir leichtfertig vor, diesmal, dieses eine Mal, nichts zu vergessen. Will begreifen, handeln, ohne erneut in die alten Gleise zu geraten.

Ich zerreiße die Hefte, packe die Schnipsel in die durchweichte Tüte. Schmeiße alles in den Korb für benutzte Handtücher, danach wasche ich mir gründlich die Hände, spüle die paar Samentropfen herunter.

Rückfahrt vom Dänemarkurlaub. Seit zwei Stunden zwischen Karl und mir ein halb ernsthaftes, halb blödelndes Gespräch über Porno-heft-Kauf in Dänemark. Ute ist zurückhaltend, gibt keine Kommentare, aber ich weiß, daß sie mich nicht mag, wenn ich so rede.

«Wenn ihr beiden so scharf darauf seid, geht doch in einen Porno-Shop, ich warte solange im Wagen.» Der Ärger in ihrer Stimme ist unüberhörbar.

«Da ist ein Porno-laden», ich gebe meiner Stimme einen neutralen Klang.

«Wollt ihr anhalten?»

«Ich weiß nicht ...», ich möchte nicht entscheiden. Karl gibt den Ausschlag, «na ja, mal gucken würde ich ganz gerne.»

Leere, Trauer. Ärger über mich, über meine Unfähigkeit aus oft gemachten Erfahrungen eine Lehre zu ziehen.

Die gedrückte Stimmung, die ich als Ausweichmanöver vor Utes Fragen geplant hatte, ist da. Wenigstens hier brauche ich nicht zu lügen.

Kopfschmerzen und ein starres Gefühl im Nacken. «Hoffentlich bekomme ich keine Grippe.»

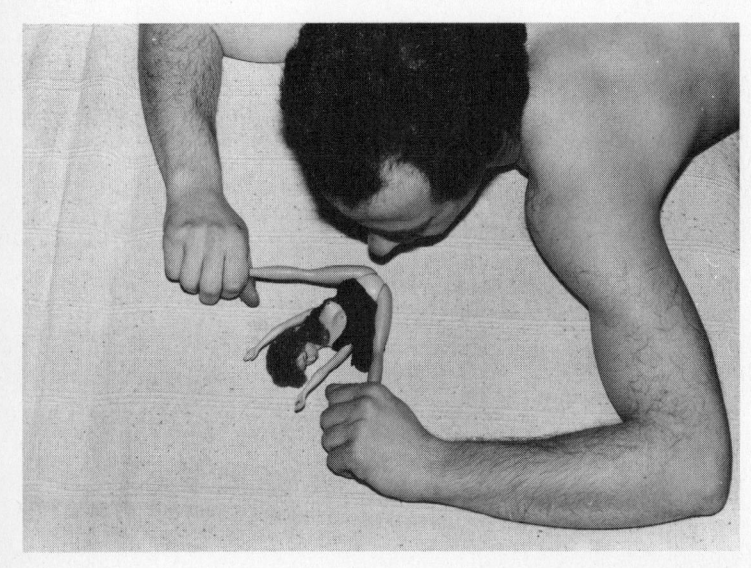

5.

Die Macher

Es war schon immer eine Eigenheit des
Menschengeschlechts, zwei Garnituren
Moral auf Lager zu halten – die verborgene
wahre und die öffentlich vertretene künst-
liche.
Mark Twain
Autobiographische Schriften

Wenn hier von den «Machern» geredet wird, so sind damit die Produzenten
gemeint, diejenigen, die Pornografie und Pornografisches herstellen, die, die
ihre Körper und Stimmen dazu hergeben, diejenigen, die die Ware verkaufen.
Das was sie alle vereint, was sie uns so ähnlich sein läßt, ist das Bedürfnis, Geld
zu verdienen, Geschäfte zu machen, von denen sich möglichst gut leben läßt.
Das Erschreckende ist die Normalität, die sich hier zeigt. Ein Geschäft wie
andere auch. Hier bewegen sich keine Nymphomaninnen, keine perversen
Sex-Monster. Natürlich haben sie Spaß an der Arbeit, ziehen ihre Selbstbestäti-
gung aus ihren Erfolgen (alles andere wäre dem Geschäft abträglich).
Letzten Endes ist es egal, an welcher Stelle man sitzt, ob bei der Freiwilligen
Selbstkontrolle, um Filme zu indizieren, oder als Produzent der von Indizierung bedrohten Filme. Die Gegnerschaft ist nur scheinbar, beide leben von
denselben Produkten.
Natürlich gibt es Grenzen, doch der Kunde ist König, und Kunden sind nun
mal die Männer.
Jeder macht seine Arbeit so gut es geht, angesehene Bürger, die statt Grund-
stücke oder Tee eben Pornografie verkaufen. Die gutbezahlte Arbeit der Modelle ist Schwerstarbeit, da versagt sogar die Dauer-Erektion. (Bei genauer
Betrachtung von Pornografie fällt auf, wie häufig der Penis auf «halbmast» ist,
die «Härte» der gespielten Erregung ist nicht mehrere Drehtage durchzuhal-
ten.)

Das Geschäft mit dem Sex ist eben in erster Linie auch nur ein Geschäft, wenn auch ein sehr lukratives, und nur die unverbesserlichen Moralisten, die ewigen Puritaner wissen das nicht so recht zu würdigen. Doch der Fiskus weiß, was er an den Produzenten hat, Hauptsache, auch hier: die Kasse stimmt. In Frankreich ist für Pornofilme eine Sondersteuer eingeführt worden, so weit sind wir in der BRD noch nicht.

«Eine Büchersammlung...

...ist der Gegenwert eines großen Kapitals, das geräuschlos unberechenbar Zinsen spendet.»

Dieses Goethe-Wort könnte beinahe auch für Pfandbriefe gelten, allein: dafür bedarf es keines *großen* Kapitals, und die Zinsen sind berechenbar.

Pfandbrief und Kommunalobligation

Meistgekaufte deutsche Wertpapiere - hoher Zinsertrag - schon ab 100 DM bei allen Banken und Sparkassen

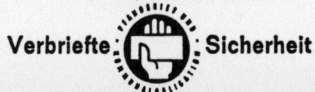

Verbriefte Sicherheit

Reinhard Jahn und Axel Schappei
«Keine Fotos bitte!»

Pornografie-Produzenten im Ruhrgebiet

1. Prolog. «Zur freundlichen Kenntnisnahme

Dieser Ihnen vorliegende CD-Film-Index gibt Ihnen einen genauen Überblick über alle lieferbaren Filme unserer Produktion. Zur Zeit über 220 verschiedene Titel Stumm- und über 200 Ton-Filme.

Unter den jeweils nach Serien geordneten Abbildungen der Filmschachteln finden Sie die genaue Bestellnummer und eine Angabe über die Anzahl der Darsteller. (G = Girl, M = Mann). Die genauen Titel und Themen, z. B. Anal, Lesbisch, Leder-Sex usw. ersehen Sie aus den zugehörenden Textseiten. Zu einem schnellen Auffinden der Filme eines bestimmten Themas sind in nebenstehendem Themenverzeichnis unter dem Stichwort die Bestellnummern der einzelnen dazugehörenden Filme aufgeführt.

Wenn dieser CD-Film-Index dem Handel die Verkaufsarbeit erleichtert und dem Kunden bei der Auswahl hilft, «SEINEN» Film zu finden, dann ist sein Zweck erfüllt. Mit besten Empfehlungen, Ihr CD-Film»

Herr Czech ist ständig in Bewegung. Wenn er nicht gerade auf der Sesselkante nach einer günstigeren Sitzposition sucht und dabei fast herunterzufallen droht, dann hat er mit den Händen zu tun. Er ist ein Mann um die Fünfzig, graues, wohlfrisiertes Haar, ein gutmütiges Onkelgesicht, eine sanfte, unaufdringliche Stimme. Die Jacke seines grauen Anzuges trägt er ebenso leger offen wie die beiden obersten Hemdknöpfe. Verschlossen gibt er sich nur, wenn man ihn nach seinem Gewerbe befragt. Er ist ein Geschäftsmann, nicht anders möchte er sich verstanden wissen. In der Pornobranche, erklärt er zum wiederholten Male, sei alles seriös, und deshalb könne man auch alles erzählen. Da stimme die Buchführung, da werden die Steuern pünktlich bezahlt, da sind die Verträge wasserdicht und die Abrechnungen korrekt.

In der Tat ist alles korrekt in dem kleinen eingeschossigen Anbau im Hinterhof eines Mietshauses in der Duisburger Lützowstraße. Da gibt es einen als Hausbar eingerichteten Vorraum und das größere Zimmer, in dem wir uns unterhalten. Rechts ein Kontor mit Akten und Buchhaltungsunterlagen. Firmensitz von CD-Film, Inhaber Dietmar Czech, der seinem Gewerbe mit den umgestellten Initialen seines Namens die Gediegenheit internationaler Diplomaten verleiht. Ohne Zweifel ist alles ganz legal, denn schließlich ist die Pornografie seit der Gesetzesnovelle von 1975 in der Bundesrepublik erlaubt, solange man es nicht mit Tieren, Teenagern oder Gewalt treibt.

Die journalistische Annäherung an das Gewerbe des Herrn Czech freilich hat etwas vom Aushorchen geheimer diplomatischer Absprachen. Presseescheu ist er nicht («Ist ja nicht verboten, was wir machen!»), aber daß ich unser Gespräch auf Tonband mitschneide, dagegen verwahrt er sich doch. Wie oft sagt man in einer Unterhaltung etwas, was später mißverständlich aus dem Zusammenhang gerissen werden kann. Außerdem hat er keine gute Tonbandstimme, meint Herr Czech und erklärt: «Wir kaufen lediglich pornografische Filme und vervielfältigen sie!» Und er sagt das so, als sei das große Bett mit dem beigen Überwurf, die Filmleuchte und das Kamerastativ, auf die ich während unserer Unterhaltung blicke, eine reine Halluzination. Daß man auf den Fotos seiner Filmkartonagen auch gelegentlich die scheußlich großgemusterte Tapete hinter dem Bett oder das Interieur der Hausbar wiedererkennt, ist sicherlich ebenso eine Täuschung.

Es ist die erste Begegnung mit einem Phänomen, das sich im Laufe der Recherche wiederholt einstellt: Die Pornografen des Ruhrgebiets – drei große Firmen, die Filme und Magazine herstellen und an den Großhandel vertreiben – reden gern übers Geschäft und nur ungern über das, womit sie es machen.

Herr Czech in seiner Duisburger Hinterhofproduktion zögert beispielsweise schon, wenn man ihn als Filmproduzenten bezeichnen möchte. Ja, natürlich, manchmal gibt er einigen Leuten Geld, damit sie einen Film drehen können, in diesem Sinne ist er schon Filmproduzent. Aber ansonsten, erklärt er, kauft er fertige Filme von freien Produzenten für Summen zwischen 1000 und 2000 Mark, vervielfältigt sie im CD-eigenen Kopierwerk vierhundert- bis tausendmal, adelt sie durch die blau-gelbe Verpackung zum «CD-Film» und verkauft sie an diverse Großhändler weiter. Die wiederum beliefern die Sex-Shops, wo der Kunde schließlich für runde 25 Mark eine ‹Hausmädchenorgie› oder die Aktivitäten eines ‹Masturbienchen› erwerben kann.

Die einen handeln eben mit Äpfeln und Birnen, die anderen mit Pornografie, Herr Czech sieht da keinen Unterschied. Das ist ein Geschäft, das gemacht wird, weil Geld drinsteckt, und wenn er es nicht machte, würden es andere tun. Astronomische Gewinnspannen sind allerdings nicht mehr zu machen, seitdem die Freigabe der Pornografie den Markt von den Schmuddelpornografen gereinigt hat, die früher mit 150 Metern abgefilmten Rein-Raus ihren Schnitt machen konnten.

Woher weiß denn Herr Czech eigentlich, was den Kunden mit dem Super-8-Projektor oder dem Videorecorder im Schlafzimmer so richtig anmacht? Nach eigener – und durchaus glaubhafter – Aussage hat er sämtliche Filme aus seinem Katalog selbst gesehen und beurteilt, bevor er sie ankaufte. Dennoch kann er kaum aus dem Stegreif Kriterien für einen ‹guten Porno› nennen. Er kaufe die Filme einfach nach Gefühl, und dabei kann man auch manchmal hereinfallen. Wie jeder Geschäftsmann mal hereinfallen könne. Und dann sind die 1000 Mark, die er für eine handliche Zehn-Minuten-Orgie investiert, halt zum Fenster hinausgeworfen. Mit seinen ‹Hits› erfüllt er dagegen sämtliche Gewinnerwartungen, erklärt er und zeigt mir stolz den CD-Film Nummer 1 seines Programms (‹Negerküsse›, 60 Meter, Color, Ton und Stumm), echte Aktion, eine Negerin. So müsse das sein, meint er: Drehzeit ein halber Tag und ein Renner im Verkauf.

Wenn man Herrn Czech zuhört, wie er vom Geschäft erzählt, kann man fast glauben, daß ihm die Pornos wie reife Früchte in den Schoß fallen. Er weiß kaum, wer die Filme produziert, erinnert sich nur noch daran, das Zelluloid irgendwann mit allen Auswertungs- und Vervielfältigungsrechten käuflich erworben zu haben. Und von da an ist alles korrekt abgelaufen, sind Steuern und Rechnungen bezahlt worden, ist alles sauber. Denn Herr Czech ist ja ein ganz normaler Geschäftsmann.

Entre'acte

Suck it to me, Baby – 80 Minuten Video-Vergnügen
Der berühmte Porno-Spielfilm von Michael Geimer-Gründgens
Hauptdarstellerin: Fritzi Rossner
Eine erotische Urlaubsreise mit leidenschaftlichen Verwicklungen. Verschiedene Temperamente prallen unter der glühenden Sonne Spaniens aufeinander. Orgien bis zum Exzeß. Wohl einmalig dürften die Fickaufnahmen während des Stierkampfes in der vollbesetzten Arena Valencias sein.

Auch Art-Director Frank Clemens von der Essener SILWA-Film- und Magazinproduktion ist ein ganz normaler Mann – ein freundlich distanzierter Mittvierziger in Anzug und Krawatte, mit einem schwarzen Schnauzbart hinter einem Schreibtisch voller Magazinhefte und Farbrepros, Vierfarbandrucken und Filmkartonagen.

Ganz normal auch für den Art-Director, daß er früher, bevor er zu SILWA kam, beim ‹Gegner› gearbeitet hat, der Bundesprüfstelle für jugendgefährdende Schriften in Bonn-Bad Godesberg. Das war vor der Freigabe des Pornoparagrafen im Jahre 1975. Jene Freigabe hatte eine «Reinigung des Marktes» zur Folge, wie er erklärt. Reinigung von all denen, die das Nicht-Normale und nach den Buchstaben des Gesetzes Illegale auf den lange Zeit verbotenen Markt gebracht hatten. «Kindersex, Sodomie und Gewalt sind für uns ein rotes Tuch», versichert er.

Der Art-Director gibt sich wirklich Mühe, sein Tun und das der Firma zu legitimieren. Denn nach endlosen Telefonaten mit einer im Abwiegeln perfekten Chefsekretärin hat uns Firmenchef Peter während einer kurzen Anwesenheit zwischen zwei Geschäftsreisen Herrn Clemens als Gesprächspartner zugeteilt.

«Pornografie hilft, sexuelle Spannungen und Frustrationen abzubauen», erklärt er und verschwindet hinter einer Stellwand, um Anschauungsmaterial zu holen. «Sie ist ein Ventil, eine Möglichkeit, den Zwang des Alltags zu durchbrechen!»

Die Magazine, die er mitgebracht hat, nennen sich ‹Teenager› und ‹Schulmädchen› oder ‹Sex-O'M'› – drei der insgesamt achtzehn periodisch erscheinenden SILWA-Heftchen.

Normalität ist auch Gebot im Anzeigengeschäft. SILWAs *Happy Weekend* gehört mit einer Auflage von 50000 Exemplaren pro Nummer zu den größten Sex-Kontaktmagazinen Europas. Alle zwei Wochen werden rund 1000 Kontaktwünsche unters Volk gebracht. «Das Anzeigengeschäft ist bei uns ein Stoßgeschäft!» Nun bricht der Stolz beim Manager durch. Die Betreuung der Kunden aller Alters-, Berufs- und Bildungsgruppen wird großgeschrieben, denn ein seriöser Ruf ist in der Branche und bei den Kunden allemal gutes Geld wert. Die Bedürfnisse und Wünsche der Kontaktsuchenden werden sehr ernst genommen, ein eigener Kontaktservice hilft bei der Formulierung; Leserbriefe werden vom verantwortlichen Redakteur beantwortet.

Die veröffentlichten Wünsche und Vorstellungen sind in der überwiegenden Mehrzahl ein Spiegel der bundesdeutschen Bettpraktiken.

Für SILWA hat das Anzeigengeschäft einen angenehmen Nebeneffekt: es ist ein sicherer Indikator für das, was der Markt hergeben kann, was die Käufer wünschen. Der Art-Director ist sich nicht zu fein, auf jeden aufgespürten Trend aufzuspringen: «Im Moment ist das Bedürfnis junger Männer nach reiferen Damen sehr groß», sagt er und hält ein Heft hoch. «Wir haben da natürlich gleich das passende Magazin dazu hergestellt.»

In einem anderen Heft machen zwei auf minderjährig getrimmte ‹Schulmädchen› einen angegrauten Fünfziger an, um ihn anschließend in allen Stellungen flachzulegen. Schafft das nicht eher Frustration, anstatt sie abzubauen? Der Art-Director, Ehemann und Vater zweier Kinder, sieht das nicht so: «Der Mann kann ja, wenn er will, ins nächste Bordell oder auf den Straßenstrich gehen. Da erlebt er genau das, was er bei uns gefunden hat.» Da findet er dann ganz sicher auch das, was in den SILWA-Produktionen sorgsam gepflegt wird: die sexuell aggressive Frau.

«Die Frauen müssen losgehen wie ein Porsche!» erklärt der Art-Director kategorisch, und nach einer Weile hat er dann auch den theoretischen Überbau für seine horizontalen Bilder gefunden: Pornografie, sagt er, setze genau in dem Punkt an, wo die sexuelle Fantasie des Mannes beginnt.

Natürlich wäre er selbst, persönlich als Ehemann und Familienvater angesprochen, entsetzt, wenn seine Sprößlinge mit einem frischen Pornoheft vom Kiosk an der Ecke nach Hause kämen, vielleicht sogar mit einem Heft, dessen Layout und schlüpfrige Texte er vor ein paar Wochen selbst am Schreibtisch im Büro zusammengebastelt hat – doch für alle, die ihre unerfüllten sexuellen Wünsche nicht offen aussprechen wollen und nicht verwirklichen können, weil Familie, Firma und Nachbarn ein dichtes Netz sozialer Kontrolle um ihre Individualität gelegt haben, für alle diese Menschen glaubt der Art-Director die Lösung gefunden zu haben. Das Ventil, durch das Wünsche und Fantasie, Sehnsüchte und Träume abgelassen werden können. Auch wenn so manche Frustration nur noch verstärkt wird.

Mit der Produktion freilich hat auch der Art-Director nichts zu tun. Das besorgen die freien Mitarbeiter in der ganzen Bundesrepublik: Road-Manager, die Schauplätze mieten, Termine arrangieren und eine Crew zusammenstellen, Fotografen, Regisseure und Beleuchter, die sich mit den Pornografien ein bißchen Geld nebenher verdienen und schließlich und endlich auch die Modelle, die für 500 bis 800 Mark

Tagesgage all jene Dinge zustandebringen, die Männlein und Weiblein miteinander tun können.

Es sind in der Regel Semi-Profis, mit denen man arbeitet: Stripperinnen oder Wäsche-Mannequins, aber manchmal auch Damen und Herren, die sich schriftlich beworben haben und deren Probeaufnahmen gefielen. Schauspielerisch müssen sie schon begabt sein, erklärt der Art-Director, und Körperbeherrschung ist ebenfalls vonnöten.

Und weil im Pornogeschäft alles seine Ordnung hat, sind auch die Verträge, in denen die Modelle das Recht am eigenen Bild abtreten und die Kontrakte mit den freiproduzierenden Fotografen absolut wasserdicht.

Der Art-Director ist aufgetaut, sobald er entdeckt hat, daß wir ihm nichts Böses wollen, er hat seinen Schreibtisch mit Dutzenden von Magazinen bedeckt, und er drängt uns, doch alles mitzunehmen. «Vielleicht als Illustrationsmaterial!» sagt er, denn wie alle Bildermacher des Gewerbes wird er von einer unendlichen Fotoscheu befallen, wenn es darum geht, ihn ins Bild zu setzen.

Entr'acte

«In meinen Ferien habe ich eine Stelle als Au-pair-Mädchen in Paris angenommen. Ich wollte einfach wissen, ob die Pariser ohne Pariser ficken. Der Sohn meiner Gasteltern tut's – gleich am ersten Tag ...

Under min semester har jag tagit jobb som Au-pairflicka i Paris. Jag ville få reda på om parisare knullar andra än parisiskor. Sonen till minna sommarföräldrar göt det i alla fall – och redan fönsta dagen ...

In de vakantie heb ik een baantje als au-pair in Paris aangenomen. Ik wilde gewoon eend weten of de Parijzenaars zonder Parijzenaars neuken. De Zoon van de mensen waar ik logeerde doet't – meteen de eerste dag al ...

In min ferie har jeg faet plads som au-pair pige i Paris. Jeg kunne memlig godt tænke mig at finde ud af, om pariserne er sa gode til at kneppe, som man siger. De er i hvert fald hurtige! Sønnen i huset gav mig den første lektion pa min allerførste dag ...

This year I've spent my holidays as an au pair girl in Paris. I had to find out if the french use frenchies. The oldest son of the family I lived with did not. I found it out on the very first day ...»

War es schon schwer genug, den Art-Director als Gesprächspartner zu gewinnen, so entwickelt sich das Interview mit dem Chef der Bochumer STARLIGHT-FILM GmbH schon während der Vorgespräche zu einem Ausbund journalistischer Kompromisse.

«Keine Namensnennung!» sagt der STARLIGHT-Chef am Telefon. «Keine Adressenangabe!» Und, natürlich: «Keine Fotos!»

Der Chef, das ist ein schlanker, leiser, schwarzhaariger Anfangdreißiger in einem roten Rollkragenpullover mit einer modischen Pilotenbrille und einer sanften Stimme. Sein 20 qm-Büro wirkt bis auf das altmodische Stehpult neben der Tür so persönlich wie ein Stand auf der Büromöbelmesse.

Draußen im Vorzimmer arbeiten drei Sekretärinnen an Fernschreiber und Bildschirmterminals, denn das Reich des Sternenlichts will verwaltet sein. Nebenan, im Filmlager, harren Tausende von Super-8-Streifen auf Verkauf, eine Etage tiefer kopiert ein einsamer Angestellter Fellatio und Triolensex vom Ein-Zoll-Mastertape über rund hundert Videorecorder in alle gängigen Systeme. Zwei Hausfrauen prüfen an Monitoren die Bildschärfe der Videokopien, und ein bärtiger Student sorgt für buntglänzende Verpackung.

STARLIGHT ist der Branchenriese, der Chef noch mehr Geschäftsmann als alle anderen. Sein Gewerbe hat er von der Pike auf gelernt: vor zehn Jahren fing er bei einer großen Pornofilmproduktion an, seit vier Jahren steht er auf den Beinen der eigenen Firma. Seinen ehemaligen Lehrherrn hat er mittlerweile aufgekauft, im Filmlager stapeln sich die noch unausgepackten Kisten mit den Pornografien jener Firma, die auf Weiterverwertung harren.

So nüchtern und bescheiden, wie er sein Büro eingerichtet hat, sieht der Chef auch das Geschäft.

«Im Pornofilm geht es darum, immer wieder neues Fleisch zu zeigen!» sagt der Chef, wenn man ihn nach deutschen Porno-Stars fragt. Fleisch, das sind neue Mädchen, gutaussehende, junge Frauen, die kommen und dann wieder gehen.

In München produziert eine Tochterfirma mit freien Mitarbeitern 90-Minuten-Hard-Cores, die zunächst über Ulli Rotermunds Uhse-Verleih in den einschlägigen Vorstadtkinos ausgewertet werden, bevor man sie in handliche 25-Minuten-Orgien zerschneidet, auf Super-8, das

Format des kleinen Mannes, umkopiert und über den Großhandel der Kundschaft zugänglich macht.

Anonym bleiben als Mensch möchte der Chef, weil es da eine Familie gibt, und eine Menge Leute, die nicht unbedingt zu wissen brauchen, womit er sein Geld verdient. Denn trotz aller Liberalisierung haftet dem Geschäft noch etwas Anrüchiges an. Nicht so sehr wegen der Geschäftsmoral – die ist ja hundertprozentig in Ordnung, wie wir von Herrn Czech erfahren haben –, sondern eher wegen der Handelsware.

Mit der Presse sei es so eine Sache, erklärt der Chef. Nicht, daß er etwas gegen dieses Interview habe, nur sei es so, daß alle Pornografen, die sich irgendwann mal in der Presse groß herausstellen ließen, kurz danach in Konkurs gegangen wären. Und in den Verdacht möchte er natürlich nicht geraten. Aber sich und sein Geschäft darzustellen, das reizt ihn natürlich schon, und so kommt er ins Reden. Über Kalkulationen, über Umsatzzahlen, über Auswertungen und Vervielfältigungen. Über den Markt und die Leute und Gott und die Welt.

«Porno», sagt der Chef, «hat immer noch eine Zukunft. Denn es wachsen ständig neue Käuferschichten nach, und die Preise sind im Vergleich zur Qualität sehr akzeptabel geworden.»

Der Gegenstand seiner Geschäfte scheint ihm genauso fern zu liegen wie die Münchner Produktionsstätte, viel näher sind ihm die Computerausdrucke auf seinem ergonomisch optimal gestylten Schreibtisch. Und er, der er sein Geschäft mit der Seriosität eines Verlagskaufmannes betreibt, zögert auch nicht wie die anderen, mit denen wir gesprochen haben, bevor er «bumsen» oder «Vögelei» sagt. Das geht ihm genauso glatt über die Lippen wie ‹Investitionen› oder ‹Zweitauswertung›.

Der Schund und Dreck der Anfangsjahre, als in Wohnzimmerstudios hastig ein Beischlaf heruntergekurbelt wurde, diese Jahre sind vorbei. Auf Qualität in Licht und Ton, bei Farbe und Bildschärfe, auf das Papier des Magazins achten die Kunden inzwischen. Auf die möglichst deutliche und unverhohlene Darstellung von Sex mit möglichst vielen gutaussehenden Modellen kommt es ihm an, mehr verlangt der Kunde im Moment nicht. «Und dafür, daß Porno gesellschaftsfähig wird, sorgen ganz andere – die großen deutschen Spielfilmautoren zum Beispiel!» Zufrieden lehnt sich der Art-Director in dem Bewußtsein zurück, eigentlich doch nichts anderes zu machen als Rainer Werner Faßbinder oder Robert van Ackeren.

Aber immer ist er hinter seiner freundlichen Verbindlichkeit wachsam. Zum ersten scheint er das viele Sprechen nicht gewohnt zu sein, weil er sich unablässig räuspern muß, zum anderen geben ihm diese kleinen Pausen immer wieder Gelegenheit, noch einmal alles, was er gesagt hat und sagen möchte, zu überprüfen, ob es nicht vielleicht doch dazu geeignet ist, zum Klischeebild des «Porno-Kings» verarbeitet zu werden. Und er versteht es immer wieder, das Interesse an ihm, dem Hersteller, abzuwenden zu einem Interesse an den Benutzern, den Kunden. Zum Beispiel wenn er von den Bewerbungen der Männer berichtet, die gern in einem Hard-Core mitspielen möchten. Oder von der Reaktion eines Handwerkers, der unverhofft ins Filmlager geraten ist. Dann fühlt er sich bestätigt in seinem Tun. Oder er erzählt davon, wie die Leute reagieren, wenn auf irgendeiner Party ein Porno gezeigt wird. Diese kleinen Geschichten legitimieren ihn: es gibt ein Bedürfnis, und er befriedigt es.

Die Vermarktung von sexuellen Fantasien, handgreiflich von Modellen dargestellt, auf Zelluloid oder Hochglanzpapier gebannt, hat für ihn nichts Unmoralisches, denn er hält sich ja an die Gesetze. Und was der Kunde im Sex-Shop etwas nervös an der Kasse bezahlt, ist für ihn und die anderen Pornografen nur ein Handel mit Urheber- und Vervielfältigungsrechten, eine ganz gewöhnliche Kalkulation, bestehend aus Investion und Gewinnerwartung. Und die bestätigt sich.

Super-8-Film, Videokassette, Magazin oder Diaserie – das System und die Technik, mit denen die bunten Bilder konserviert und gehandelt werden, kümmert den Chef wenig. Er hat sein Kapital fest in der Hand. Denn er besitzt die Rechte. Alle.

2. Hard-Core – Das Geschäft mit der Lust

Die Deutschen nennen es Porno, die Amerikaner *Hard-Core* – jene Lichtspiele, die nichts verheimlichen, was zwischen zwei Menschen passieren kann, und die dem Zuschauer durch die voyeuristisch geführte Kamera das Gefühl geben, hautnah dabeizusein.

Hard-Cores wie beispielsweise die Produktionen des tschechischen Exil-Filmers Alain Vydra, die in den Kinos des Beate-Uhse-Sohnes Uli Rothermund gezeigt werden, haben eine spezielle Episoden-Dramaturgie entwickelt, durch die vier bis fünf 20-Minuten-Handlungsblöcke miteinander verbunden werden, bis die Spielfilmlänge von 90 Minuten erreicht ist. *Hard-Core* beginnt da, wo *soft-Core* verschämt wegblendet:

unter der Gürtellinie. Handlung ist hier nur in Andeutungen gefragt. Dazu genügen knappe drei Minuten, anschließend geht es zur Sache.

Ein abendfüllender 35-mm-Porno wird nach dem gleichen Muster produziert wie ein normaler Spielfilm: ein Produzent stellt das Geld zur Verfügung, er engagiert Produktionsleiter, Regisseur und technisches Personal. Unter den einschlägig bekannten Schauspielern (‹Modelle›) wird das Handlungspersonal zusammengestellt: junge, möglichst gutaussehende und gut proportionierte Frauen und Männer. Attraktivität und Natürlichkeit zählen bei der Modellauswahl, und die Bereitschaft, alle möglichen (das heißt vom Gesetzgeber erlaubten) sexuellen Varianten und Variationen darzustellen.

Ist die Crew beisammen und sind die verschiedenen Schauplätze – Häuser, Hotelzimmer, Appartements etc. – angemietet, beginnt die Drehzeit. Wie bei jedem Film wird beim Betrachten des Endproduktes kaum deutlich, daß harte Arbeit dahintersteckt. Porno-Arbeit ist Profi-Arbeit vor und hinter der Kamera: Regisseur, Kameramann und technisches Personal stehen mitunter hauptberuflich bei großen Filmgesellschaften oder dem Fernsehen in Lohn und Brot; die Modelle haben ihre Erfahrungen bei Aktaufnahmen, Porno-Bilder-Serien für Magazine und bei anderen Filmen gesammelt.

So wird Einstellung um Einstellung durchgegangen und gedreht; bei einer soliden – das heißt handwerklich ordentlichen – Produktion können zwei bis vier Drehtage für eine 23-Minuten-Sequenz in Anspruch genommen werden. Kosten pro Drehtag: ungefähr 18 000 bis 20 000 Mark, je nachdem wieviel Geld der Produzent investiert.

Das solcherart produzierte Zelluloid wird geschnitten und synchronisiert (‹bestöhnt›) und über einen Pornofilm-Verleiher in die Kinos gebracht. Mißt man den Erfolg eines Films an den Umsatzzahlen, dann zählen Pornoproduktionen zu den erfolgreichsten deutschen Leinwandwerken. Der Film über das Lieblingskind der Branche – Josefine Mutzenbacher – machte mehr als fünf Millionen Mark Umsatz. Und das in einem Sommer– der erfahrungsgemäß schlechtesten Zeit für eine Pornoproduktion.

Nach der erfolgreichen Kinoauswertung kann der Produzent, der durch die Finanzierung des Projekts und die entsprechenden Verträge sämtliche Urheber-, Vervielfältigungs- und Verbreitungsrechte besitzt, die weitere Verwertung des Lust-Spieles in Angriff nehmen. Da ein *Hard-Core* schon durch seine Episoden-Dramaturgie in einzelne Stücke zerfällt, ist es nicht schwer, einen Langfilm in drei oder vier

Kurzfilme zu zerschneiden. Jeder Kurzfilm bekommt einen jener charakteristischen Titel («Der Geschlechtsvollzieher», «Vier Mädchen unter dem Hammer»), wird auf Super-8 und Video umkopiert und in einer Auflage von 1000 bis 2000 Stück in den Handel gebracht. Außerdem wird die Videokopie des Langfilms in die einschlägigen Videotheken gebracht.

In aller Regel hat auch während der Dreharbeiten bereits ein Fotograf während der Aufnahmen Standbilder gemacht, aus denen sich eine Porno-Magazin-Fotogeschichte zusammenstellen läßt. Die Einzelbilder können später noch einmal für kompilierte Billig-Magazine verwendet werden.

Neben solchen Großproduktionen nehmen sich die Filme der wenigen Schnellschuß-Pornografen wie Amateurarbeiten aus, weil sie mit weit weniger technischem und personellem Aufwand hergestellt wurden. Ein dürftiges Handlungsgerüst (Vertreter klingelt bei einer grünen Witwe) ist schnell konstruiert, eine Wohnung läßt sich ebenso schnell finden – wenn man nicht ohnehin das Bett in den eigenen Geschäftsräumen stehen hat –, für das Licht und die Kamera sind schnell Operateure engagiert, Modelle können über entsprechende Bekanntschaften oder Agenturen angeheuert werden.

Die sich schnell ausbreitende Video-Technologie hat den Schnellschuß-Pornografen mittlerweile die Konkurrenz des *Home-Pornos* gegenübergestellt: es sind dies die mit der privaten Videoausrüstung im heimischen Schlafzimmer produzierten Orgien, die durch ihre Unprofessionalität den Eindruck des ‹Authentischen› unterstützen. Vertriebsringe haben sich mittlerweile auf die Verbreitung derartiger Kassetten spezialisiert.

Generell hat die Videotechnik zu einer Umstrukturierung des audiovisuellen Pornomarkts beigetragen. Der herkömmliche Super-8-Film wurde von Videokassetten ins Abseits gedrängt und wird heute nur noch zu Sonderpreisen in den Sex-Shops verramscht. Die leichter zu handhabende und unauffälliger in den Wohnbereich zu integrierende Videoanlage ist das neue Medium, dessen sich der Porno-Kunde bedient. Darüber hinaus hat auch Video dazu beigetragen, neue Käufer- und Kundenschichten zu gewinnen, nämlich alle Personen, die mit dem Recorder ihr eigenes Film-Programm zusammenstellen und darin auch hin und wieder einen *Soft*- oder *Hard-Core*-Streifen aufnehmen.

Matthias T. J. Grimme
Sie zeigen ihr «Bestes»

Ursprünglich war an dieser Stelle ein Doppelinterview mit einem männlichen und einem weiblichen Porno-Modell geplant. Doch erwies es sich als zu schwierig und zu kostspielig, einen Interviewpartner zu gewinnen:

Zuerst wandte ich mich an diverse Porno-Firmen, aber die konnten oder wollten mir nicht weiterhelfen. Fast überall hieß es «wir produzieren nicht selber, wir kaufen nur ein» oder «wir produzieren nur noch in den USA, da sind die Möglichkeiten besser». Sogar die Beate Uhse AG dreht seit neuestem keine eigenen Filme mehr, Pornofilme werden in den USA eingekauft.

Schließlich hatte ich doch Glück, von einem Porno-Produzenten erhielt ich den Namen eines männlichen Modells, «der macht das sicher, außerdem kennt der auch ein paar Mädels, die bringt er bestimmt mit».

Es dauerte mehrere Wochen, bis ich endlich den Betreffenden am Telefon erreicht hatte, «in den letzten zehn Jahren habe ich in fast allen wichtigen Pornoproduktionen mitgewirkt, habe in den USA, in Thailand und an der Südsee gefilmt». Auf meinen Interviewwunsch hin bat er sich Bedenkzeit aus. «Wenn ich aus Hongkong zurück bin, können Sie mich ja noch mal anrufen.» Er erklärte, daß er ein vielbeschäftigter Mann sei, unter anderem betreue er ein eigenes Fitness-Studio.

Bei meinem zweiten Telefonat mit ihm war seine erste Frage, «was bezahlen Sie mir dafür». Ich erklärte ihm, daß es sich ja nur um ein maximal halbstündiges Interview handeln würde und nannte einen für Kurzinterviews üblichen Preis. Außerdem sicherte ich ihm Anonymität und Freiexemplare des fertigen Buches zu.

«Also ich habe an mindestens 300 DM gedacht!»

Ich versuchte ihn bei seiner Eitelkeit zu packen, aber er ließ sich nicht herunterhandeln. Damit war der Termin geplatzt, so viel war mir das Interview nicht wert.

Er versprach mir zwar, sich in seinem Bekanntenkreis herumzuhören, aber natürlich meldete sich niemand.

Auch bei meinen weiteren Versuchen hatte ich nicht mehr Erfolg. Nicht einmal zwei von mir angesprochene Männer, die als Porno-Synchronisatoren gearbeitet hatten, waren bereit zu einem Interview. Mehrere (ehemalige) Peep-Show-Modelle lehnten gleichfalls ein Gespräch mit mir ab, unklar war, ob aus Desinteresse oder aus Angst vor dem Verlust ihrer Anonymität. Frauen direkt in der Peep-Show anzusprechen, getraute ich mich nicht.

Deswegen erfolgt jetzt der Versuch, aus bisher veröffentlichten Interviews, Gesprächen und Berichten ein ungefähres Bild von den Männern und Frauen, die in der Pornobranche ihre Körper vermarkten, zu vermitteln.

Die meisten Materialien beziehen sich auf die weiblichen Modelle. Zum Verständnis der folgenden Zitate möchte ich einige Bemerkungen machen. Es ist unsicher, wie ehrlich oder wie selbstbetrügerisch diese Texte sind. Vermutlich muß jemand, der seinen Körper, seine Nacktheit, seine Sexualität (oder das was die Pornoindustrie dafür hält) vermarktet, eine ganze Menge verdrängen. Diese Texte, als Veröffentlichungen in den Medien, erfüllen bestimmte Zwecke, es geht sicher nie nur darum, zu informieren, sondern auch um ein Bestärken von vorhandenen Mythen. In den Köpfen vieler Männer (und auch mancher Frauen) schwirren Rechtfertigungen herum, die es ihnen ermöglichen, «bessere» Konsumenten von Pornografien, zu sein. «Es macht den Modellen Spaß», «die sind eben so, zeigen sich gerne», «die sind genauso versaut wie die Männer», «das sind alles Exhibitionistinnen» sind die vertrautesten «Argumente», sprich Vorurteile. Dennoch ist es sicherlich vorschnell geurteilt, die Zitate als reine Propaganda abzutun, auch wenn weiterhin Mißtrauen angesagt ist. Als Beispiel: Eine bekannte amerikanische Porno-Darstellerin schreibt ein Buch über ihre Arbeit, die sie als für sich befriedigend beschreibt. Einige Jahre später schreibt sie ein zweites Buch, erklärt darin die Aussagen aus dem ersten Buch für unwahr, sieht jetzt auch die Arbeit als Modell kritischer. Wieder einige Jahre danach schreibt sie ihr drittes Buch (wie die zwei vorigen wieder mit Hilfe eines Mannes, dessen Name im Vorspann erwähnt wird), jetzt waren sowohl Buch 1 als auch Buch 2 falsch, erlogen. Nur das dritte Buch, in dem sie das Pornogeschäft geißelt und dessen schmutzigste Seiten vorführt, ist authentisch. Frage: Was stimmt nun wirklich, oder sieht alles noch anders aus?

Was bringt nach ihrem Befinden die Frauen eigentlich dazu, sich in einer Quasi-Öffentlichkeit nackt zu zeigen, sich von Männern zwischen die Beine starren zu lassen?

«Die Einstiegsmotivation war schon irgendwie, so einen Exhibitionis-
mustrieb auszuleben, mich zeigen ... (...) Da sind halt viele Frauen,
die erst mal nur die Kohle sehen und sich sagen, wenn schon, denn
schon. Da sind dann solche Sachen aufgetreten, wo die Frauen am ganzen Körper Hautausschlag bekamen. Das ist psychisch bedingt, die
kriegen Berührungsängste, so daß du sie nicht mal mehr anfassen
darfst.» [1]

«Als Fotomodell bin ich zu alt, tippen kann ich nicht, da bleibt (...)
eben nicht viel mehr als in der Peep-Show sitzen (...) Geldmangel
allein ist kein Grund, um Peepen zu gehen. Es ist hier wie bei jeder
Arbeit: Die Wahl ist nie zufällig, irgend etwas muß einen reizen, wie
versteckt und pervertiert auch immer. Und die Pornowelt, die hat nun
mal so etwas Gewisses, vielleicht gerade für solche wie mich, mit dem
harmonischen Elternhaus, gut behütet.» [2]

«– Sie waren Stripteasetänzerin. Könnten Sie mir sagen, welche Rolle der
Exhibitionismus bei Ihnen und Ihren früheren Kolleginnen spielte?
– Da war einerseits der Verstoß gegen Verbote. Aber noch viel mehr
als das. Solche Verstöße sind nämlich sehr schnell getan. Danach landet man bei etwas anderem. Und eine Stripperin übertritt zwar Grenzen, entdeckt danach aber sofort andere Regionen. Sicher, sie ist entfremdet, aber mit Rissen, und das fasziniert mich, diese manchmal
durchblitzende Freiheit. (...) Bei den Stripperinnen, die ich kannte,
war es dagegen teils Begierde, teils Geldprobleme oder Liebeskum-
mer.» [3]

«Ich habe noch nie so gut gelebt wie jetzt, aber ich tue viel dafür. Viele
empfinden meinen Job als Erniedrigung. Aber ich genieße nun mal den
Luxus.» [4]

Auch wenn die Zitate, bis auf das letzte, nicht von Frauen stammen,
die in Pornofilmen mitwirken, so arbeiten sie doch alle in dem Milieu,
aus dem sich viele der Pornodarstellerinnen rekrutieren: Peep-Show,
Striptease, Foto-Modell.

Schon im ersten Zitat wird deutlich, daß es auch Probleme für die dort
arbeitenden Frauen gibt, die vorwiegend an ihren männlichen Kunden
festgemacht werden.

Manchmal klingt es so, als wollten die Frauen sagen, daß die Arbeit an
sich Spaß macht, wenn nur nicht die Männer da wären, die diese Arbeit
nicht richtig zu würdigen wissen.

«Unerwarteterweise finde ich es nicht demütigend, meinen Sex-Appeal zu verkaufen an Leute, die diese meine Ware genüßlich konsu-

mieren, das ist so ähnlich wie ein gutes Essen kochen und allen schmeckt's.

Freude am Sinnlichen. Aber dazu sind leider nur wenige Kunden fähig. Offensichtlich ist für die meisten – wie nicht anders zu erwarten – Sexualität immer noch verboten und im Grunde ekelhaft, und das macht den Job so trostlos: wie sie sich selber und darum uns ‹Girls› verachten und also den ganzen Vorgang abtrennen müssen von ihren Gefühlen (...) Nicht die Tatsache, mit Sexualität zu arbeiten, ist belastend, sondern diese Abwertungen, die in unserer Kultur daran gekoppelt sind. Ich könnte mir so einen Beruf unter günstigen Umständen sehr stimulierend vorstellen, eine hohe Kunst: Lust bereiten für Leute, die sich reinen Gewissens ihrer Sinne freuen ...»[5]

Sogar von einer Frau, die als Porno-Verlegerin (und als Pornomodell) ein geschäftliches Interesse an einer positiven Darstellung ihrer Arbeit hat, die für sich behauptet, bei der Sexakrobatik vor der Kamera zum Orgasmus zu kommen, finden sich ähnlich kritische Bemerkungen über die Männer und die Arbeit als Modell. «Keine Frau will gern als Porno-Modell arbeiten (...) Ich habe absolut nichts dabei gefühlt. Ich habe immer nur gehofft, daß es bald vorbei ist (...) Eine Nutte und ich – das ist eigentlich kein Unterschied (...) Die Käufer wollen keine Supertypen sehen, sondern solche, die beschissen aussehen, damit sie sich mit ihnen identifizieren können (...) Keine Frau mag das Abspritzen ins Gesicht. Das ist echt ekelhaft (...) Darauf stehen die Männer von Natur aus – erst die Frau ficken und sie dann so richtig einsauen, sie in den Dreck stoßen (...) Je mehr Leute an dir rummachen, desto schwieriger ist es, aber das ist nun mal der Traum der Männer, die sind doch riesig versaut.»[6]

A. M. Rabenalt führt in seiner Geschichte des Porno-Films[7] noch ein weiteres Moment an, welches seiner Meinung nach wesentlich ist: die häufig bei Frauen aus dem Pornomodell-Geschäft anzutreffende Frigidität. Er glaubt, oft sei das eine wesentliche Voraussetzung für diese Arbeit, doch ich vermute, daß es sich hier eher um eine Folge der sexuellen Vermarktung des eigenen Körpers handelt.

Im folgenden bezieht sich A. M. Rabenalt auf nicht näher angegebene Interviews, doch scheint mir bei der Beurteilung derartiger Darstellungen besondere Vorsicht angebracht. «Zahlreiche ehrliche, ungeschminkte Interviews mit Porno-Darstellerinnen beweisen, daß bei ihrer durchaus ohne Schuldgefühl oder resignierte Selbstaufgabe vorgenommenen Berufsausübung immer noch jene Form gelassenen Selbstverständnisses mitspielt, das bezeichnend ist für das (...) Erfolgsstreben in der heutigen klassenlosen, pluralistischen Konsum- und Leistungsgesellschaft, das auch in anderen Berufsgruppen den Weg über diverse Sofas, Betten (...) für die Karriere als naturgegeben nimmt. (...)

Gerade diese Tätigkeit vor der Kamera unter den Scheinwerfern und der Umstand der ‹Verfilmung› des Geschehens verfremden – so unglaublich das auch klingen mag – im Bewußtsein der Betroffenen den prostitutionellen Vorgang zu einer ‹Darbietung›, einer schauspielerischen Unternehmung und (‹Kunst›-) Leistung, die diese sozusagen von der privaten Existenz ablösen. (...)

Daß der Weg zum ernsthaften Schauspielerberuf – (...) – über den Sexfilm führen kann, haben einige ‹Nackedeis› des Genres erfahren (allerdings auch den konträren Weg in den Abgrund und in den Suicid). » [8]

Die relative Freiwilligkeit der Modelle hat sicher etwas damit zu tun, daß Pornografie bei uns legalisiert ist. Dennoch vermute ich, daß manche Frau aus dem Gewerbe ähnlich wie in der normalen Prostitution, mehr oder weniger gezwungen diese Arbeit verrichtet, weil sie Geld für Drogen oder für ihren «Beschützer» verdienen muß. Doch das ist eine Grauzone, in die einzudringen mir die verläßlichen Informationen fehlen. In Anbetracht der Tatsache, daß auf dem Porno-Markt im allgemeinen die Arbeit als Porno-Modell nur eine vorrübergehende Möglichkeit des Gelderwerbs ist (Die Kunden wollen immer neues «Fleisch» sehen), wäre es sicherlich interessant zu erfahren, aus welchen anderen Berufen die Frauen wirklich kommen. Die meisten Porno-Produzenten versichern sehr schnell (zu schnell!), daß ihre Modelle keine Prostituierten seien.

In den USA sieht das sowieso ganz anders aus, da gibt es sogar so etwas wie einen Porno-Oscar, und eine erfolgreiche Porno-Darstellerin kann Starruhm erreichen und damit gesellschaftsfähig werden.

Auch bei den folgenden Zitaten ist Mißtrauen angebracht. Sie stammen aus einer Public-Relations Broschüre der Beate Uhse AG.

«In den Hard-Core-Filmen der neuen Generation, die jetzt in Deutschland gezeigt wurden, überraschten die Darstellerinnen hingegen durch ihre ungekünstelte Freude am Sex. Man merkte deutlich, daß sie Spaß an der Sache hatten. Mädchen wie Desiree Costeau, Annette Heaven, Jessie St. James, Coleen Applegate hatten als Schauspielerinnen im Hard-Core-Metier Amerikas schon eine gewisse Berühmtheit erlangt.

Sie präsentierten sich freimütig und hatten jederzeit die Courage, die im Sexfilm-Gewerbe so streng gewahrte Anonymität aufzugeben. Diese Girls traten in der Öffentlichkeit als Porno-Stars auf und waren stolz auf ihre Reize. Sie gaben Interviews und Einblicke in ihr Privatleben. Jetzt kamen diese Darstellerinnen auch zu Filmpremieren und Galavorstellungen nach Deutschland, damit das Publikum sich persönlich von ihrem Charme und ihrer Attraktivität überzeugen konnte.»[9]

Auch die folgenden Zitate von Frauen aus dem Pornofilm-Metier stammen aus dieser Broschüre.

«Ich zeige gern alles, was mir Spaß macht – und das ist eine Menge.»

«Fürs Geld allein spiele ich niemals in Hard-Core-Filmen. Ich bin einfach ständig sexuell erregt. Beim Porno-Film bekomme ich, was ich suche. Außerdem macht es mir Spaß, wenn viele dabei zusehen. Der Gedanke, daß mich später Millionen beim Sex beobachten können, macht mich kribbelig.»

«Ich spiele gern Rollen, ich gehe völlig darin auf. Ich zeige mein Image als Frau. Ob man das nackt oder bekleidet tut – wo ist der Unterschied?»

«Die besten Orgasmen habe ich immer mitten im Dreh. Normalerweise bin ich schüchtern. Wenn mich ein Mann auf der Straße anspricht, werde ich rot. Aber beim Film brauche ich mich nur so zu geben, wie ich es mir immer heimlich vorstelle. Der Film nimmt mir die Hemmungen.»

«Millionen Männer kennen meine Haut», sagt sie stolz. «Meine Eltern haben mich ständig vor Männern gewarnt – und Sex, das war in meinem Elternhaus ein verbotenes Thema (...) Sex ist für mich das Höchste.»[10]

Aus Spaß am Sex, aus immerwährender Geilheit, als eine Form des Selbstausdrucks (des weiblichen versteht sich), als Möglichkeit zum besten Orgasmus zu_kommen – ein Sammelsurium der üblichen Klischees, die Männer so gerne hören, um sich vormachen zu können, die Bilder zeigten die echte, reine Lust.

Aber bisher war nur von den Darstellerinnen die Rede. Interviews mit männlichen Modellen gibt es scheinbar nicht. Dafür haben die männergeprägten Medien offenbar kein Interesse. Sind diese Männer nur mehr auf ihre Anonymität bedacht? Meist spielen sie sowieso nur Nebenrollen (die Hauptrolle spielt ihr Penis), dienen als Identifikationsobjekte für die männliche Kundschaft. «Die sexuelle Automatik (wird) zum spürbaren Erlebnis (...) Wenn in die professionelle Routine eines abgebrühten Prostitutionalismus oder in die bereitwillige Versiertheit einer Passionierten sich ein Hauch von Persönlichkeit, ein Quentchen menschlichen Da-Seins einmischt. (...) Bei Frauen ist das gelegentlich der Fall, bei Männern fast nie. Sie bleiben vorzugsweise Sexmaschinen, meist ohne jeden menschlichen, aber auch ohne triebhaft animalischen Ausdruck (...) Vielleicht haben die Männer mit ihrer zweckbedingten Konzentration auf ihre körperlichen Bedingungen zu viel zu tun und können es sich nicht leisten, zusätzliche Darstellungsaufgaben zu vollziehen. Deswegen zeigen sie sich entweder verkrampft bemüht oder entsetzlich gleichgültig, unbeteiligt. Ihr Kopf (und sein Ausdruck) ist der Körperteil, der am wenigsten ‹präsent› ist, allerdings auch am wenigsten gebraucht wird (...) Was hier von Männern an Lust produziert wird, geschieht zur Gänze ausdrucks- und lustlos und einzig auftragsbesessen.» [11]

Ob dieser Erklärungsversuch stichhaltig ist, bleibt offen. Vielleicht herrscht auch nur eine Scheu davor, sich mit diesen (scheinbaren) Potenz-Protzen auseinanderzusetzen. Können diese Männer doch nicht einen «Orgasmus» simulieren, wie es die weiblichen Modelle machen können, dafür sorgt das erwähnte «Abspritzen», der Potenzbeweis. Scheinbar interessiert wirklich nur der möglichst große, möglichst dauer-erigierte Penis, das fällt sogar bei den Texten über die männlichen «Gegenstücke» zu den weiblichen Pornodarstellerinnen auf.

«Ein echtes ‹Mannsbild› – und so potent wie ein Wasserbüffel (...)»

«Sein ‹bestes› Stück dürfte mittlerweile auf der ganzen Welt bekannt sein. (...) Dabei ist er zweifellos noch einer der ‹standhaftesten› Männer in dieser Branche. Bei Jamie heißt es immer: Volle Pulle! Jamie, der sein Alter eitel verschweigt, wird in Filmkreisen auch der ‹Sex-Rüttler› genannt.» [12]

Eine der wenigen Ausnahmen in dieser Branche scheint ein US-amerikanischer Porno-Darsteller zu sein, der in schwulen Pornos einen ziemlich hohen Bekanntheitsgrad erreicht hat. Er wirbt auf Veranstaltungen für Safer Sex und ist auch bereit, die neuen Sex-Praktiken auf der Bühne vorzumachen.

Und was sagen die Porno-Produzenten über ihre Modelle? Auszüge aus einem Interview mit Russ Meyer, einem Filmer, in dessen Filmen bevorzugt Frauen mit großen Brüsten auftreten:

«Playboy: Wo finden Sie denn nur die Darstellerinnen für ihre Filme?

Russ Meyer: Meine Darstellerinnen nennen mir andere Frauen, die in

Frage kommen. Die Arbeit mit mir bringt ihnen Geld und Ruhm. Manchmal finde ich die richtigen Mädchen auch in Varietés, Clubs und Striplokalen.

Playboy: Eine intime Frage – haben Sie mit vielen Ihrer Stars geschlafen?

R. M.: Es bestand keine Veranlassung. Die Frauen, die ich hatte, waren immer etwas Besonderes. Wenn man die Beste hat, warum soll man dann den Rest auch noch ficken?

Playboy: Welche Anweisungen geben Sie den Mädchen, bevor Sie eine Liebesszene drehen?

R. M.: Das kommt ganz auf das Mädchen an. Mit Kitten Natividad beispielsweise flachse ich rum: Nimm ihn zwischen die Kiefer. Oder: Fick den Saft aus ihm raus! (...)»[13]

Auch hier fällt auf, mit welchen Worten über die Frauen aus diesem Geschäft geredet wird: Die Erwachsenheit wird ihnen abgesprochen, es sind immer «Mädchen», und Pornoszenen werden als «Liebesszenen» bezeichnet. Begriffsverwirrung? Zur Ideologie, mit der die Produzenten ihre Arbeit untermauern:

«Denn nichts kann die Normalität der Pornografie besser herausstellen, als die Tatsache, daß es eben ganz normale Menschen sind, die sich da auf der Leinwand vor laufender Kamera ganz normal vergnügen (...)

Dagegen bin ich überzeugt, daß es den meisten der Darsteller und Darstellerinnen – der Zwang neues *Fleisch* zu finden, zu zeigen, läßt kein Modell im Pornogeschäft zu einem Vollzeitjob kommen – nicht nur ums Geld, sondern durchaus um die Lust geht (...)

Harte Arbeit, Körperbeherrschung und Kontrolle der eigenen Reaktionen sind das oberste Gebot – zu viel Lust ist auch nicht gut.»[14]

Also einerseits machen es die Modelle wegen der Lust, aber andererseits stört diese Lust den Produktionsablauf, also doch nur wegen des Geldes?

Im Vorfeld der Hard-Core-Pornografie bewegen sich die Modelle, die für Aktfotos posieren. Hier geht es im allgemeinen nicht um Aktion, das führt dazu, daß sich sowohl Modelle, als auch Konsumenten «besser» vorkommen, hier zieht noch am ehesten die Ausrede von den künstlerischen Fotos. Aber auch hier geht es in erster Linie ums Geld, wobei das folgende Zitat möglicherweise nicht typisch ist. (Auszüge aus einem Interview)

«Erklären Sie damit alle Ihre Provokationen, zum Beispiel, daß Sie sich zu Beginn Ihrer Verlegertätigkeit nackt fotografieren ließen?

Aber ja. Das ergänzte sich gegenseitig. Ich wollte akzeptiert werden, wie ich war, en bloc, als Ganzes, in meiner Vergangenheit.

Auch nackt ...?

Ja, auch nackt. Nichts ist aufregender für den Verstand, als sich anderen völlig wehrlos, durchsichtig zu präsentieren. Eben nackt.» [15]

Sicher ist ein Nacktfoto ein guter Werbegag für die Herausgeberin einer Erotik-Buchreihe, aber das kommt nicht zur Sprache. Gewöhnlich klingen die Texte über Frauen, die sich nackt fotografieren lassen, anders, auch wenn der Anschein erweckt wird, daß hier die Modelle selber erzählen.

«Auf der Bühne oder im Fernsehen das Beste zu geben, heißt für die einundzwanzigjährige Münchner Schauspielerin Rebecca Winter noch lange nicht alles zu zeigen. Für «Playboy» machte Rebecca eine Ausnahme – und zeigte das Allerbeste.» «Warum ich Playmate geworden bin: Weil mich der Fotograf überredet hat, ich selbst wollte und mein Freund einverstanden war.»

«Sie schaut Sie scharf an. Klar, jetzt passiert's. Wenn Sie «Playboy»-Fotograf Jeff Dunas sind, schicken Sie einen scharfen Blick zurück. Mit der Kamera. So war's, und es gab bald keine Geheimnisse mehr zwischen den beiden.» [16]

Nach diesen Texten ist das Allerbeste, was Frauen zu zeigen haben, das, was zwischen ihren geöffneten Schenkeln zu sehen ist, und das zu zeigen, lassen sich Frauen gerne überreden, das sagt schon ihr Blick aus. So einfach ist das also.

Auch in diesen Texten taucht überzufällig häufig auf, daß die Frauen als ehemalige Klosterschülerinnen vorgestellt werden. Soll damit signalisiert werden, daß gerade die Frauen, die sich so unnahbar keusch geben, in Wahrheit die «geilsten» sind? So werden Mythen produziert.

Vielleicht findet man die authentischsten Selbstbeschreibungen in den Werbeanzeigen unserer Tageszeitungen. Hier zerlegen die Frauen sich selber, große Brüste, besonders kindliches Äußeres, die Illusion des Neuen, noch Unverbrauchten, des Exotischen muß herhalten. Ein paar Beispiele aus den Rubriken: Fototreff, Telefon-Service, Wohnungsangebote, Stellenangebote, Clubs.

«Englisches Topmodell ...»

«Costa-Rica Modell ...»

«Attraktive, sinnliche Rita, reif, vollbusig, gepflegt ...»

«Neu: dunkelhaarige rassige Traumfrau ...»

«Das ist 'ne ehrliche Sache! Steffi 20 Jahre . . .»
«Neu: Die kleine Tina . . .»
«Japan und Bangkok 18 Jahre . . .»
«Neu: süße Traumfee . . .»
«Bin 18, sehe aus wie 14 . . .»
«Telefongesprächspartnerin . . .»
«Subtile Körpermassagen . . .»
«Wohnung für Modell frei . . .»
«Bardame gesucht . . .»
«Modell sucht nette Kollegin . . .»
«Endlich jetzt auch in Bremen. 4 junge Mädchen erwarten Sie zu einer riesigen Party . . .»[17]

Da bleibt für mich als Fazit: Was echt ist und was Schau sein soll, ist nicht auseinanderzuhalten, genauso, wie in der gesamten Pornografie.

Anmerkungen

1 Hungrige Herzen: Der Deal mit der Lust, Hamburg 1985, S. 13 ff.
2 Elisabeth B.: Das ist ja zum PEEPen, Frankfurt a. M. 1983, S. 8 f.
3 Hans / Lapouge (Hg.): Die Frauen – Pornografie und Erotik, Darmstadt 1979, S. 65.
4 Ulrike Meyer: Ohne Orgasmus nur noch Pickel in Stadtmagazin Schädelspalter Hannover 9/85.
5 Elisabeth B.: a. a. O. S. 83.
6 Ulrike Meyer: a. a. O.
7 Arthur Maria Rabenalt: Die perforierte Unzucht, Ulm 1982.
8 A. M. Rabenalt: a. a. O. S. 85 ff.
9 Beate Uhse: Story des erotischen Films, Flensburg 1985, S. 18.
10 Beate Uhse: a. a. O. S. 20 f.
11 A. M. Rabenalt: a. a. O. S. 87 f.
12 Beate Uhse: a. a. O. S. 20 f.
13 Playboy: 10/85 dt. Ausgabe, S. 33 (München).
14 Reinhard Jahn: Axel Schappei, unveröffentlichtes Manuskript, Spiele auf dem Hinterhof, S. 11 und 22.
15 Hans / Lapouge: a. a. O. S. 64 f.
16 Alle Zitate aus Playboy 11/82 dt. Ausgabe, S. 109, S. 129, S. 152.
17 Hamburger Morgenpost: Hamburg, 10. 5. 85, S. 16.

Holger Lindemann
«Mein Vati hat 'n Sex-Shop»

Gespräch mit einem Sex-Shop Besitzer im Bahnhofsviertel einer bundesdeutschen Großstadt.

Wie sieht Ihr Warenangebot aus?

Ja, ich habe den gesamten Porno-Bestand, Video-Kassetten, Hefte, Gummi-Artikel, Puppen, Wäsche und dergleichen mehr.

Finden Sie es normal, mit Pornografie zu handeln?

Ich persönlich finde es ganz normal. Ja!

Wie sind Sie dazu gekommen?

Wie die Jungfrau zum Kind, also mehr oder weniger unbedacht und ungewollt. Von Beruf bin ich Friseur-Meister und hatte einen Friseur-Laden, und die Räumlichkeiten waren zu groß. Und jetzt habe ich Porno-Artikel, weil die Lage sich hier angeboten hat.

Gehen die Geschäfte jetzt besser?

Sie gehen vielleicht ein bißchen besser, aber es ist eine leichtere Tätigkeit. Als Friseur muß man seine acht Stunden arbeiten, und hier muß man das zwar auch, aber es ist nicht so ein Problem. Ein Friseur-Laden geht eigentlich schlechter.

Können Sie gut davon leben?

Ich kann davon leben, ja.

Leben Sie besser als Otto Normalverbraucher?

Nein, glaube ich nicht, man lebt anders.

Würden Sie lieber eine andere Arbeit machen?

Also persönlich gefragt, glaube ich schon, daß mir eine andere Arbeit vielleicht mehr Sinn geben würde. Mir ist dieser Job zu langweilig, ich betreibe das ja schon fast zehn Jahre. Das ist ein Ladengeschäft, man steht hier und verkauft, und es füllt einen nicht ganz aus. Es ist zwar oft stressig, aber es ist auch eine andere Kundschaft, eine mehr oder minder anonyme Kundschaft. In einem Friseur-Laden gibt es eine engere Beziehung zum Kunden.

Was halten Sie von Pornografie?

Also anständige Pornografie finde ich gut. Die Pornografie, ich meine mehr das Sexuelle, ist doch das Schönste, was man hat.

Was ist anständig und was ist unanständig?

Unanständig ist das, was hier in Deutschland verboten ist, insbesondere Kinder-Pornografie und die Gewalt-Pornografie. Und dann gibt's auch noch die Tier-Pornografie, von der ich mich also in meiner zehnjährigen Tätigkeit distanziert habe.

Kann es auch mal gefährlich sein, so einen Laden zu führen?

Nein, warum? Sehe ich nicht. Also höchstens, wenn mir jemand die Kasse klauen will, dann fängt bei mir die Gefährlichkeit an.

Wissen Ihre Nachbarn oder Ihr Wohnungs-Vermieter, was Sie machen?

Ja, die wissen, was ich mache.

Und wie denken die darüber?

Das ist die schönste Frage, die Sie mir bis jetzt gestellt haben. Es ist so, daß der Sohn von meiner Frau mit einigen Kindern keinen Kontakt haben darf. Ich finde das sehr schade. Der Sohn von meiner Frau ist jetzt vierzehn und kommt mit meinem Geschäft in keiner Weise eng in Berührung. Ich kann mir das nur so erklären, daß er ja weiß, daß wir einen Sex-Shop besitzen, und eine Mutter von den anderen Spielkameraden wohl mal gefragt hat, was macht denn dein Vater, und da hat er wohl, als er sieben oder acht war, «mein Vati hat 'n Sex-Shop» gesagt und da ist natürlich der Hammer gefallen.

Was haben die für Vorbehalte?

Wohl nur das, daß ich in diesem Milieu verkehre, geschäftlich. Das ist meine Vermutung. Nun lebe ich ja noch auf einem Dorf, das darf man nicht vergessen.

Was ist das für ein Milieu?

Das ist ein Milieu, das von der breiten Öffentlichkeit nicht akzeptiert wird.

Was sind das für Menschen?

Das sind Menschen wie du und ich. Es gibt natürlich einige Extreme dazwischen, das ist wohl anzunehmen, das gibt es in jeder Gemeinschaft. Hier wird das nur vielleicht anders ausgetragen. Woanders passiert anderes, wie Rufmord und dergleichen. So was kenne ich hier weniger. Auf dem Dorf, da passieren schlimmere Dinge, was die menschlichen Beziehungen betrifft, als hier. Ein offenes Wort und dann hat sich das.

An wen denken Sie, wenn Sie Milieu sagen, an Ihre Kunden oder an Geschäftspartner?

Ich denke an das Milieu in der Gegend. Man muß das vom Hauptbahnhof her sehen. Und der Hauptbahnhof hat in jeder größeren Stadt ein kleineres Milieu: Prostitution, Sex-Shops, Nachtbetriebe, Bars.

Kommen Sie mit den Bars, den Prostituierten oder den Zuhältern in Berührung?

Ja, man kennt sich, ich bin zehn Jahre hier.

Die würden Sie aber auch kennen, wenn Sie hier ein Friseur-Geschäft betreiben?

Genau das. Das ist doch meine Kundschaft im Friseur-Betrieb.

Ist es vernünftig, Pornos zu verkaufen?

Ja. Sie sagen immer Pornos, ich sehe da die Sexualware, die ich vertreibe. Pornos sehe ich wie Pornohefte. Aber es gibt ja auch medizinische Hilfsmittel, Tabletten, Salben und Gleitmittel, Torsos, Puppen und dergleichen. Wenn ein älterer Herr sich so was anschafft, oder auch ein Ehepaar, dann finde ich das Wort Pornografie ein bißchen hart.

Dann stelle ich die Frage anders. Ist es vernünftig, Sexualhilfsmittel zu verkaufen?

Ja selbstverständlich! Weil es gebraucht wird und dem menschlichen Körper Freude bereitet.

Sind Pornos lustfeindlich oder lustfreundlich?

Ich bin der Meinung, lustfreundlich. Wenn sich jemand ein Heft kauft oder einen Gummiartikel und dergleichen, dann will er ja da was mit anstellen oder sich anschauen, und das ist nichts Trauriges, das ist doch was Sinnvolles für den Betreffenden, der das benötigt.

Es gibt ja die Meinung, daß Pornos sexuelle Leistungsnormen setzen.

Es muß immer eine Harmonie sein zwischen zwei Partnern. Wenn die nicht stimmt, dann kann das für den einen eine neue Leistungsnorm sein. Das kann ich mir schon vorstellen. Es ist ja so, von Kindheit an wird jeder anders erzogen und kommt mit anderen Wertvorstellungen ins Leben. Und wenn da einer, mehr oder weniger, nicht die nötige Reife hat, dann kann er vielleicht, wie Sie das ausdrücken, neue Leistungsnormen fühlen.

Ich hätte fast gesagt, wie beim Sport, schneller, höher, weiter?

Ich kann nur sagen, es gibt viele verstockte Kunden, die hier reinkommen. Daß die dann eine neue Leistungsnorm haben, das kann ich mir nicht so vorstellen, wie Sie es beschreiben.

Wird durch Pornografie die Sexualität eingeengt oder vielleicht erweitert?

Also bei vernünftigen Paaren kann ich mir eine Erweiterung vorstellen. Und bei Paaren, die sich sexuell so oder so nicht verstehen, wird sie sicherlich eingeengt.

Woran ich eben gedacht habe, sind diese Bilder, wo in Großaufnahmen nur noch Genitalien gezeigt werden. Eigentlich ist doch Sexualität viel mehr als nur der Genitalbereich.

Das ist richtig, der Genitalbereich wird in der Pornografie natürlich stark hervorgehoben. Das ist ja die letzte Lust, mehr oder weniger, die man da zu sehen bekommt. Nur Genitalbereich sehe ich nicht als Sexualität an, dazu gehören auch die Bedürfnisse des ganzen Körpers.

Ist Sexualität nur ein körperliches Bedürfnis?

Sexualität ist in meinen Augen auch Zärtlichkeit. Zärtlichkeit hat man ja auch mit anderen Menschen, nicht nur zur eigenen Frau, Zärtlichkeit zu Kindern oder Wohlwollen eines anderen Menschen. Aber das muß man weiter differenzieren, das kann man nicht so auf die schnelle sagen.

Aber auch Zärtlichkeit hat ja was mit dem Körper zu tun ...

Gefühlsempfinden ist das, und Gefühl ist für mich gleich Zärtlichkeit, gleich Liebe und Sympathie.

Wird das bei der Pornografie berücksichtigt, im Video-Film oder Porno-Heft?

Das wird selten berücksichtigt. Das ist auch in der Vermarktungspornografie nicht in erster Linie gefragt. Es gibt zwar auch solche Pornografie, das sind mehr oder weniger die hochwertigeren Filme. Na ja, da wird das szenenmäßig länger ausgedehnt, da gibt's mehr oder weniger einen Spielfilm. Sagen wir Spielfilm im Deutschen Fernsehen, Liebesfilm. Da ist dann zur Hälfte die Pornografie drin, halb und halb, wenn Sie mich vielleicht ein bißchen verstehen.

Gibt es einen Unterschied zwischen der Sexualität zwischen Menschen und der Sexualität, wie sie in der Pornografie dargestellt wird?

Ja, selbstverständlich, wie ich gerade beschrieben habe, gefühlsmäßig, sympathiemäßig. Das ist für mich der Unterschied.

Kann Pornografie Anregungen für die Sexualität mit dem Partner oder der Partnerin geben?

Ja, versteckte Gelüste, die der Mensch selbst nicht bewußt drauf hat, werden motiviert, geweckt. Und wenn die Freude in der Richtung besteht, dann kann man dieses ausüben oder sein lassen.

Das heißt, es werden Wünsche geweckt?

Es können Wünsche geweckt werden. Es kann, bei ganz wenigen, sogar Schaden angerichtet werden. Ich kann mir vorstellen, eine Frau, die auf dem Lande groß geworden ist und hat nur ihren Kuhstall gesehen und kriegt einen Pornofilm und hat eine eigenartig christliche Erziehung, da ist nichts zu retten. Und die Frau tut einem leid. Die kann da auch selbst nichts dafür, das ist deren eigene Psyche. Solche Menschen, davon gibt es wiederum viele. In der Form Schäden, daß die sagen «Pfui Teufel», daß sie gewissermaßen überhaupt keine Lust mehr auf Sex haben, das kann ich mir vorstellen. In einigen wenigen Fällen.

Wenn Pornografie Wünsche wecken kann, nicht muß, können Sie sich vorstellen, daß sie vielleicht auch Wünsche nach Vergewaltigung weckt?

Da bin ich anderer Meinung. Wenn es die Pornografie in vernünftigem Maße in Deutschland nicht gäbe, glaube ich, daß Vergewaltigung häufiger zu verzeichnen wäre.

Es gibt den Slogan «Pornografie ist die Theorie, Vergewaltigung die Praxis». Was würden Sie dazu sagen?

Es ist nicht ausgeschlossen, daß einer sich Pornografie ansieht und eine Vergewaltigung durchführt. Aber, der hätte auch vergewaltigt ohne Pornografie. Denn der hat irgendwie einen Wahnsinnskomplex im Gehirn, der wird sowieso gesteuert.

Kommen viele Kunden nur, um zu gucken?

Ja. Der Laden ist proppenvoll, keiner kauft. Überwiegend, also zu 80 Prozent Gucker. Die sind zu feige, um zu kaufen, lachen, kichern und gehen raus. Oder auf der anderen Seite muß man mal sehen, die wissen gar nicht, wohin damit. Zu Hause können sie das nicht hinlegen, weil sie Verwandtschaft, Kinder und dergleichen haben.

Was kommen für Leute?

Alle Leute kommen, sogar aus Politik und Fernsehen, und die kaufen das, was Sie nicht glauben, und ich finde das gut, was sie kaufen. Sie kaufen, was weiß ich, lesbische Sachen, Anal-Sachen etc., kein Normalporno, sagen wir mal so.

Kommen viele junge Leute?

Es kommt jung, es kommt alt, überwiegend alt, wollen mal sagen: mittelalt.

Mehr Männer oder mehr Frauen?

Natürlich zu 95 Prozent Männer, ganz selten kommen auch Paare.

Meinen Sie, daß die politisch vielleicht eher rechts oder eher links stehen?

Dazu kann ich kaum etwas sagen. Also ich bin der Meinung, das sind ganz normale Leute. Es sind viele Leute, wo ich den Verdacht habe, daß die mehr oder weniger eine Art Weiterbildung haben wollen oder etwas Neues ausprobieren wollen, die Leute so ab dreißig gucken sich mal dies oder jenes gern an. Mal sehen, wie das so gemacht werden kann. Die suchen sich was Spezielles aus, Gruppensex oder was sie mal sehen möchten, auf Video heutzutage. Viele sind auch neugierig, weil sie gar nicht wissen, was Sexualität überhaupt ist und sie es dadurch irgendwie erfahren möchten. Für die gibt es nur Normalsexualität, die haben gelernt, wie man ein Kind macht und dann hört es auf. Und da gibt's, glaube ich, sehr viele von, die durch diese Läden, die Sex-Shops, vielleicht erfahren, daß Sexualität was anderes sein kann.

Ich biete mal andere Charakterisierungen an. Sind die Leute, die hier kommen, vielleicht verklemmt?

Viele sind verklemmt, schüchtern, aber normal verklemmt, wie jeder andere auch.

Sind die Kunden einsam?

Viele mögen einsam sein und haben den Wunsch, eine Partnerin zu finden. Es kommen aber auch viele Ehemänner rein, die für zu Hause etwas mitbringen, für ihre Frau, wo die Frau Angst hat, mitzukommen und auszusuchen.

Sind das eher unscheinbare oder eher auffällige Menschen?

Die haben eine kleine Tendenz zum Unscheinbaren, das ist meine Meinung, das betrifft immer nur meine innere Meinung.

Sind sie häßlich oder schön?

Nein, es kommen auch schöne Männer und kaufen sich Ware, es ist Durchschnitt.

Warum kaufen Männer Pornos?

Für zu Hause in wenigen Fällen, sonst um sich zu stimulieren, oder um es nur mal gesehen zu haben.

Meinen Sie, daß es mehr Männer sind, die es für sich haben wollen, oder sind es mehr Männer, die es für ihre Partnerin zu Hause haben wollen?

Da würde ich wohl sagen, zu 80 Prozent für sich, weil sie keine Partnerin haben. Die anderen zwanzig Prozent vielleicht für ihre Partnerin. Ich bin aber der Meinung, daß diese Tendenz steigend ist, daß Partnerinnen mehr dazustoßen. Das wird ja auch lockerer und freier, wenn es nicht durch unsere Regierung oder Politik gestoppt wird in irgendeiner Form, die lassen sich in irgendeiner Richtung Schwierigkeiten für solche Branchen und auch für die allgemeine Bevölkerung einfallen.

Ist das die moralische Wende?

Die Politik richtet sich ja nach der breiten Bevölkerung, und es gibt ja viele Initiativen und viele Gedanken aus irgendwelchen Bevölkerungskreisen, wo man manchmal nur mit dem Kopf schlackert. Man will irgendwas eindämmen, und daß vieles, was frei ist, abgebaut wird, das merken die vielleicht gar nicht so, daß dann die Politiker sagen, das schaffen wir gleich alles ab, dann haben wir Ruhe. Ob das so kommen wird oder nicht, daß mag dahingestellt sein.

An was für gesellschaftliche Gruppen denken Sie?
Ja, diese Frauenbewegung und solche Bewegungen. Ich kann da jetzt im einzelnen nichts zu sagen, weil mir das so schnell nicht einfällt.
Fühlen sich die einkaufenden Männer stark oder eher als arme Würstchen?
Beides nicht, es gibt Starke, und es gibt arme Würstchen.
Die armen Würstchen, sind das die, die mehr gucken und nicht kaufen?
Ja, da haben Sie es schon fast richtig getroffen.
Kommen die auch mehr, wenn der Laden voller ist?
Das kann man gar nicht sagen, das hängt vielleicht von der Lage des Ladens ab. Hier merke ich oft, wenn Feierabend oder Mittagszeit ist, daß das Geschäft besser geht. So zwölf bis zwei und fünfzehn bis achtzehn Uhr.
Aber dann auch nicht mehr?
Nee, dann kommen nur noch Zufallskäufe zustande, was so gerade hier reinschneit, was hier spazierengeht oder Zeit und Lust hat.
Müssen Sie auch manchmal Kunden beraten?
Einige ganz mutige Kunden ja. Die fragen dann, wenn die ein Problem haben.
Was sind das für Probleme?
Erektionsschwierigkeiten, kommen zu schnell, möchten irgendwelche Salben haben, und die biete ich ihnen an. Was ich habe, das verkaufe ich dann.
Müssen Sie auch in anderen Bereichen beraten, daß Sie vielleicht Empfehlungen aussprechen sollen, welche Pornografie am besten ist?
Höchstens, wenn die fragen, «was fürn Film kann man denn kaufen». Dann frag ich ungefähr, was er sich vorstellt, und versuche ihm einen Softi-Porno zu verkaufen, mit Geist und Handlung und so was. Meistens ist ihm das zu teuer, und dann kauft er doch einen Billigporno von der harten Branche. Manchmal kauft er so, manchmal kauft er so, je nachdem, wie der Geldbeutel ist. Denn solche Filme sind ja meist teuer, wenn man sich vorstellt, daß die viel Geld kosten in der Herstellung. Das hab ich mal gehört, das sollen enorme Summen sein.
Was für Wünsche äußern die Männer?
Ja, alle Wünsche, die offen sind. Die fragen, «hast du lesbische Hefte, hast du Analhefte, hast du Sex-Bizarr» und dergleichen. Sex-Bizarr ist leicht so in Sado hinein, mit Auspeitschen und dergleichen. Im erlaubten Stil. Oder «wo liegt dieses Heft oder jenes Heft oder die Creme oder der Vibrator». Und das beantworte ich, wo das liegt, das ist meine spezielle Aufgabe.

Kennen Sie all das, was Sie hier verkaufen?

Was heißt kennen, ich seh doch, was ich verkaufe und weiß doch, was drin ist. Also ein Heft blättere ich mal durch, ich hab dafür keine Zeit, um mich damit intensiv zu beschäftigen. Ich weiß ja, was die Hefte so ungefähr beinhalten, vom Firmennamen her.

Was sind die besonderen Renner?

Ja, da gibt's Renner, also was mich sehr verwundert ist, Teenager-Sex und Sexy-Girl und Thai-Lolitas, so was Ausgefallenes, das geht. Es gibt Leute, die wollen lieber 'ne mollige Frau, oder nur mädchenhafte Frauen mit viel Busen oder weniger Busen. Blond muß sie sein, der Gesichtsausdruck, und auch die Körperform, wenn da so ein Modell in einem Heft ist, das wird dann gekauft, wenn das dessen Geschmack ist.

Dann gucken sich die Kunden erst mal die Hefte durch?

Ja, das tun sie, zum Leidwesen des Unternehmers, weil sie die meist zerblättern.

Geht das Geschäft besser seit Aids?

Das ist lagebedingt, also bei mir geht es nicht besser. Der Gummiverkauf mag ein bißchen besser gehen. Das sind hundert Mark im Monat, das schlägt überhaupt nicht zu Buche.

Was schlägt denn zu Buche, womit machen Sie den größten Umsatz?

Das ist eigentlich gemischt, weil hier alles geht. Wissen Sie, ich kaufe Puppen ein, ja lebensechte Puppen zum Aufblasen, die liegen ein Jahr, und nun stellen Sie sich mal vor, die verkaufe ich in vierzehn Tagen alle auf einen Schlag. Auch Video-Kassetten, ein viertel Jahr verkauf ich nicht eine Kassette. Ich kann die so billig machen, unterm Einkauf, geht nicht weg, und dann mach ich sie wieder teurer, wird gekauft. Das ist überhaupt nicht zu beschreiben, wie das Geschäft geht, das ist so merkwürdig.

Können Sie sich vorstellen, daß auch Frauen Pornos machen?

Ja, ganz bestimmt, Geschäft ist Geschäft, ob das eine Frau macht oder ein Mann. Ich glaub, das gibt sogar welche, die das machen, ich weiß das aber nicht aus dem Stegreif.

Würden die Pornos anders sein?

Wäre bestimmt ein weibliches Fluidum drin, mehr Gefühl in dem Ganzen.

Verkaufen Sie auch schon mal an Minderjährige?

Nein, überhaupt nicht, prinzipiell. Ich guck sogar in die Ausweise, denn wir werden hier sehr stark kontrolliert von den Behörden, lehne ich auch privat ab.

Sie verkaufen also nicht, weil Sie kontrolliert werden?
Nein auch so nicht, aus moralischen Gründen.
Meinen Sie, daß Pornos schädlich sind für Minderjährige?
Ja doch, man braucht eine gewisse Reife, wollen wir mal sagen.
Und das ändert sich mit dem achtzehnten Geburtstag?
Viele Achtzehnjährige haben nicht die Reife für Pornos, gewiß nicht.
Können Sie sich vorstellen, daß ein Vierzehnjähriger die Reife für einen Porno hat?
Nein, überhaupt nicht.
Was bedeutet das, Reife?
Die Entwicklungsreife, das Erleben des einzelnen Menschen, dessen Charakter. Der ist zu unreif, wenn er überhaupt nicht weiß, was Sache ist im sexuellen Bereich. Der hat von Vater und Mutter und von der Öffentlichkeit nie gehört, was ein Geschlechtsverkehr ist, und dann kriegt er ein Pornoheft, der kriegt einen Schock fürs Leben.
Gibt es solche noch?
Gibt es sicherlich.
Aber das sind doch nicht alle.
Das ist ja gerade das Leben, einer so, einer so.
Vielleicht lernt der Jugendliche über Pornografie Sexualität kennen?
Ich glaube nicht, daß der das dann richtig vermittelt bekommt. Das wäre meines Erachtens nicht der richtige Weg. Es kommt auch auf den Charaktertyp an. Wenn ein Verstockter so was sieht, kann das schädlich sein. Und wenn er charakterfest ist oder irgendwie ein stabiles Selbstwertgefühl besitzt, dann braucht es nicht schädlich zu sein.
Kann es denn auch für einen Erwachsenen schädlich sein?
Ja natürlich, es kann sogar für einen Opa schädlich sein. Jeder hat eine andere Weltanschauung.
Also es hängt mit der Weltanschauung zusammen?
Ja, das hab ich nur so ausgedrückt, jeder hat ein anderes Verhältnis zu gewissen Sachen.
Aber wenn jetzt ein Minderjähriger hierher kommen würde, der will doch ganz speziell jetzt in den Porno-Laden ...
Ja, weil das verboten ist, und er hat so was noch nie gesehen und jetzt will er es kennenlernen. Das ist dessen Motiv.
Und Sie meinen, daß das schädlich für ihn ist?
Er kriegt das ja so oder so irgendwie, das kann er ja auch über Mittelsmänner besorgen.

Hätten Sie etwas dagegen, wenn Ihre Frau Pornografie benutzen würde?
Für den privaten Bereich ist Pornografie für meine Frau, wenn sie es verarbeiten kann, gut. Softpornografie, nicht harte Mißbrauchspornografie.

Und wenn Ihr Sohn Pornos benutzen würde?
Im minderjährigen Alter bekommt mein Sohn das nicht.

Und wenn er sich das über Mittelsmänner beschaffen würde?
Sollte er irgendwie darankommen, dann muß ich mit dem Jungen das durchsprechen, was er dabei gefühlt oder gedacht hat, wie er das verarbeitet und ob er das als schlecht empfindet. Ich würde meinem Jungen nicht sagen, daß Pornografie immer schlecht ist, es gibt auch gute Pornografie.

Hätten Sie etwas dagegen, wenn er sich Pornohefte ansehen würde?
Zur Zeit hätte ich etwas dagegen, ja, weil ich meinen Sohn kenne und er nicht achtzehn ist. Damit er keinen Schaden nimmt für seine Entwicklung. Was ich zwar nicht glaube, aber wenn man nun selbst betroffen ist, sieht man es ein bißchen enger.

Haben Sie selbst schon mal Pornografie benutzt?
Wir haben uns schon Pornofilme angeschaut, privat. Selbstverständlich, ja. Hefte weniger, finde ich zu langweilig. Aber da wir damit beruflich zu tun haben, kommt das vielleicht im halben Jahr einmal vor.

Haben Sie sich so was auch schon mal allein angesehen?
Ja.

Haben Sie dabei auch kein schlechtes Gewissen gehabt oder so?
Nein, im Gegenteil, ich bin erfreut gewesen, mir das angucken zu dürfen.

Denken Sie nach diesem Gespräch anders über Pornografie als vorher?
Nein, im Gegenteil, besser sogar noch.

Also doch anders?
Ich mein vorteilhafter, man spricht ja selten darüber.

Renata Bleck
Nachwort zu den Fotos

Mit einer Flut von Bildern, optischen Reizen, sich ständig wiederholenden sexuellen Normen werden unsere Sinne überschwemmt. Wir werden mit Begriffen wie *Gut* und *Böse*, *Moral* und *Lasterhaftigkeit*, *Erotik* und *Pornografie* konfrontiert. Diese Wörter sind in unserem Kulturkreis nicht wertfrei.

Wer erotische Bildbände besitzt, erotische Reproduktionen von Bellmer oder Picasso an den Wänden hängen hat, den wird man zum Beispiel nicht als kulturlos bezeichnen können.

Wer hingegen Pornos sammelt, gilt im besten Fall als bemitleidenswert.

Erotische «Kunst» läßt sich gut an den Mann bringen. Unzählige Händler existieren vom Verkauf abgebildeter Körperlandschaften und Aktstudien. Hinzu kommt das immer noch wachsende Sortiment der erotischen Foto-Bildbände. Von dem ausufernden Pornografiemarkt will ich hier gar nicht reden.

Das Interesse an nackten Frauenkörpern scheint nicht nachzulassen. Seit Jahrzehnten: lächelnde oder lüsterne, naiv und aus unschuldigen Augen blickende Frauengesichter. Die Körper, dem jeweils gültigen Schönheitsideal entsprechend, schlank oder rundlich.

An den Körperhaltungen der Frauen ist selten abzulesen, in welchem Jahrzehnt die Aufnahmen entstanden sind. Nur das bessere Hochglanzpapier, manchmal auch die Requisiten der Inszenierung, deuten auf ein jüngeres Datum.

Die Fantasie der meisten männlichen Fotografen scheint unausschöpflich ... langweilig!

Ebenso einfallsreich müssen zwangsläufig die Betrachter sein. In dieser Branche (wie auch in der Werbung) scheint folgender Leitsatz zu grassieren: Die Leute (sprich Männer) sind dumm, sie wollen diese Art Bilder, sie wollen belogen werden, also geben wir ihnen, wonach sie verlangen. Mit dieser Maxime lebt es sich jedenfalls nicht schlecht.

Nicht zu vergessen, der Bereich der Amateur-Fotografie: Welcher Mann wünscht sich nicht von seiner Geliebten, sie möge ihm für einige intime Fotos zur Verfügung stehen?

Bei einem Gespräch, das ich mit einigen Männern und Frauen über Aktfotografie, Erotik und Pornografie führte, fiel auf, welche Rolle der Begriff der Ästhetik spielt. Die abgebildeten Inszenierungen sollen ästhetisch sein. Das bedeutet: kein Fett, keine Falten, keine Pickel oder gar körperliche Gebrechen. Junges Fleisch, möglichst sonnengebräunt und durchtrainiert. «Körper, die man gern ansieht.» (Nach dem geläufigen Schönheitsideal sind viele Fotografen häßlich, auch wenn ich dieses Adjektiv ungern verwende).

Also: Erotik bedeutet die Idealisierung des menschlichen Körpers. Dagegen muß die Darstellung des Körpers in der Pornografie als entheiligend angesehen werden. Der Anspruch «alles wird gezeigt» steht einer Mystifizierung entgegen.

Gerade viele Frauen lehnen Porno-Filme und -Fotos ab, in denen Körperteile mit der Linse seziert werden, mögen aber Bilder, auf denen die Körper idealisiert dargestellt sind. Frauen werden oft als romantisch und träumerisch geschildert. Männer hält man für realistisch. Kann nun gesagt werden, Männer haben deshalb mehr Ambitionen zur Pornografie, weil hier ein wahreres Bild der Wirklichkeit gezeichnet wird, als bei nur erotischen Aufnahmen?

Doch was ist daran realistisch, wenn ein unattraktiver Fernsehinstallateur, kaum daß er die Wohnung einer nie zuvor gesehenen Frau betritt, diese breitbeinig auf dem Küchentisch vorfindet, von Sinnen jammernd, er solle ihr's besorgen?

Wie oft habe ich mich über Filme, Fotos und Texte geärgert, in denen sexuelle Klischees wiedergekäut werden, bis zum nächsten Klischee. Frauen dürfen in diesen Filmen selten intelligente Menschen mit eigenem Willen sein. Und dann die Sprache: langbeinig, rassig, rothaarig, willig, raubtierhaft, unersättlich ... Für mich reproduziert Pornografie einen Männermythos von der Frau und ist gleichzeitig ein Lobgesang auf die angeblich männlichen Fähigkeiten. Bei der Lobpreisung des eigenen Geschlechts geht es nicht nur um sexuelle Potenz, in erster Linie geht es um Macht. Der starke Mann röhrt, auch wenn er noch so unscheinbar ist.

Doch was passiert, wenn er nicht mehr allein bestimmen kann, was richtige, wirkliche Sexualität ist, wenn die alten gewohnten Muster lächerlich werden und er nicht mehr weiß, ist es gut, täglich Geschlechtsverkehr zu haben oder ist «einmal die Woche» schon der Beginn der Impotenz? Und dann das Gebet der Stellungen. Wie viele Jahre mußten wir uns die Litaneien von Kolle, oder wie sie alle hießen, gefallen lassen: Damit der Mann noch Interesse und Spaß am Sex mit dir hat, mußt du folgendes bedenken ...! Männlich dominierter Spaß. Und was war mit den Frauen? Die konnten theoretisch sowieso öfter einen Orgasmus bekommen seit Kinsey. Aber das Wissen sollte ihnen genügen!

Ich habe mir viele Bilder angesehen. Pornografische und erotische Abbildungen für den Massengeschmack produziert und Aktfotos mit künstlerischem Anspruch. Ich wollte entkleidete Menschen fotografieren. Mir war klar, daß es eine Gratwanderung werden würde. In der Fotografie steckt auch immer ein voyeuristischer Anteil, gleichzeitig schafft die Kamera Distanz. Durch diese Distanz wird der Fotografierende leicht verführt, Grenzverletzungen zu begehen.

Die für dieses Buch entstandenen Fotos sehe ich als den Versuch einer Annäherung an ein von Männern besetztes Thema, eine Auseinandersetzung mit meinen eigenen vorgeprägten Betrachtungsweisen (auch die Sozialisation des weiblichen Blickes geschieht nicht außerhalb des männlich dominierten Systems).

Durch das Spielen mit vorhandenen Mustern habe ich versucht, eigene Bilder zu entwickeln.

Noch immer wird der weibliche Körper zum Dekorationsstück, um irgend etwas besser verkaufen zu können.

Orale Lust in Verbindung mit menschlichem Fleisch ist in der Kunst keine Seltenheit. Die Surrealisten (unter ihnen Salvadore Dali) inszenierten oft Feste. Da wurden beispielsweise weibliche Körper mit allerlei kulinarischen Köstlichkeiten belegt. So wie auf einigen Wohlstandsbürger-Festen die verzierten Schweinsköpfe eine Tafel schmückten, so waren die Frauenkörper im Buffet hier auch ein Ausdruck männlicher Lebenskunst.

Ein anderes Beispiel männlicher Kreativität: Betriebsvorstände ließen ihre Arbeitnehmer auf Betriebsfesten an ihrer herrlichen Weltoffenheit teilhaben, indem sie eine kaum bekleidete Dame aus einer Überraschungstorte hüpfen ließen.

Nun wird Mann fragen, was daran pornografisch sei. Für einen ist das Abbilden männlicher Genitalien pornografisch, für eine möglicherweise das Herausstellen des weiblichen Schamdreiecks. Ein Dritter findet, das Ablecken eines roten Lollis, durch die Zunge einer Frau, sei die Grenze zur Pornografie.

Bevor ich mich an die fotografische Umsetzung des Themas herangewagt habe, hatte ich eine eher abschätzige Meinung von erotischer Fotografie. Inzwischen bin ich mir darüber im klaren, daß es notwendig ist, den Männern dieses Thema abzunehmen.

Die Fotografie, besonders die erotische Fotografie, klebt nur so von Vorurteilen. Falscher Satz! Natürlich sind es unzählige männliche Fotografen-Hirne, die verklebt und verkrustet sind, mit den abgestandenen und überholten Vorstellungen von männlicher und besonders weiblicher Sexualität. Da meinen doch einige, wie z. B. Helmut Newton, sie würden den weiblichen Körper «feiern». Mann war sehr beeindruckt von den überlebensgroßen Fotoabzügen, von der Stärke, die diese großen Nackten auf Hackenschuhen ausstrahlten.

Aber vor dieser Art Stärke braucht kein Mann Angst zu haben. Die Stärke kommt in einem ästhetisch gestrafften Äußeren daher, und beinahe jeder Mann würde sich diese Frauen gern um die Schultern legen.

Es reicht nicht, daß wir Frauen sagen, damit haben wir nichts zu tun, Pornos oder ähnliches interessiere uns nicht, es ödet uns an oder uns wird davon übel. So bliebe alles beim alten. Kaum eine Frau will das noch.

Ich wollte keine pornografischen Fotos machen, auch wollte ich mich von den erotischen Maßstäben einer Männergesellschaft befreien. Für mich hat Pornografie viel mit Gewalt zu tun, besonders mit der Gewalt, die an Frauen verübt wird. Die alltägliche Gewalt zwischen Menschen findet in der Sexualität ihre Entsprechung.

Pornografie und Einsamkeit sind zwei nicht voneinander zu trennende Begriffe. Jeder denkt nur an seinen Orgasmus, die «Technik» steht im Vordergrund, es ist egal, mit wem und an welchem Ort, die Gesichter werden unwichtig und die Genitalien zum einzig bestimmenden Faktor.

Die Genitalien, besser die durch sie verursachten Lüste, erscheinen als das einzig Wahrhaftige, auf nichts anderes ist Verlaß.

Schließlich ist Pornografie auch immer noch das Verbotene, das Schmuddelige und Unheimliche, verbunden mit verdrängten Vorstellungen aus Kindheit und Pubertät, als es noch hieß: das ist nichts für Saubere, Anständige.

Wie viele Menschen mögen sich aus diesem Grund auch heute noch beim Betreten eines Porno-Shops oder -Kinos innerlich wie Helden vorkommen. Mutti oder Pappi könnten einen erwischen ... Auch davon lebt dieser Markt, unabhängig von der Bezeichnung: Erotik oder Pornografie. Es gäbe ihn schon längst nicht mehr, wenn wir unsere eigenen Bilder hätten. Die Langeweile hätte dann ein Ende.

Autoren

Hans Babendreyer, geb. 1951, Studium Germanistik u. Philosophie in Tübingen und Berlin, lebt noch dort. Beiträge in Zeitschriften und Anthologien.

Jürgen, geb. 1946, lebt in Hamburg und arbeitet – ganz bürgerlich – bei einem Versicherungsunternehmen. Seit 5 Jahren männerbewegt, Mitarbeit bei der Zeitschrift «von Mann zu Mann», Aktivist der Gruppe «Männer gegen Männergewalt».

Renata Bleck, geb. 1956, lebt in Hamburg, ist tätig in vielen kreativen Bereichen. Arbeitet zur Zeit mit dem Medium Fotografie. Seit über 5 Jahren in einer Frauengruppe, die sich mit dem Thema «Sexualität und Gesellschaft» auseinandersetzt.

Helmut Blepp, geb. 1959, lebt in Lampertheim / Hessen. Studium in Mannheim: Germanistik, Politische Wissenschaften, Pädagogik. Seit 1977 diverse Veröffentlichungen in Zeitschriften und Anthologien. Mehrere Buchveröffentlichungen, als letztes «Brüche», Bergen (Holland) 1985.

Jörg Böckem, geb. 1966, lebt als freischaffender Autor und Lebenskünstler in Erkelenz. Diverse Veröffentlichungen, hauptsächlich in «Ausbruch, Zeitschrift für den geistig-moralischen Niedergang».

Thomas Böhm, geb. in Hamburg, lebt in Berlin, arbeitete als Journalist am Aufbau der «taz», seit kurzem freier Mitarbeiter dortselbst, betätigte sich als Herausgeber, Musik-Journalist und Werbetexter, 1985 Mitbegründer des Journalistenbüros «Prestige», Buchveröffentlichung «bis zum ersten Kuß», Hamburg 1986.

Frank Böhmert, geb. 1962, lebt in Berlin. Sein Geschichtenband «Eine Zahnbürste für Frau Bleschke» ist im Moment vergriffen, an seinem zweiten Buch schreibt er noch.

Thomas Bonnekamp, geb. 1956, lebt in Hamburg. Nach Studium der Psychologie und Philosophie, seit 1982 freiberuflicher Psychologe, Nebenbeischreiber.

Wilfried E. Breisacher, geb. 1955, lebt in Bahlingen am Kaiserstuhl, Studium der Germanistik, Politikwissenschaft und Volkskunde, nebenbei in diversen Berufen tätig, u. a. als Journalist. Diverse Veröffentlichungen in Zeitschriften und Anthologien, Buchveröffentlichung «frühe Gedichte» 1984.

David Chotjewitz, geb. 1964, lebt in Hamburg. Herausgeber der Anthologie «Frühreif», Veröffentlichungen in Anthologien, Zeitschriften und im Rundfunk.

Siegfried Essmann, geb. 1963, lebt in Dortmund, Veröffentlichungen von Gedichten.

Hans-Curt Fleming, geb. 1947, lebt in Stuttgart, Studium der Chemie und Biochemie, seit 1978 im Bereich Umweltschutz tätig, geschieden, 2 Töchter, seit 1980 alle 2 Jahre ein Buch veröffentlicht, als letztes «Sprünge» Stuttgart 1986.

Matthias Frings, geb. 1953 in Aachen, lebt als freier Autor in Berlin. Veröffentlichungen «Männer. Liebe» Reinbek 1982, «Liebesdinge – Bemerkungen zur Sexualität des Mannes», Reinbek 1984, diverse Beiträge für Zeitungen und Zeitschriften.

Geschwister Petermann, Berlin-Hamburger Theatergruppe, die sich als solche seit 1980 auf kabarettistische und satirische Art und Weise mit unserer von Männern bestimmten Gesellschaft auseinandersetzt. Die Gruppe arbeitet zur Zeit theaterpädagogisch in der Jugend- und Erwachsenenbildung.

Matthias T. J. Grimme, geb. 1953 in Hamburg, lebt dort als Krankenpfleger, Psychiatrie-, Sozialarbeiter und Schriftsteller, diverse Veröffentlichungen in der «von Mann zu Mann» und in Männerkalendern sowie im «Herr Mann». Mitveranstalter des 1. und 2. Hamburger Männertreffens, Mitinitiator des «Forums ‹neu Mann› zur Verunsicherung des Mannes.»

Jürgen Großkurth, geb. 1949, lebt in Bebra als Lehrer und freier Schriftsteller. Veröffentlichungen in mehr als 40 Anthologien. Letzte Buchveröffentlichung: «In all den Jahren» (Lyrik) 1983. Rezensionstätigkeit und Lyrikvorstellungen im NDR.

Reinhard Jahn, geb. 1955, lebt im Ruhrgebiet. Studium der Publizistik, Germanistik, Anglistik. Freier Schriftsteller und Reporter. Unter dem Pseudonym «Hanns-Peter Karr» Veröffentlichung von über 20 Kriminalhörspielen, mehreren Jugendbüchern und dem Kriminalroman «... beziehungsweise Mord». Mühlheim 1985.

Volker, geb. 2 Jahre vor der Kubakrise. Lernte die Welt aus der Perspektive eines 2-cm-Schwanzes kennen. Ein «normales» Verhältnis zu Herrschaft wurde somit unmöglich. Lebt in Berlin, Abbruch eines Sozialpädagogik-Studiums und einer Zweierbeziehung, Hausbesetzung, Laientheater, Mitarbeit an der Männerzeitung «Herr Mann», Fabrik-Jobs.

Thomas Kade, geb. 1955, lebt in Dortmund, nach Studium der Sozialpädagogik von verschiedenen Jobs lebend. Diverse Veröffentlichungen in Zeitschriften. Letzte Buchveröffentlichung «Die Seiltänzer sind arbeitslos», Hamburg 1983, 1975 Gewinner des «offenen Textwettbewerbes» der Literarischen Werkstatt Herne.

Frank Keil, geb. 1958, Studium, diverse Männergruppen, aufs Land geflüchtet, kehrt erst mal wieder nach Hamburg zurück, Schreibversuche, «Männer sind eben so», Berlin 1985.

David Knispel Kiwus, geb. 1963, nach ca. 25 Umzügen erreichte er 1976 letzte Klarheit, daß er Schriftsteller werden wollte und machte sich gleich an die Arbeit, lebt als Student und Text / Ton-Collageur in Stuttgart.

Elmar Kraushaar, geb. 1950, lebt in Berlin und Ippinghausen, Studium der Germanistik und Romanistik, seit 1972 in verschiedenen Initiativen und Projekten der Schwulenbewegung, Redakteur der Schwulenzeitschrift «Siegessäule», diverse Veröffentlichungen u. a. «Männer. Liebe» Reinbek 1982.

Klaus Krüger, geb. 1958, lebt in München, nach Abbruch mehrerer Studien Arbeit als Taxifahrer, im eigenen Verlag und als Schriftsteller, diverse Veröffentlichungen in Zeitschriften. 1. Veröffentlichung nach mehrjähriger Besinnungspause im vorliegenden Buch.

Bernhard Lassahn, geb. 1951 in Coswig / Anhalt, lebt in Hamburg. Letzte Veröffentlichungen: «Liebe in den großen Städten», «Ab in die Tropen», «Du hast noch 1 Jahr Garantie» (alles bei Diogenes).

Holger Lindemann, geb. 1961, lebt in Hamburg, studiert Deutsch- und Philosophie-Lehrer, verdient seinen Lebensunterhalt als Schlafwagenschaffner, diverse Veröffentlichungen als Schülerzeitungsredakteur, seit 1982 unregelmäßige Arbeiten für den NDR.

Volker Löntz, geb. 1947, lebt in Hamburg-Süd, arbeitet als Mechaniker, ist in der Männerbewegung aktiv. Mitveranstalter des 2. Hamburger Männertreffens. Mitbegründer des «Forum ‹neuMann› zur Verunsicherung des Mannes».

Frank Mühlich, geb. 1948, lebt und arbeitet in Berlin. Kaufmännischer Angestellter, Mitbegründer des Kleinverlages ZE!TDRUCK!, Veröffentlichungen in diversen literarischen Magazinen und Zeitschriften.

Wolfgang Nitschke, geb. 1960, lebt zusammen mit Freundin und 2 Söhnen in Gaggenau. Haupt«beruflich»: Geschichtenschreiber, diverse Veröffentlichungen in Kleinverlagen, arbeitet zur Zeit an einem neuen Buch.

Anneke Polenski, geb. 1961, lebt in Kiel, Studium der Psychologie, Stipendium der Stadt Kiel für Literatur, Veröffentlichungen in zahlreichen Zeitschriften und Anthologien, Dozentin an der VHS Kiel, Fachbereich Literatur. Letzte Veröffentlichung: Gedichtband «Im Regenbogen-Vorderland», Heide / Husum 1985.

Wolfgang Rüger, geb. 1959, lebt in Frankfurt, Studium der Germanistik, Kunstgeschichte, Film- und Fernsehwissenschaften. Diverse Veröffentlichungen in Literaturzeitschriften und Anthologien. Seit 1981 Inhaber des

PARIA-Verlages, seit 1985 Inhaber von PILOT-Film. Mitherausgeber mehrerer Zeitschriften, Herausgeber zweier Bücher, Produzent eines experimentellen Spielfilms.

Matthias Rüschhoff, geb. 1960, lebt und arbeitet in Brühl, Sozialpädagoge, männerbewegt, Mitinitiator einer «Männerberatungs-Initiative», Nebenbeischreiber.

Anke, geb. 1956, lebt und arbeitet als Buchhändlerin und Bibliothekarin in Hamburg, diverse Artikel in Zeitschriften, frauenbewegt.

Gisela Schalk, geb. 1941, lebt in Dortmund, über die Frauenbewegung zum Schreiben gekommen, diverse Veröffentlichungen: Prosa, Lyrik, Kinderliteratur, Hörspiel. Buchveröffentlichung: «Schreiben befreit», Bremen 1986.

Axel Schappei, geb. 1958, lebt in Duisburg, studierte Chinesisch und Politologie, arbeitete in den USA für verschiedene Zeitungen, jetzt als Redakteur bei der Neuen Rhein-/Neuen Ruhr-Zeitung tätig.

Jacques, geb. 1965, lebt in Berlin und Griechenland als freier Journalist, Übersetzer und Video-Macher. Drehbücher, Hörspiele, gründete 1982 die Autorenedition «Wut im Bauch», seit 83 VHS-Dozent für kreatives Schreiben, ständiger Mitarbeiter der Zeitschrift «Blickpunkt».

Norbert Tefelski, geb. 1950, lebt in Berlin, arbeitet als Autor und Verleger , Herausgeber der Zeitschrift «KULTuhr», diverse Veröffentlichungen.

Alf Tondern, geb. 1940, lebt in München, Verfasser von lyrischen und satirischen Gedichten, Kurzprosa und Songtexten, gemeinsame Auftritte mit Liedermachern. Diverse Veröffentlichungen als Autor und Herausgeber. Letzte Veröffentlichung: «Die Fortsetzung der Politik», München 1986, erhielt 1983 den «Würzburger Literaturpreis».

Michael Tonfeld, geb. 1950, lebt und arbeitet in München, seit 68 im graphischen Gewerbe tätig, außerdem diverse Veröffentlichungen als Autor und Herausgeber. Letzte Veröffentlichung als Autor: «Kesseltreiben», Augsburg 1983, erhielt 1983 ein Auslandsstipendium.

Anja Tuckermann, geb. 1961, lebt, schreibt und zeichnet in Berlin-West, diverse Veröffentlichungen in Zeitschriften und Anthologien.

Sabine Winter, geb. 1963, lebt in Stuttgart, den erlernten Beruf als Anwaltsgehilfin hängte sie nach 2 Jahren aus «Pietätsgründen» an den Nagel, seitdem in verschiedenen Berufen tätig, schreibt nebenbei.

6 Frauen
33 Männer

Anhang

§ 184 Verbreitung pornografischer Schriften

(1) Wer pornografische Schriften

1. einer Person unter achtzehn Jahren anbietet, überläßt oder zugänglich macht,
2. an einem Ort, der Personen unter achtzehn Jahren zugänglich ist oder von ihnen eingesehen werden kann, ausstellt, anschlägt, vorführt oder sonst zugänglich macht,
3. im Einzelhandel außerhalb von Geschäftsräumen, in Kiosken oder anderen Verkaufsstellen, die der Kunde nicht zu betreten pflegt, im Versandhandel oder in gewerblichen Leihbüchereien oder Lesezirkeln einem anderen anbietet oder überläßt,
4. im Wege des Versandhandels in den räumlichen Geltungsbereich dieses Gesetzes einzuführen unternimmt,
5. öffentlich an einem Ort, der Personen unter achtzehn Jahren zugänglich ist oder von ihnen eingesehen werden kann, oder durch Verbreiten von Schriften außerhalb des Geschäftsverkehrs mit dem einschlägigen Handel anbietet, ankündigt oder anpreist,
6. an einen anderen gelangen läßt, ohne von diesem hierzu aufgefordert zu sein,
7. in einer öffentlichen Filmvorführung gegen ein Entgelt zeigt, das ganz oder überwiegend für diese Vorführung verlangt wird,
8. herstellt, bezieht, liefert, vorrätig hält oder in den räumlichen Geltungsbereich dieses Gesetzes einzuführen unternimmt, um sie oder aus ihnen gewonnene Stücke im Sinne der Nummern 1 bis 7 zu verwenden oder einem anderen eine solche Verwendung zu ermöglichen, oder
9. auszuführen unternimmt, um sie oder aus ihnen gewonnene Stücke im Ausland unter Verstoß gegen die dort geltenden Strafvorschriften zu verbreiten oder öffentlich zugänglich zu machen oder eine solche Verwendung zu ermöglichen,

wird mit Freiheitsstrafe bis zu einem Jahr oder mit Geldstrafe bestraft.

(2) Ebenso wird bestraft, wer eine pornografische Darbietung durch Rundfunk verbreitet.

(3) Wer pornografische Schriften (§ 11 Abs. 3), die Gewalttätigkeiten, den sexuellen Mißbrauch von Kindern oder sexuelle Handlungen von Menschen mit Tieren zum Gegenstand haben,

1. verbreitet
2. öffentlich ausstellt, anschlägt, vorführt oder sonst zugänglich macht oder
3. herstellt, bezieht, liefert, vorrätig hält, anbietet, ankündigt, anpreist, in den räumlichen Geltungsbereich dieses Gesetzes einzuführen oder daraus auszuführen unternimmt, um sie oder aus ihnen gewonnene Stücke im Sinne der Nummern 1 oder 2 zu verwenden oder einem anderen eine solche Verwendung zu ermöglichen,

wird mit Freiheitsstrafe bis zu einem Jahr oder mit Geldstrafe bestraft.

(4) Absatz 1 Nr. 1 ist nicht anzuwenden, wenn der zur Sorge für die Person Berechtigte handelt.

«Während der § 184 (der alten Fassung bis 1975, d. Hg.) von einer ‹unzüchtigen› Schrift gesprochen hatte, verwendet die neue Fassung den Begriff der Pornografie, der jedoch kaum weniger problematisch sein dürfte (...) Als pornografisch ist eine Darstellung anzusehen, wenn sie unter Ausklammerung aller sonstigen menschlichen Bezüge sexuelle Vorgänge in grob aufdringlicher (...) Weise in den Vordergrund rückt und ihre Gesamttendenz ausschließlich oder überwiegend auf das lüsterne Interesse an sexuellen Dingen abzielt. (...) Wesentlich ist danach die Verabsolutierung sexuellen Lustgewinns und die Entmenschlichung der Sexualität, m. a. W., daß der Mensch durch die Vergröberung des Sexuellen ‹auf ein physiologisches Reiz-Reaktions-Wesen reduziert› (...), daß er ‹zum bloßen auswechselbaren Objekt geschlechtlicher Begierde degradiert wird› (...)

Dabei ist auf die objektive Tendenz der Darstellung abzustellen, die subjektive Tendenz des Verfassers ist bedeutungslos (...) Demgegenüber verstand der Sonderausschuß unter dem Begriff ‹Pornografie› Darstellungen, die 1. zum Ausdruck bringen, daß sie ausschließlich oder überwiegend auf die Erregung eines sexuellen Reizes abzielen und dabei 2. die in Einklang mit allgemeinen gesellschaftlichen Wertvorstellungen gezogenen Grenzen des sexuellen Anstandes eindeutig überschreiten ...»

Schönke / Schröder / Lenckner u. a., «Strafgesetzbuch – Kommentar», München 1982.

(...) die so im Text bezeichneten Stellen, verweisen auf Urteile und andere Kommentare.

Bei dem Sonderausschuß handelt es sich um einen Ausschuß des Bundestages.

Weiterführende Literatur

1. **Bücher zu den Themen: weibliche und männliche Sexualität, Inszenierung von Sexualität, Rezeption von Pornografie und Erotik.**

B. Elisabeth: *Das ist ja zum PEEPen*, Frankfurt a. M. 1983

Beyer/Lamott/Meyer (Hg.): *Frauenhandlexikon* München 1983

Bonorden (Hg.): *Was ist los mit den Männern?*, München 1985

Bornemann (Hg.): *Sexualität*, Weinheim und Basel 1979

Bruckner/Finkielkraut: *Die neue Liebesunordnung*, Ulm 1981

Carter, Angela: *Sexualität ist Macht*, Reinbek 1983

Falconnet/Lefaucher: *Wie ein Mann gemacht wird*, Berlin 1978

Foucault, Michel: *Sexualität und Wahrheit*, Bd. 1–3, *Der Wille zum Wissen*, Frankfurt a. M. 1977, *Der Gebrauch der Lüste*, Frankfurt a. M. 1986, *Die Sorge um sich*, Frankfurt a. M. 1986

Friday, Nancy: *Die sexuellen Fantasien der Frauen*, Reinbek 1980

Friday, Nancy: *Die sexuellen Fantasien der Männer*, Reinbek 1983

Frings, Matthias: *Liebesdinge – Bemerkungen zur Sexualität des Mannes*, Reinbek 1984

Gehrke/Schmidt (Hg.): *Mein heimliches Auge*, Tübingen 1982

Gerhardt, Marlis: *Kein bürgerlicher Stern, nichts, nichts konnte sie je beschwichtigen*, Neuwied und Darmstadt 1982

Gorsen: *Das Prinzip Obszön – Kunst, Pornografie und Gesellschaft*, Reinbek 1969

Gorsen: *Sexualästhetik, zur bürgerlichen Rezeption von Pornografie und Obszönität*, Reinbek 1972

Guha, A.-A.: *Sexualität und Pornografie*, Frankfurt a. M. 1971

Hans, Marie-Françoise/Lapouge, Gilles: *Die Frauen – Pornografie und Erotik*, Neuwied und Darmstadt 1982

Hartel: *Die sexuelle Revolution – Genosse Porno regiert*, Hannover 1971

Haug, Frigga (Hg.): *Frauenformen 2 – Sexualisierung*, Berlin 1983

Heider, Ulrike (Hg.): *Sadomasochisten, Keusche und Romantiker*, Reinbek 1986

Hering, Heide: *Weibs-Bilder – Zeugnisse zum öffentlichen Ansehen der Frau*, Reinbek 1979

Hite, Shere: *Hite-Report – Das sexuelle Erleben der Frau*, München 1977

Hite, Shere: *Hite-Report – Das sexuelle Erleben d. Mannes*, München 1982

Jannssen-Jurreit, Marielouise: *Sexismus*, Frankfurt a. M. 1979

Klöckner, Beate: *Die wilde Ekstase des Paradieses*, Frankfurt a. M. 1985

Lawrence, D. H.: *Pornografie und Obszönität*, Zürich 1976

Lukas: *Und die Kerle lechzen – Gespräche in Bars, Peep-Shows, Bordellen*, Essen 1986

Masters / Johnson: *Die sexuelle Reaktion*, Reinbek 1980

Millett, Kate: *Sexus u. Herrschaft*, München 1974

Nitzschke (Redakt.): *Der Pornografie-Report – Untersuchungen der «Kommission für Obszönität und Pornografie» des amerikanischen Kongresses*, Reinbek 1971

Pilgrim, Volker Elis: *Der selbstbefriedigte Mensch*, Augsburg 1981

Pilgrim, Volker Elis: *Manifest für den freien Mann*, Reinbek 1983

Rabenalt, Arthur Maria: *Die perforierte Unzucht*, Ulm 1982

Reich, Wilhelm: *Der Einbruch der sexuellen Zwangsmoral*, Köln und Berlin 1972

Reiss, Prof. Dr.: *Freizügigkeit, Doppelmoral, Enthaltsamkeit*, Reinbek 1970

Schenk, Herrad: *Geschlechtsrollenwandel und Sexismus*, Weinheim und Basel 1979

Scheugl, Hans: *Sexualität und Neurose im Film*, Augsburg 1978

Schmidbauer, Wolfgang: *Die Angst vor Nähe*, Reinbek 1985

Schorsch / Schmidt (Hg.): *Ergebnisse zur Sexualforschung*, Frankfurt a. M. 1976

Schulte, Regina: *Sperrbezirke*, Frankfurt a. M. 1979

Schwarzer, Alice: *Der kleine Unterschied und seine großen Folgen*, Frankfurt a. M. 1977

Snitow / Stansell / Thompson (Hg.): *Die Politik des Begehrens*, Berlin 1985

Theweleit, Klaus: *Männerfantasien Bd. 1, Frauen Fluten, Körper, Geschichte*, Reinbek 1980

Theweleit, Klaus: *Männerfantasien Bd. 2, Männerkörper – zur Psychoanalyse des weißen Terrors*, Reinbek 1980

Uhse, Beate: *Story des erotischen Films*, Flensburg 1985

Weber, Klaus: *Zur Sexualität der Bildzeitung*, Berlin 1980

Wex, Marianne: *‹Weibliche› und ‹männliche› Körpersprache als Folge patriarchaler Machtverhältnisse*, Frankfurt a. M. 1980

2. Zeitschriften bzw. Artikel zum Thema

Playboy – Deutsche Ausgabe: *Playboy-Report, Wie halten es die Deutschen mit Eros, Liebe, Sex, Tabus?*, Serie Ende 1984 mehrere Ausgaben.

Sexualität – Konkret, Ausgabe 1981 diverse Artikel.

Der Spiegel, Hamburg 9 / 86, *Paß auf dem Nachttisch*, 7 / 86, *Die Harke im Garten der Lüste*

Stadtmagazin Schädelspalter, Hannover 9 / 85, verschiedene Artikel und Interviewes zur Pornografie.

die Tageszeitung, Berlin 12. 9. 80, *Eine Traumfrau zieht sich aus*, von Gernot Gailer und die Leserbriefe der folgenden 3 Wochen.

12. 2. 86, *Der unheimliche Wunsch nach Sado-Maso* von Yack.

Bemerkungen zu ausgewählten Büchern

der Literaturliste

Literaturlisten sind so eine Sache. Im allgemeinen erleichtern sie nur wenigen die weitere Beschäftigung mit dem Thema. Deswegen möchte ich an dieser Stelle ein paar Bemerkungen zu ausgewählten Büchern machen, die es dem Leser erlauben, auch wenn er kein «Spezialist» werden will, das Thema dieses Buches zu vertiefen. Diese Bücher habe ich nach Informationsgehalt, Lesbarkeit oder ihrem Einführungscharakter ausgewählt.
Drei Bereiche lassen sich unterscheiden:
1. Die geschichtliche Entwicklung unserer Sexualität.
2. Die weibliche Sichtweise der augenblicklichen gesellschaftlichen Verhältnisse, deren einer Teil die Sexualität und ihre Inszenierungen sind.
3. Die männliche Sichtweise unter einem kritischen Aspekt, wiederum bezogen sowohl auf das Gesamtgesellschaftliche, die Männerrolle und die Sexualität. Es geht hierbei nicht um die Zementierung herrschender Normen, sondern um ihre Infragestellung.

Natürlich ist die Auswahl nicht repräsentativ, sondern höchst subjektiv!!
1. Geschichte
Das wohl Grundlegendste zu diesem Bereich ist von dem kürzlich verstorbenen Michel Foucault in seiner auf 4 Bände konzipierten Ausgabe von «Sexualität und Wahrheit» geschrieben worden. Der 4. Band ist noch nicht erschienen, aber auch die vorliegenden 3 Bände reichen aus, das Verknüpftsein der Sexualität mit der gesellschaftlichen Situation und dem Umgang mit der eigenen Existenz zu verstehen. Ausgehend von antiken und mittelalterlichen Schriften zeichnet Foucault eine Entwicklung nach, an deren Ende die augenblicklichen sexualpolitischen Verhältnisse deutlicher verstehbar werden. Sprachlich ist das Werk des kontrovers denkenden französischen Philosophen schwierig zu lesen, aber dennoch eine Fundgrube von Einsichten, nicht nur sexualpolitischer Natur.
Auch das zweibändige Werk Klaus Theweleits untersucht den geschichtlichen Aspekt. Doch betrachtet dieser Autor vorwiegend den soldatischen Mann Anfang und Mitte unseres Jahrhunderts. Im ersten Band beschäftigt sich Theweleit mit der Entstehung der männlichen Fantasien von der Frau, ihren unterschiedlichen Formen und der Funktion, den diese hatten. Die Analyse der Herkunft bestimmter faschistischer Begriffe, die er als Abgrenzungen gegen die als «weiblich verschlingende» Masse erlebten Begriffe deutet, steht im 2. Band im Vordergrund. Bediente sich Foucault eher einer Analyse des Subjekts, so macht Theweleit von psychoanalytischen Methoden Gebrauch.
Das Erschreckende an dieser Arbeit ist vor allem, daß man als Mann immer wieder mit Erstaunen feststellt, wie viele Ähnlichkeiten auch das heutige Männerideal (inklusive dem im eigenen Kopf herumspukenden) mit den «Tugenden» der faschistischen Ideologie hat.

Auch wenn dieses Buch mit seiner Materialfülle anstrengend zu lesen ist, gehört es meines Erachtens zur Pflichtlektüre.

Herrad Schenk befaßt sich in ihrer vergleichenden Untersuchung über den Geschlechtsrollenwandel besonders mit der Frage, welche Eigenschaften und Verhaltensweisen typisch männliche und weibliche sind. Auch die Entstehung der entwickelten Geschlechtsrollen wird beleuchtet. Eines der verblüffendsten Ergebnisse ist die Feststellung, daß das Konzept des «Menschlichen» eine vertuschende Funktion ausübt, daß es vielmehr notwendig ist, genau zu differenzieren, welches Geschlecht gemeint ist, wenn von psychologischen Ergebnissen gesprochen wird. (In bestimmten Forschungszweigen werden nur männliche Probanden genommen, weil weibliche Probanden angebliche Störfaktoren darstellen.) Außerdem stellt H. Schenk eine Fülle von unterschiedlichen Untersuchungsergebnissen zusammen und vergleicht sie miteinander, um so eine mögliche Veränderung feststellen zu können. Der kritische Ansatz macht das Buch vor allem für diejenigen empfehlenswert, die bislang immer auf die Aussagekraft empirischer Untersuchungen geschworen haben.

Von einer ganz anderen Seite nähert sich Hans Scheugls vergleichende Studie «Sexualität und Neurose im Film». Beginnend mit den Anfängen des Unterhaltungsfilms, über die Kriegsjahre des 1. und 2. Weltkrieges und der Zeit dazwischen, bis hin zu den 70er Jahren analysiert er das in amerikanischen Filmen vorherrschende Frauenbild und stellt einen Zusammenhang her mit den jeweils gültigen wirtschaftlichen und gesellschaftspolitischen Anforderungen an Frauen. Hierbei stellt er fest, wie sehr sich beispielsweise die kriegswirtschaftliche Forderung an die Selbständigkeit der Frauen in den zu dieser Zeit entstandenen Filmen mit starken Frauengestalten auswirkt. Der 2. Teil des Buches untersucht das Bild, daß sich der Mann von sich selbst in den verschiedenen Film-Genres entworfen hat, hier bezieht H. Scheugl auch die europäischen Filme mit ein. Auch hier verblüfft das Zusammentreffen der dargestellten Männlichkeits-Mythen mit den jeweils aktuellen Anforderungen an Männer. Es erscheint fast so, als wäre die Filmbranche eine riesige Ideologie-Schmiede. (In Anbetracht der Konjunktur von Rocky- und Rambo-Filmen wundert es nicht, wenn die Politiker dieselbe Mentalität wie ihre Helden an den Tag legen – oder ist es umgekehrt?) Die Lektüre dieser Untersuchung öffnet die Augen für das heute filmisch Dargestellte, z. B. für das überzufällig häufige Vorkommen von Prostituierten oder dem Tod der weiblichen Nebenheldin am Ende des Filmes.

Einen noch aktuelleren Bezug zur heutigen Situation in der Geschlechter-, Beziehungs- und Sexualitätsdebatte stellt der von Ulrike Heider herausgegebene Band «Sadomasochisten, Keusche und Romantiker» her. Hier findet eine mit spitzer Feder geschriebene Auseinandersetzung mit der sexuellen Todesmystik eines Bataille, der Renaissance eines de Sade oder Sacher-Masoch und den heute wieder so beliebten Forderungen nach Keuschheit, Romantik und unerfüllter Liebe statt. Die einzelnen Autoren analysieren den Kontext, in dem sich diese Tendenzen entwickeln, ohne es dabei zu belassen, einfach nur eine Wende zu konstatieren. Auch wenn in einigen Arbeiten meines Erachtens über das Ziel hinausgeschossen wird, so ist doch gerade die Auseinandersetzung mit den augenblicklichen Tendenzen, mit dem, was als neue Moral bezeichnet wird, eine wichtige Vorraussetzung für das Verstehen nicht zuletzt auch der eigenen sich wandelnden Vorstellungen über Liebe, Sexualität und Gefühle.

2. Die weibliche Sicht

Als kurze Einführung in die weibliche Sichtweise männlicher und weiblicher Sexualität und ihrer Folgen empfiehlt sich immer noch das inzwischen schon fast klassische Buch «Der kleine Unterschied und seine großen Folgen» von Alice Schwarzer. Hier wird in kurzer und prägnanter Form die Unterdrückung weiblicher Sexualität durch die männlich geprägten Sexual-Normen dargestellt. Deutlich wird hier auch die weibliche Sichtweise unserer Gesellschaft und die sich daraus für Frauen, aber auch Männer, ergebenden Forderungen.

Natürlich gibt es im Augenblick ein weites Spektrum an Literatur zu diesem Thema. Ich möchte hier noch zwei Bücher besonders empfehlen. Einmal das in der Literaturliste nicht erwähnte Buch «Unser Körper – Unser Leben» (Bd. 1, ein Handbuch von Frauen für Frauen, Reinbek 1981), in dem weibliche Sexualität, der weibliche Körper, Beziehungen ausführlich und gut verständlich behandelt werden, ohne daß es hier um Bewertungen geht, sondern um die Darstellung dessen, was ist und Leserinnen somit die Möglichkeit haben, sich ihre Meinung dazu selbst zu bilden. Als zweites ein fast schon klassisches Buch «Sexus und Herrschaft» von Kate Millett. Hier ist besonders erwähnenswert, die zugegebenermaßen etwas einseitige Analyse «pornografischer» Schriftsteller (Henry Miller, D. H. Lawrence, Norman Mailer, Jean Genet), aber auch die ausführliche Beschreibung der Geschichte der angelsächsischen Frauenbewegung seit dem 19. Jh. und ihrer Gegenspieler, daneben gibt es eine ausführliche Betrachtung der verschiedenen Aspekte der Sexualpolitik.

Direkteren Bezug zur Pornografie hat das in seiner Art bisher einmalige Buch von Marie-Francoise Hans und Gilles Lapouge: «Die Frauen – Pornografie und Erotik». Die beiden Autoren haben Französinnen aus allen Schichten und Altersstufen zu ihrer Einstellung zur Pornografie befragt. Unter den Interviewten befinden sich auch so prominente Frauen wie Luce Irigaray, Viviane Forrester und Regine Deforges. Auch wenn sich heute die Situation verändert hat und in Deutschland andere Verhältnisse herrschen, so ist dieses Buch insofern immer noch aktuell, daß es die unterschiedlichsten Sichtweisen von Frauen, den potentiellen Objekten der Pornografie, darstellt. Nicht immer ist das Verhältnis, welches Frauen zur Inszenierung ihres Körpers und zu ihrer Sexualität haben, eindeutig. Dennoch wird deutlich, warum Frauen eine eher ablehnende Haltung gegen Pornografie haben, solange diese Pornografie sich nur der männlichen Mythen von Sexualität bedient. Die Antworten der Frauen bleiben nicht bei einer oberflächlichen «igitt-Haltung» stehen, sondern stellen auch konkrete Forderungen nach einem offensiveren Umgang mit diesem Medium auf.

Ähnlich differenziert, aber mit einem anderen Ansatz, bemüht sich das aus dem Amerikanischen übersetzte Buch «Die Politik des Begehrens – Sexualität, Pornografie und neuer Puritanismus in den USA» um ein besseres Verständnis augenblicklicher, Sexualität betreffender Tendenzen. Besonders wichtig scheint mir hier ein Beitrag zu sein, in dem versucht wird, den billigen Liebesroman (in wöchentlicher Millionenauflage an Millionen Frauen verkauft) als eine Form weiblicher Pornografie zu erklären. Daneben wird zu sadomasochistischen Fantasien Stellung genommen und sich mit der US-amerikanischen Anti-Pornografie-Kampagne auseinandergesetzt. Ähnlich wichtig scheint mir auch die Debatte zu sein, die Feministinnen-intern über den neuen Puritanismus geführt wird. Gerade bei diesen Themen finde ich es schade, daß der Verlag nur einen Teil der im amerikanischen Original etwa 500 Seiten umfassenden Aufsatz- und Prosasammlung ausgewählt hat. «Powers of Desire – The Politics of Sexuality» wie die Sammlung im Original heißt, ist 1983 in New York erschienen und gibt damit wohl den aktuellen Stand der US-amerikanischen Entwicklung wieder. Leider liegt die Vermutung nahe, daß bei der politischen Ausrichtung des deutschen Verlages die Übersetzung nicht nur nach fachlicher Kompetenz, sondern auch nach eigener politischer Opportunität ausgewählt worden ist. Vermutlich spiegelt sich im Original die auch bei uns übliche Heterogenität der feministischen Szene wider.

Ein Bonbon ganz besonderer Art ist das Buch «Das ist ja zum PEEPen» von Elisabeth B. Hier wird von ihren Erfahrungen in einer New Yorker Peep-Show berichtet, wobei es sich eigentlich eher um das handelt, was es in einigen deutschen Städten in Form von sogenannten «Solo-Boxen» gibt. Die eigentliche Peep-Show, der sich drehende Tortenteller und rundherum abschließbare Kabinen, wo Männer Geld einwerfen, damit die Klappe den Blick auf die nackten Frauen freigibt (und auch den Blick auf die Männergesichter hinter den geöffneten Klappen gegenüber) ist hier nicht beschrieben, sondern eine Doppelkabine, in der ein bekleideter Mann als Kunde und eine nackte Frau, durch eine große Glasscheibe getrennt, sich gegenübertreten, was wegen der Exklusivität natürlich kostspieliger ist. Nur so konnten daher die entlarvenden Fotos zustande kommen, die Elisabeth B. von ihren Kunden machte, Männer mit halb herunterhängenden Hosen, die Hand am Schwanz, das Gesicht meist unbewegt. Dies ist ein Sachbuch im besten Sinne, die Erfahrungen werden übertragbar und nachvollziehbar durch die heimlich aufgenommenen Fotos. Der Mythos «Peep-Show», ein Bereich, über den Männer nur untereinander reden, wenn überhaupt, wird für die weibliche Öffentlichkeit betrachtbar und kritisierbar. Die weibliche Perspektive wirkt den möglichen voyeuristischen Ambitionen des männlichen Lesers entgegen, die gezeigten Männer sind so normal wie er selber.

Die einzige Frage, die dieses Buch offenläßt, ist, warum sich die Männer diese Art der «Fast-Food»-Sexualität antun.

3. Die kritische männliche Sicht

Als Einführung zum Thema Sexualität bietet sich das bald 10 Jahre alte Buch (Erstausgabe 1977) «Der selbstbefriedigte Mensch» von Volker Elis Pilgrim an. In diesem Buch versucht der Autor die Selbstbefriedigung von ihren verschiedenen Makeln zu befreien. Auch im Zeitalter der sexuellen Aufklärung gilt

Masturbation im besten Falle immer noch als Ventil in einer Mangelsituation, im schlimmsten Fall als Sucht oder als Pubertätskennzeichen. V. E. Pilgrim versucht zu zeigen, daß es sich hier nicht um einen Aushilfs-Sex handelt, weil gerade kein passender Partner da ist, sondern daß Sexualität, die ein Mensch mit sich allein betreibt, eine eigenständige und genauso wichtige Möglichkeit von Sexualität ist, und damit auch nicht abgewertet zu werden braucht.

1977 ist vom selben Autor erstmalig das «Manifest für den freien Mann» erschienen, 1983 in einer erweiterten Ausgabe neu aufgelegt. Das ist eines der eindringlichsten Bücher, die sich mit der Männeremanzipation befassen! Ausgehend von den Beziehungen, die Männer zu anderen Männern, zu Frauen, zu Kindern, zu sich selber haben, ist dieses Buch eine Ermutigung für all jene Männer, die unsicher geworden sind, weil ihnen plötzlich die althergebrachten Männerrollen zu eng geworden sind, und die nun nach einer neuen Perspektive suchen müssen. «Männerbewegung ist eine Suchbewegung» und so ist eine der wichtigsten Erkenntnisse dieses Buches, daß Emanzipation nie etwas sein kann, was Mann (oder Frau) einmal erreicht hat, sondern ein lebenslanger Prozeß des sich immer wieder neu Hinterfragens und Ausprobierens.

Auch wenn in den letzten Jahren zur Problematik der Männeremanzipation viel geschrieben wurde (wozu auch ein verändertes Umgehen mit eigener und fremder Sexualität gehört, inklusive ihrer Inszenierungen), so ist darunter nur wenig, was ähnlich spannend und humorvoll ohne den allzudeutlichen Zeigefinger geschrieben wurde, wie das Buch von V. E. Pilgrim.

In den letzten Jahren hat sich eine Tendenz breitgemacht (dies besonders in den Übersetzungen aus den USA), die die alte Lüge von dem Mann als dem Opfer der Frau wiederkäut. Von da zu der alten Schuldzuweisung an die Frau, sie sei das männerverschlingende Chaos, die zahnbewehrte unersättliche Vagina, ist es nicht weit.

Aus einer ganz anderen Richtung kommen die beiden französischen Autoren Bruckner und Finkielkraut mit ihrem Buch «Die neue Liebesunordnung». Ihre Kernthese ist, daß weibliche Sexualität intensiver, weniger festgelegt auf bestimmte Organe, orgiastischer ist als männliche Sexualität und daß die Männer lernen müssen, auch in sich diese größeren Möglichkeiten zu entdecken. Über ein Drittel des Buches widmen sie den sexuellen Inszenierungen, der Pornografie, der Prostitution und dem männlichen Orgasmus, wobei sie vermeiden, sich in ihren Argumentationen in die Reihe der neuen Puritaner und Moralapostel, aber auch nicht in die Masse derer, die sich als Porno-Fans erweisen, einzureihen.

Sie geißeln die Befürworter einer nur scheinbaren sexuellen Befreiung und entlarven sie als Verkünder neuer einschränkender Normen.

Allein die Sprache der Autoren ist ein belletristischer Genuß.

Eine pikante Einzelheit am Rand: Ich habe mich lange geweigert, dieses Buch zu kaufen, auch wenn mich das Thema brennend interessierte, weil es, nach der vergriffenen ersten Auflage im Hanser Verlag, in einer neuen Auflage beim Playboy Verlag erschienen ist (Ein Beispiel für die eigene Tendenz zur Doppelmoral?). An dem Erscheinen dieses Buches in einem derartigen Verlag wird deutlich, wie sicher sich die «Playboy»-Macher fühlen, wenn sie ein Buch herausbringen, das die Argumente liefert, gerade eben den «Playboy» und seine Ideologie abzulehnen.

Zur biografischen Entwicklung von Männlichkeit und männlicher Sexualität noch ein Buch von französischen Autoren, «Wie ein Mann gemacht wird» von George Falconnet und Nadine Lefaucheur. Die beiden Soziologen haben Hunderte von Männern befragt über ihre Entwicklung, ihre Erwartungen an Frauen, ihren Umgang mit Sexualität und die so gewonnenen Antworten interpretiert auf der Basis, daß sie davon ausgehen, in einer patriarchalischen Gesellschaft zu leben, die an ihrem Erhalt interessiert ist und ihre Interessen mit ganz bestimmten Mitteln durchzudrücken versteht.

Ein weiteres Buch ist «Liebesdinge» von Matthias Frings. Der Autor hat hier den Versuch unternommen, der männlichen Sexualität in all ihren Ausprägungen, mit ihrer Bereitschaft zur Inszenierung, ihrer Fixiertheit auf bestimmte Organe und Mythen nachzugehen. Die kritische Betrachtung hat den Autor glücklicherweise nicht dazu verführt, noch einen Leitfaden à la «Wie lebe ich meine Sexualität richtig – In 10 Lernschritten» zu fabrizieren, sondern er hat es dem Leser überlassen, sich mit Hilfe des von dem Autor gelieferten entlarvenden Blickes einmal selber zu betrachten, um sich dann für die Richtung oder die Möglichkeit einer Veränderung selber zu entscheiden. Ganz bewußt hat Frings dem Leser die Verantwortung über seine Sexualität nicht abgenommen, was an sich schon ein lobenswertes Unterfangen ist. Das Spannende an dem Buch ist, daß Mann es immer wieder lesen kann und Frau es sicher auch lesen möchte.

Zuletzt sei noch das von Heinz Bonorden herausgegebene Buch «Was ist los mit den Männern? – Stichworte zu einem neuen Selbstverständnis» erwähnt. Da es nach Stichworten geordnet ist, die jeweils einige vertiefende Literaturangaben an ihrem Schluß haben, ist dieses Buch ein guter Einstieg in eine weitere Beschäftigung nicht nur mit Inszenierungen und Sexualität, sondern mit dem Gesamtkomplex dessen, was neue Männlichkeit heute noch nicht ist, aber irgendwann einmal sein könnte.